心理咨询与治疗100个关键点译丛

100 KEY POINTS

Transactional Analysis:
100 Key Points & Techniques

交互沟通分析（TA）
100个关键点与技巧

（原著第二版）

（英）马克·威多森（Mark Widdowson）著

高德明　王咏苓　吕玉叶　译

化学工业出版社

·北京·

Transactional Analysis：100 Key Points & Techniques，2nd edition/by Mark Widdowson
9781032452036

北京市版权局著作权合同登记号：01-2025-1197

图书在版编目（CIP）数据

交互沟通分析（TA）：100个关键点与技巧 /（英）马克·威多森（Mark Widdowson）著；高德明，王咏苓，吕玉叶译. -- 北京：化学工业出版社，2025. 7
（心理咨询与治疗100个关键点译丛）. -- ISBN 978-7-122-47807-8

Ⅰ. R749. 055

中国国家版本馆CIP数据核字第2025S7Z332号

责任编辑：赵玉欣　王　越
责任校对：李　爽
装帧设计：关　飞

出版发行：化学工业出版社
（北京市东城区青年湖南街 13 号　邮政编码 100011）
印　　装：大厂回族自治县聚鑫印刷有限责任公司
710mm×1000mm　1/16　印张 $20^3/_4$　字数 293 千字
2025 年 11 月北京第 1 版第 1 次印刷

购书咨询：010-64518888
售后服务：010-64518899
网　　址：http://www.cip.com.cn
凡购买本书，如有缺损质量问题，本社销售中心负责调换。

定　　价：68.00 元

内容简介

原著第二版综合了交互沟通分析（TA）和心理治疗研究中的最新进展，使复杂的理念变得易于理解，并为治疗师提供了实际的指导，以提升交互沟通分析心理治疗技能。

该书分为七个部分，通过 100 个关键点阐述了如下主题：

- 交互沟通分析的哲学、理论、方法及其受到的批评；
- 交互沟通分析中的新发展和新方法；
- 交互沟通分析视角下的治疗关系；
- 来访者评估、诊断和案例制定；
- 使用交互沟通分析进行合约签订和治疗规划；
- 避免落入常见陷阱的故障排除指南；
- 提升治疗技能。

本书特别更新了交互沟通分析中的新兴方法、对神经多样性理解的最新发展以及当前最佳实践思维。

本书是受训中的 TA 治疗师和学习者的必读资料，同时也适合期望更新领域知识、以熟练和正念方式应用这一系统的经验丰富的从业者。

作者简介

马克 · 威多森（Mark Widdowson）是英国心理治疗委员会（UKCP）的注册心理治疗师，兼任索尔福德大学心理咨询与治疗专业高级讲师、伯恩研究所副主任以及曼彻斯特心理治疗基金会主任。现居曼彻斯特。

译者序

在心理咨询的范畴之内，个体具备通过对自身过往经历进行如同抽丝剥茧般的细致总结来获取经验的能力，同时也能够直接借鉴他人的经验。然而，这样的经验在该领域通常是可遇而不可求的。当下，我们非常幸运地再次获得了机会，能够目睹国际上的相关专家在这几年为我们提供助力，这确实让人充满期待。

从 2017 年中文版首次出版到 2025 年的第二版，这 8 年的时光犹如白驹过隙般迅速流逝。在这期间，交互沟通分析（transaction analysis, TA）的发展究竟发生了哪些变化呢？值得庆幸的是，化学工业出版社的编辑老师从 TA 心理咨询师的角度进行思考和考量，积极地与我们取得了联系，让我们有机会在完成第一版的翻译之后继续进行第二版的翻译和学习。这无疑为我们在该领域的成长与进步提供了重要的契机和有力的支持。

历经六个多月的潜心钻研和细致的对比翻译工作，我将《交互沟通分析（TA）：100 个关键点与技巧》原著第二版与第一版之间的诸多差异梳理了出来。此举的目的是帮助读者更好地理解第二版所具有的优势、取得的进步以及作者的全新思路。通过这样的梳理，读者能够清晰地把握第二版在理论层面的深入浅出，在实用性方面的推陈出新，以及对治疗实践所具有的重要指导意义。同时，对于学习者来说，也能够明确自身应重点关注的内容，并且获得关于补充阅读的建议，这些建议定将使读者受益匪浅，进而在交互沟通分析领域的学习与实践中取得更为显著的成效。

其一，从理论的深度与广度角度来看，第二版与第一版相比有了极为显著的提升。它成功地引入了大量新兴的 TA 理念与方法，如神经多元性以及交叉性等。这些新颖的理念和方法使得治疗师能够以更为全面且深入的方式去理解来访者的心理背景，同时也能清晰地意识到社会身份对治疗过程所产生的影响。这就为治疗提供了更为广阔的视角以及更为丰富的工具，让治疗师在面对不同的来访者时，能够更加得心应手地运用各种理论和方法，为来访者提供更具针对性和更有效的治疗服务。

其二，从实用性与操作性的层面来讲，第二版呈现出了显著的增强态势。它精心提供了更多具体治疗技巧与方法，比如负面脚本信念清单这类的内容。这些具体的工具具有极为重要的作用，它们能够助力治疗师更加高效地开展评估和干预工作，切实提升治疗的针对性与有效性。与此同时，第二版对评估以及治疗计划的制定过程进行了更为细致的阐述。它给出了详细的评估表格，并且明确了制定个性化治疗方案的具体步骤。通过这些举措，治疗师能够以更具系统性的方式开展治疗工作，从而大幅度提高治疗的质量与效率，让治疗过程更加规范、有序且富有成效。

其三，无论是对治疗师的指导，还是对来访者的关注，第二版都体现出了更为显著的重视。在治疗方法层面，第二版极为强调对治疗师“察言观色”般敏锐观察技巧的培养，同时也注重自我反思能力的提升。通过这样的方式，帮助治疗师更精准地洞察自己以及来访者的内心世界，进而有效提高治疗的效果。尤其是近来作者在实践中处理症结的方式发生了转变，从一味追求解决转变为积极寻求接纳，不再偏袒任何一方，而是鼓励来访者坦然接受内部冲突，并找到与两种对立内部力量和谐共处的方法，这种转变也带给我们深刻的思考。

第二版的一大亮点在于作者对 TA 应用于短期治疗有效性的实证研究，这为 TA 治疗师制定治疗计划提供了更科学、更可靠的依据，拓展了 TA 治疗师的治疗选择和策略。在心理治疗领域，以往大多为长期治疗，治疗时间往往漫长，过程曲折，如同在迷雾中艰难摸索前行。然而，作者的这一实证研究犹如一道亮光，让 TA 治疗师们开始意识到，在某些情况下，短期治疗也能展现出惊人的效果。它打破了传统的思维定式，为治疗师们打开了一扇新的窗户，让他们能够更加灵活地根据患者的具体情况选择合适的治疗方式和时间。

综上所述，第二版《交互沟通分析（TA）：100 个关键点与技巧》展现了 TA 的新发展，为治疗实践提供有力的支撑，促进 TA 理论在实践中更好地应用，对治疗实践具有重要的指导意义。

需要强调的是，此书属于 TA 专业书籍，其理论跨度极为广阔，涵盖了众多的心理学流派。对于翻译者而言，这是一项极具挑战性与难度的工作。在第一版的出版过程中，我们得到了同行的鼓励与指点，并且对一些细微的错误进行了修改，对此我们深表感激。本书的翻译团队，包括王咏苓老师以及谢云、吕玉叶老师等，也投入了大量的时间与精力。在此，我们再次向她们致以诚挚的谢意。同时，我们也对赵然教授、赵玉欣老师所给予的支持表达我们真诚的感恩之情。

“众人之努力如璀璨星辰，照亮前行之路，其付出之美，值得世间铭记。”

高德明

再版说明

第二版的变化

虽然本书的七个部分的总体结构保持不变，但在内容上已大幅更新。100个关键点中的大多数被完全重写，对有些关键点进行了适度的修改，其余的则进行了多处调整。

第一、第二版之间的主要区别是研究重点的大幅度转变。从第二部分开始，大多数要点都涉及了一定程度的研究。我引用的研究主要来自心理治疗、神经科学、心理健康 / 心理病理学以及更广泛的心理学领域。因此，书中的许多陈述不仅仅是个人观点，它们都有坚实的科学研究支持。

我至今仍惊讶于读者对第一版的积极反馈。我知道自己写了一些重要的东西，填补了文献中的多个空白。然而，每隔几周，我都会收到来自交互沟通分析治疗师的电子邮件，感谢我写了这本书，并告诉我这本书在他们的培训和认证交互沟通分析师备考中非常有用。他们告诉我这本书如何影响了他们与来访者工作的方式。能够对他人的实践和职业产生如此积极的影响，我感到无比荣幸。即使现在，每当收到这样的邮件时，我仍会感到极大的喜悦。知道我帮助了某人在工作中变得更好，并且这对其来访者产生了影响，这使我觉得漫长的工作是非常有价值的。

我也收到了一些建设性的批评意见（对此我表示欢迎，如果你有什么看法，请随时告知我），我会认真考虑这些反馈。因此，你会看到更多的案例和对特定技巧的讨论，这些替代了一些更理论化的内容。

对第一版的反思以及我现在的历程

当我为准备第二版书稿而重读第一版时，很明显能感觉到我在很多事情上的想法已经改变了，有些甚至是根本性的改变。可能在这段时间内最重要的是我作为心理治疗研究者的历程。大约在第一版出版时，我开始攻读我的博士学位，研究的是交互沟通分析疗法对抑郁症的治疗过程和效果（我收集到了充分的证据，得以首次就短期交互沟通分析疗法对抑郁症的干预有效性提出基于实证的论断）。如同博士项目中的典型情况那样，我必须深入研究心理治疗的文献，结果令我惊讶。在阅读过程中，我不断发现宝贵的信息、指导和见解（至今仍然如此），这些都改变并进一步优化了我的思维和实践方式。2012 年我曾表示，我的目标是获取足够的证据，证明交互沟通分析是一种基于证据的治疗方法。这个目标已经实现。在这里，我们必须承认比尔贾娜 · 范 · 赖恩博士（Dr. Biljana van Rijn）和恩里科 · 贝内利博士（Dr. Enrico Bennelli）所做的非凡努力，他们将交互沟通分析研究不断推向更高的水平。然而，若要取得足够的实证使交互沟通分析获得应有的广泛认可，仍然任重而道远。

在撰写第一版时，我从事全职的长期治疗。如今情况发生了显著变化，这一方面是因为我参与了研究，另一方面是因为我相信自己已经成为一名更优秀、更高效的治疗师。我还认为，我的教学和写作因吸取了各种基于研究的资源而变得更加丰富了。

多年来，我发现写作和教学过程中让我最享受的事情之一，就是深入探究现有的研究成果，看看它能将我引向何方。将不同的研究发现融入交互沟通分析中的创造性过程也让我深感满足，要么找到与支持或批判交互沟通分析理论相关的研究来支持或批评它（多数情况下这些研究支持交互沟通分析理论，只是以不同的名称出现），要么找到能阐明或强化交互沟通分析心理治疗实践的更多方面的研究。我现在的目标已转向将研究成果融入交互沟通分析中，这样我们就能在掌握自身技艺方面获得支持，借鉴该领域当下的最新知识，并将交互沟通分析实践牢牢扎根于研究。

在撰写第一版时，我的实践主要是以明确的心理动力学实践为基础的长期治疗。这种情况现在也发生了变化。这并不是因为我的来访者群体变得更容易治疗，实际上，我目前的来访者群体在许多方面表现出比之前的来访者群体更大的困难和复杂性。我现在的工作几乎完全是短期治疗（最多 20 次治疗），而不是将长期治疗作为标准的默认安排。这一变化源于我阅读了关于剂量 – 反应效应（即治疗需要多久才能产生显著变化）的研究以及我在自己研究中将治疗限定于 16 次时的结果。我遇到了成百上千条可以相对无缝地融入实践中的建议、提示和指导，从而提高了治疗的效率。我发现，正是这些实践上的变化使我成为更好的治疗师。而且，这并非毫无根据的主张；多年来我使用多种效果评估指标详细记录来访者的改善情况，因此，我可以通过对数据的直观观察发现，我的临床疗效有所提升。我认为这不仅仅是经验的积累。事实上，我将自己的专业成长归功于我将研究嵌入到我的工作中。为此，我在本书中融入了一些对我而言最有成效的实践调整。我真诚地希望你们能从我融入本书中的那些基于研究的智慧结晶中受益。我还希望你们能很快看到在工作中借鉴和运用研究成果的积极效果。

在本书的创作历程中，诸多人士给予了我不可或缺的支持和帮助，在此我要表达诚挚的谢意。我要感谢阿莱什 · 齐夫科维奇（Ales Zivkovic），他对第 14 点关于阐释型动态交互沟通分析的内容贡献了无比宝贵的见解；贾尔斯 · 巴罗（Giles Barrow）对第 9 点关于生态交互沟通分析的内容提出的重要建议同样让我感激不已。马特 · 泰勒（Matt Taylor）给予我无私的鼓励，作为我的“责任伙伴”助力我保持专注，确保我按时完成书稿。撰写本书期间，我也时常忆起一位亲爱的同事兼挚友——艾莉森 · 艾尔斯（Alison Ayres），原因有很多，主要是她在我创作第一版时给予的慷慨帮助与支持。我还要感谢伊恩·斯图尔特（Ian Stewart）、艾德丽安·李（Adrienne Lee）和基思·都铎（Keith Tudor），他们在我的专业和个人发展进程中发挥了关键作用。他们三人对我的接纳和鼓励，使我得以明晰自身方向，成为如今的交互沟通分析师。此外，我必须向我的两位博士生导师——苏·惠勒（Sue Wheeler）教授和约翰·麦克劳德（John McLeod）教授表达我深切而持久的谢意，他们的睿智洞见、支持与殷切鞭策对我的职业生涯产生了深远的影响，引领我踏上了一条崭新且美妙的职业道路。

最后，我要感谢我的丈夫菲利普·麦克纳利（Philip McNally），感谢他对我的照顾陪伴，带给我欢笑，感谢他做他自己，并成为我的伴侣。

马克·威多森

前言

交互沟通分析（TA）团体在国际上蓬勃发展，从业者们充满活力，不断推进理论与实践创新。TA 已成为兼具心理动力学与人本主义特征的疗法。TA 治疗师认为，该疗法与许多认知行为疗法类似。它也被视为一种存在主义心理治疗。本书引入存在主义心理治疗概念，邀请读者探讨其对 TA 的应用、概念理解及与来访者关系构建的影响。TA 的历史可以追溯到伯恩（Berne），他以精神分析师的知识为背景，开发出成人自我状态理论与“污染”等概念，创立了当时前所未有的认知治疗方法（Schlegel, 1998）。

TA 心理治疗师之间以及我们在如何使用 TA 的方式上，都存在着极其丰富的多样性。尽管我们秉持同一套理论体系，但这种多样性恰恰彰显出其非凡的适应性。在我看来，界定一名交互沟通分析师的关键，不在于他做什么（这可能与其他类型的心理治疗并无太大差异），而在于他为什么这样做以及思维模式。各类交互沟通分析师均将自我状态和脚本概念当作最为根本的思维构架。本书的第一部分深入探讨了 TA 从业者工作的多种不同方式，希望能够引领读者深切体悟交互沟通分析实践过程中的多元景象。

本书并非入门读物，预设读者已对 TA 的概念和方法有所了解。若读者尚未具备相关基础知识，建议先参阅以下书籍：

Lapworth, P. & Sills, C.（2011）*An Introduction to Transactional Analysis.* London：Sage.

Stewart, I. & Joines, V.（1987）*TA Today.* Nottingham：Lifespace.

读者若具备以上背景知识，我就能够直接进入中级讨论，而无须解释基础知识（在其他书籍中已有充分覆盖）。本书专为中级水平的读者打造，衔接入门与高级读物，助力 TA 学习者完成学习进阶，亦盼经验丰富的从业者能从中获得乐趣、启发思维。

本书第一部分包含交互沟通分析的哲学、理论、方法，以及对主要方法流派的一些批评。若读者对理论背景兴趣缺乏，可直接翻阅第二部分。第二部分聚焦治疗关系，鉴于心理治疗研究已证实治疗关系对治疗成果极为关键，是有效治疗工作的根基（Norcross and Lambert, 2019），此部分便涵盖了治疗关系的有效要素，如共情、移情、反移情以及联盟破裂与修复等内容，且我尝试将这些复杂概念以新手更易理解的方式阐述。第三、四、五部分会从交互沟通分析视角引导读者了解诊断、签订合约及治疗计划。第六部分剖析交互沟通分析实践里的常见陷阱，并给出规避方法。第七部分作为本书结尾，篇幅最长，着力于提升治疗技能。各部分均包含新的原创内容，期望能即刻助力读者的实践工作。书中大多观点都深深扎根于实证实践，有心理治疗研究作为支撑，属于心理治疗中的“有效成分”。心理治疗研究显示，共情、对治疗关系破裂及修复的重视、精妙的移情解读、考量来访者文化背景及广泛关系与优势并制定个性化治疗方案、目标一致与合作、适度的自我揭示等均行之有效且有实证依据。有关这些研究的详细探讨未在本书呈现，感兴趣的读者可查阅由约翰·诺克罗斯（John Norcross）和迈克尔·兰伯特（Michael Lambert）主编的 *Psychotherapy Relationships That Work*（2019）以深入了解。

我始终怀揣着撰写一本实用书籍的愿望，期望能助力思维严谨的临床工作者不断前行。希望书中的理念能点燃读者在实践中保持创造性和严谨性的热情。从诸多方面说，本书恰似希腊开胃菜或西班牙小吃般别具风味。读者或许会对某些“开胃菜”情有独钟，进而渴望深入探究。我诚邀读者依据个人喜好，进一步查阅参考文献，从中挖掘更多素材以便精读细品。

本书的素材来源于我的经验。这些经验既来自我与来访者的会谈，也包括我作为心理治疗师的培训师和督导的工作积累，借助这些经历，我间接地观察到常见的错误与误解。培训师和督导的独特优势在于能与直接的人际互动保持一定的距离，从而有空间进行客观观察并给出恰当的评论。书中所呈现的一些见解和工作方法，皆是我历经艰难学习过程所获。诚然，生活中不乏需要通过艰苦努力才能习得之事，但在学习心理治疗时，这种方式的适用性是有限的；特别是当有经验可以借鉴，帮助他们以更轻松、更全面的方式学习时。因为“治疗师需要通过艰难的方式学习”可能会给来访者造成不必要的伤害。我希望本书能够助力读者更轻松地学习，同时提醒大家，心理治疗师的工作殊为不易。它需要深入而复杂的思考，需要情感上的坚毅、灵活和开放，要对各种经历保持好奇心、秉持接纳的态度并极具耐心，以及愿意倾听深刻的痛苦和人类彼此之间所施加的苦难，却始终不放弃对人性与人类精神的顽强信念。

有关术语

为了便于阅读，我在本书中交替使用“他”和“她”，并希望读者根据自己的具体情况进行相应的调整。我在文本中经常使用“你”，这时，我指的是你——读者。采用这种对话式的写作风格，我邀请你——读者，进入思考、反思的过程。

目录

Part 1

第一部分

交互沟通分析（TA）实践流派

Part 2

第二部分

治疗关系

Part 3

第三部分 诊断

083

Part 4

第四部分 签订合约

137

Part 7

第七部分 治疗技能精要

100 KEY POINTS

交互沟通分析（TA）：100 个关键点与技巧（原著第二版）

Transactional Analysis:
100 Key Points & Techniques

Part 1

第一部分

交互沟通分析（TA）实践流派

1

TA 的学派与方法

埃里克·伯恩（Eric Berne）及旧金山交互沟通分析研究组（简称“旧金山研究组”）的成员们开创了交互沟通分析的核心理论概念，但随着该理论的不断发展，不同领域的理论家引入了新的概念和方法，促进一系列改进与变化。随着时间的推移，这些理论和方法逐渐汇集成了交互沟通分析理论和实践中的明确且独特的变体。格雷厄姆·巴恩斯（Graham Barnes, 1977）首次将这些变体称为交互沟通分析的各个学派。在伯恩去世后，交互沟通分析学界一度出现了权威真空。而后许多有影响力的交互沟通分析师崭露头角，每位分析师都提供了不同的视角来理解个体及其问题，并提出了应对这些问题的具体方法。交互沟通分析领域中存在的竞争现象至今仍然存在（尽管在我看来，很少有人承认这一事实）。许多作者阅读伯恩的原著，以证明自己的理论和观点。然而，伯恩的思想多年来不断演变，他早期与后期的一些理论并不相同。此外，他对某些概念的描述前后也不一致，这就使得持截然不同观点的作者都能够准确且合理地引用伯恩的著作来支持他们各自的论点。虽然这种现象引发了多样化的理论观点（及冲突意见），但这也成为交互沟通分析的一大优势，因为它允许对交互沟通分析实践进行广泛的思考和运用。

每个学派或方法都有其自身的优点和局限性，都不可能垄断真理。尽管如此，个别从业者可能会错误地认为他们偏爱的治疗方式才是“优越且正确的”，并没有看到“交互沟通分析方法的多样性是值得欣赏的”（Graham Barnes, 1997: 12），从而限制自己的选择。将交互沟通分析描述为“学派”（流派）或“方法”仅仅是一个语义学问题，无伤大雅。因此，在本书中我会交替使用这两个术语。

如今，交互沟通分析学派的理念从很多方面看都显得冗赘，因为几乎所有的交互沟通分析师都将经典学派和关系学派的发展理念和方法作为其工作的基础。他们会根据个人偏好、所服务的来访者类型以及实践的具体背景，将其他学派的理论和技术融入自己的工作中（Vos and van Rijn, 2021）。尽管如此，对于寻求认证的交互沟通分析师来说，有必要了解交互沟通分析理论和方法的变体、发展历史及其对不同问题和情况的适用性。同时，灵活运用不同学派的方法、理解患者的情况并能提供多种解决方案，也是获得认证的要求之一。

玛莎·斯塔克（Martha Starks, 2000）的治疗行动本质框架可以提供一种视角，帮助理解交互沟通分析的不同学派/方法以及它们如何看待个体、其问题和工作方式。虽然这一模型最初是为了概念化精神分析治疗中的不同方法，但它同样适用于交互沟通分析，能够突出来访者呈现问题的性质，以及治疗师如何最好地促进改变。虽然一些交互沟通分析师认为选择并坚持一种特定的工作方法对保证治疗的一致性很重要，但我同意斯塔克的观点，即有效的治疗师必须能够根据来访者、当前处理的问题类型、不断展开的治疗过程来灵活调整工作方法。

斯塔克的三种治疗行动模式

一人心理模式

这种模式强调“知识或洞见的重要性……之所以称其为一人心理，是因为其关注的焦点在于来访者及其心智的内在工作机制”（Martha Starks, 2000: 3）。从 TA 视角看，如果来访者对自身的治疗过程能够拥有更多的知识和见解，他就更有可能进入成人自我阶段。当成人自我对人格有更强的控制力时，他的焦虑感会降低，个人体验和理解的选择范围会拓宽。在这一模式中，治疗师是中立、客观的观察者。“她的焦点在于来访者的内在动力，治疗师对来访者进行诠释的目的是提升其自身的内在动力，其终极目标是解决来访者的结构性冲突”（Stark, 2000: 4）。

一人半心理模式

这一模式强调“经历和矫正性体验的重要性，有人称之为一人半心理，因为关注焦点在来访者自身以及她与治疗师之间的关系上……对来访者而言，重要的不是治疗师，而是她所提供的内容”（Stark, 2000: 3）。“治疗师提供某种形式的矫正，或确证来访者的经历，或更普遍地为来访者提供一种矫正性体验。其终极目标是填补来访者的结构性缺失、加固来访者的自我”（Stark, 2000: 4）。在该模式中，治疗师要采用共情的立场，关注来访者的主观现实及情感经历。从 TA 角度看，对来访者主观经历的共情，会减轻不同自我状态（尤其是儿童自我状态）下的紧张感。紧张感的降低会使自我状态之间产生更多的转换。确认来访者经历也可能加强成人自我的功能。也许最重要的是，在这个模式中，持续性的共情会给来访者提供一种自我发展历史中缺失的体验，这也是他们一直以来不断寻找的体验，目的是处理、修复和弥补成长性缺失。

两人心理模式

这一模式强调“关系的重要性，以及真正的关系；之所以称其为两人心理，是因为它聚焦于来访者与治疗师作为‘真实’的人而产生的联系”（Stark, 2000: 3）。在治疗过程中，治疗师密切关注他们的情绪和反移情反应，并用其情感反应加深对来访者的理解，包括来访者以什么样的方式和他人形成联系。从 TA 角度看，这等同于社会性诊断、交互与游戏分析。自我状态在治疗室里得以展现，而移情则作为来访者的独特经历被记录和跟踪，了解它如何影响了此时此地来访者与治疗师之间的体验。治疗师试图通过当下生动的交流提升来访者处理亲密关系的能力。高效全能的治疗师要能够根据每个来访者的需要和所呈现的问题在三种模式之间自如转换。

2

古典学派：基础

背景

TA 经典学派是由伯恩及旧金山研究组的成员首创的，几乎所有的核心交互沟通分析理论都来自这组人，成员有克劳德·斯坦纳（Claude Steiner）、史蒂夫·卡普曼（Steve Karpman）、杰克·杜塞（Jack Dusay）、缪里尔·詹姆斯（Muriel James）、法尼塔· 英格利希（Fanita English）、富兰克林·厄恩斯特（Franklin Ernst）。交互沟通分析的开创人员特别热衷于创立容易掌握却又描述了复杂的人类行为和内在过程的概念，重点放在能够图解概念上，其目的在于“促进对来访者的问题进行成人分析，同时激发儿童的直觉力来解决问题”（Stewart, 1992: 132）。

理念和方法

TA 的经典方法强调心理治疗中观察的重要性。伯恩反复强调直接观察来访者的重要性，认为这是任何理论和治疗形成的基础。经典 TA 治疗者也凭直觉做出诊断，且在隐形的交互过程中弄清心理层面的信息。观察与直觉要同理论和清晰的治疗基本原理结合起来。对于伯恩来说，诊断和大多时候的治疗是“敏锐、观察加上直觉悟性”（Berne, 1972: 69）。伯恩也对治疗式的、适当使用的幽默感兴趣，特别是把幽默作为引导来访者以成人自我状态评判一个情景、信念等的一种方法。

按照顺序，治疗方法从结构分析开始，发展到交互沟通分析、游戏分析，最后到脚本分析。现在，大多数交互沟通分析师处在不同的分析阶段之间，呈现出不稳定性。治疗的首要目标是成人自我状态去污染，辨明来访者不同思想、感情和信念的结构性起源。与格式塔疗法一样，交互沟通分析的经典学派把重心放在来访者的自我状态、脚本等是如何在当下显现的（Barnes, 1977）。让来访者在没完没了地回顾过去的过程中丧失信心的做法被看作“考古学”的游戏（Berne, 1964）。

三个“P”：保护（protection）、允许（permission）（Crossman, 1966）及能力（potency）（Steiner, 1968）是经典 TA 派方法（实际上是所有 TA 疗法）的主要特征（参见第 82、83 个关键点）。期望治疗师监督治疗工作以确保来访者得到足够的保护、允许和能力来投入治疗过程。为获得脚本治疗，这种工作是必要的。一旦“三个 P”准备就绪，治疗将继续进行——订立行为合约，这是经典 TA 中涉及治疗改变的核心部分（Stewart, 1992）。

TA 经典学派是一人心理模式（Stark, 2000），因为其重点是解决结构性冲突，促进成人自我选择的增加。冲突模式（Lapworth et al., 1993）是经典 TA 精神病理学的基本模式，经典 TA 认为精神病理学是不同自我状态之间内部冲突的结果，以及个体自主的欲望和个体脚本冲突的结果。

关键的理论概念

TA 的大部分核心理论构成了伯恩的经典 TA 学派。这些理论包括：自我状态、结构分析、污染、排除、功能分析、沟通分析、游戏与游戏分析、脚本和脚本分析。其他 TA 学者发展的其他经典概念包括：脚本矩阵（Steiner, 1966）、订立合约（Berne, 1966/1994；Steiner, 1974）、心理地位象限图（Ernst, 1971）、选择方案（Karpman, 1971）、安抚经济学（Steiner, 1971）、自我状态分析。从某些方面说，如果不使用经典 TA 概念，不可能进行沟通分析实践活动。

3

古典学派：方法

方法

八种治疗活动

八类干预手段（询问、明确化、面质、解释、例证、确认、阐释、晶体化）（Berne, 1966/1994）构成了交互沟通分析治疗方法的核心（Müller and Tudor, 2001；Widdowson, 2016）。

去污染

去污染（decontamination）（Berne, 1961/1986, 1966/1994）是一个加强成人自我状态的程序，涉及对扭曲思维的挑战，有时涉及精确信息的提供，以促进现实验证。

订立合约方法

订立合约（Berne, 1966/1994；James and Jongeward, 1971；Steiner, 1974）是所有类型的 TA 治疗中的核心方法，最先由经典 TA 学者们提出。它涉及有关治疗目标和治疗过程的协作性协议。

允许沟通

在允许沟通（Berne, 1966/1994，1972）中，治疗师要弄清来访者需要什么关键允许来促进自己成长，然后在整个治疗过程中努力为来访者提供关键允许（直接或间接）。

脚本对比

脚本对比是一个决定性的集中干预的方法（Berne, 1972）。对比就像童话故事中的“魔咒破解法”，是靶心交流（Williams and Brown, 1978），目的是阻碍个体脚本轨迹，挑战个体的主要脚本主题。

团体治疗

经典 TA 创立之初，是以广泛团体治疗（Berne, 1966/1994）的方式出现的。所以一些 TA 治疗专家认为，TA 治疗最好以团体方式进行。

批评

虽然一些批评家认识到口语体使用背后的意图值得赞赏，但他们仍然认为，TA 很肤浅，于是看到 TA 中的概念名称就完全予以摒弃。此外，一些概念术语已过时，因此对年轻人缺乏直观的吸引力。

经典 TA 中强调治疗专家的影响，这与 TA 哲学格格不入。治疗专家被看作一个“许可者”和来访者经验的翻译者，用 TA 理论来分析来访者的生命模式。这种准父母式的“许可者”的治疗态度与强调来访者自主的治疗方法是不协调的。

经典 TA 方法可能暗示着了解个人模式（用 TA 理论洞察）或直接的行为改变足以实现彻底改变和康复。经典 TA 概念可用于理解个体的心理过程、模式以及与他人互动的方式。但伯恩提醒大家，仅有洞察力不足以促成改变（Berne, 1977）。尽管行为改变可以引发结构性变化，但当它结合洞察和情感体验时，效果最佳。

4

再决定学派：基础

背景

TA 再决定学派是由鲍勃·高登（Bob Goulding）和玛丽·高登（Mary Goulding）创立的。高登夫妇是伯恩旧金山研究组的成员，他们也曾与格式塔治疗的创始人弗里茨·皮尔斯（Fritz Perls）一同参与培训工作。高登夫妇热衷于发展充满活力、促进快速改变的工作方法。他们把格式塔治疗的技巧，比如"空椅技术"融入 TA 理论，因为他们认为这些方法可直接用于解决自我状态的冲突。高登夫妇专门研究马拉松式的治疗计划，他们会举行扩展的团体治疗，有时这种马拉松式治疗会长达一个月。

伯恩原本用"再决定"（redecision）这个术语表示以成人自我状态做出一个新（生命）决定，而高登夫妇则把"再决定"这个术语定义为在儿童自我状态中涉及某一特定脚本的决定的改变。他们的观点是：原先的脚本决定是在儿童自我状态下做出的，因此其改变或者再决定需要在儿童自我状态中发生。他们以一种合约式退行的方式开展治疗工作，提升工作的强度以促进来访者在儿童自我状态中的再决定。这个过程涉及进入儿童自我状态，利用来访者的成人自我状态，为儿童自我提供支持。

理念和方法

高登夫妇有着坚定的人文主义和存在主义传统思想。在格式塔治疗方法的影响下，他们在工作中引入了与伯恩医疗模式（治疗师治疗病人）截然不同的方法，即治疗师促进来访者疗愈自身（Goulding and Goulding, 1978）。"力量存在于病人本身"

是高登夫妇的口号。他们在工作中逐步形成一种简洁的面质风格，例如挑战那些削弱个人力量的语言使用（参看第 5 个关键点）。再决定治疗专家设法创建一个扶持性的、富有同情心的环境，为儿童自我提供保护，使来访者进入他们的儿童自我状态，从而做出必要的再决定。

在工作中，高登夫妇常常注意到来访者会紧紧抓住奇妙的或者自我打击的想法，比如停留在儿童自我状态不做任何改变，直到其他人做出改变（通常是他们父母中的一位），这样的奇妙想法需要被挑战。儿童自我心存报复的观念，比如“我要生病，一直到你感到难过为止”，也受到了挑战。治疗师请来访者放下这些想法，这些想法被认为是影响来访者治疗的主要障碍。

高登夫妇会积极主动地避免或者规避移情，如果治疗师意识到来访者把自己的过去移情到治疗师身上，他们就会请来访者进入“空椅子”谈话环节，在该谈话中来访者把移情个体投射到椅子上，并将投射客体引入谈话中。高登夫妇认为这个方法比起移情到治疗师身上的做法，更为有效，并且自主的投射与再决定学派中个人拥有情感和投射的理念是一致的（Goulding and Goulding, 1979）。

再决定学派建立在心理治疗的冲突模式之上（Lapworth et al., 1993），它属于一人心理模式（Stark, 2000），因其重心在于结构冲突和治疗者作为促进者的角色，使用的是积极的面质性方法，避免移情。症结理论（impasse theory）也许是 TA 心理治疗中最为明显的冲突模式的例子。

关键的理论概念

禁令（Goulding and Goulding, 1979）（参考第 79、80 个关键点）；

决定（Goulding and Goulding, 1979）；

再决定（Goulding and Goulding, 1979）；

症结理论、症结澄清与症结解决（Goulding and Goulding, 1979；Mellor, 1980）（参考第 84 个关键点）。

5

再决定学派：方法

方法

再决定疗法始于清晰、目标明确的合约制定，治疗师借此达成清晰的促成改变的合约。来访者在谈论自己的问题或订立目标时使用消极语言会遭遇阻力，治疗师会鼓励来访者使用“负责任的语言”，比如把“不能”换成“不愿”（Goulding and Goulding, 1979）。

治疗师经常让来访者使用一系列的幻想、视觉化技巧，比如“空椅”的技巧，这个技巧通常让来访者在想象中将一位或多位父母，或来访者的儿童自我置于一把空椅子上，然后治疗师促使他们进行一场对话，使自我冲突清晰化、明确化，进而解决冲突。其他想象方法包括早期场景工作，即治疗师请来访者在头脑里想象回到过去的时间点，回忆他们做出最初脚本决定的时间点，或者回到记忆中的一个原形（“屏幕”），正是这种原形在某个意义上概括了脚本决定的关键或者做出决定的环境。如果来访者不能回忆起具体的场景，治疗师就会请他们杜撰一个，因为人们相信：想象出来的场景，既然是来访者精神的产物，肯定会包含所有必要的相关信息，从而引发再决定。在来访者对场景的描述中可能会含有消极的语言或奇思妙想。使用一些具有加强性质的词汇（McNeel, 1976）或者格式塔疗法会增强情感的感染力。这些用法会增强某种场景中的不适感，从而强化决定的局限性。再者，这会激发个体的反感反应。这种反应激活了来访者的身体状态，从而帮助来访者甩掉或者拒绝旧有的限制性脚本决定，这时，可以引导来访者把成人自我的意识和资源带入这个场景，治疗师也可能提供一些新信息帮助来访者做出新决定。

一个标准的“再决定”疗程后，治疗师请来访者就他们将如何在日常生活中维持其“再决定”拟定一系列的行为合同（McCormick and Pulleyblank, 1985）。尽管一个标准的再决定疗程基于一个有关改变的重要事件，但“再决定”本身被认为是一个持续的过程，也是一个需要加强的过程，以帮助来访者保持新的健康生活方式，而不是回到熟悉的脚本中（McNeel, 2010）。

批评

高登夫妇的模式主要是在居住式的马拉松形式的治疗场景中发展起来的。来访者通常至少参与一周，甚至长达一个月的治疗。这种延续性的居住式的马拉松形式的治疗气氛严肃又紧张，为参与者提供保护，为他们更为迅速、深层次的改变提供了一个很好的场景。然而，这种方式对于私下进行一对一治疗的治疗师来说并不适用。大多数参与这种马拉松式治疗的来访者是治疗受训者，所有的来访者都积极参与连续性的治疗，有人戏称要“把沙发坐穿”，每个人埋头于自身的改变过程。因此，假设高登的方法能够在没有足够准备的情况下提供快速变化是错误的。这些方法所带来的强大的净化作用，的确会引发非常强烈的不受欢迎的反应，这些反应可以在居住式场景设置中得到处理，但在普通临床实践中则难以应对。

“再决定”治疗技巧常常是戏剧化的、迷人的，会涉及深层次的净化 / 宣泄，这非常有诱惑力。一名治疗师会把净化 / 宣泄误认为真正的改变。一些来访者可能有效地进入治疗过程，参与再决定治疗的全部疗程，过度地适应了治疗师，却没有发生任何改变。或者对于过度适应的来访者，他们的脚本不经意地被加强了。高登夫妇充分认识到其技巧使用（误用）的潜在问题，因而反对为宣泄而宣泄的治疗。

再决定治疗师积极寻求“回避移情”，即刻意回避饰演治疗关系中的移情角色（Goulding and Goulding, 1979），这个方法并不适合所有的来访者，可能还会被不习惯于接受来访者强烈移情的治疗师所误用。同样，也可能会被那些难以接受因自己犯错而承担个人责任的治疗师们误用。这本质上并不是对再决定方法的批判，但是如果被误用或者被那些不了解他们自身的治疗师使用，则会带来潜在的危险。

治疗师需要警觉再决定学派的一些方法中暗含的双重信息——“接受来访者自己承担责任……但我会准确地告诉你如何、何时以及为什么这样做”（Yalom, 1980: 250）。

6

贯注学派：基础

背景

贯注方法最先是由杰基·席芙（Jacqui Schiff, 伯恩的研究组的早期 TA 分析学者之一）创建的。席芙先请了一位年轻的精神分裂症病人来到自己家里开始居住式疗法，之后建立了一个居住式治疗中心，专门治疗精神病病人。这所中心首先建在美国弗吉尼亚州的弗雷德里克斯堡，后因争端迁往加利福尼亚州的奥克兰，在奥克兰除了居住式治疗中心之外，他们还开设了一所白日治疗中心。继奥克兰治疗项目成功之后，席芙又在好莱坞设立了另一个中心。贯注学派的理论和方法就是由席芙和她在贯注治疗中心工作的同事们一起发展而来的。在相对受保护的居住式治疗场景中，席芙尝试“允许”来访者退行，并“重做”早期的发展缺陷，贯注新的成人自我状态。贯注治疗中心项目暴露了巨大的问题（席芙被驱逐出国际 TA 协会），因为她被牵扯到一个违背伦理的争端中，包括对来访者实施体罚。最终一位在贯注治疗中心接受治疗的年轻人去世时，身上还带着治疗期间留下的伤痕。随后，加利福尼亚当局关闭了这个项目。尽管在方法论上有一些问题出现了争端，贯注学派的一些见解和方法还是非常成功的，在根据伦理规则进行调整之后，被 TA 治疗师广泛用于各类来访者。特别有趣的是，认知行为取向治疗中的“图式疗法”所使用的程序就是贯注学派称之为“有限的父母重塑” 的技术（Young et al., 2003）。

理念和方法

席芙夫妇认为精神病理学的性质是有双重意义的：第一层是与发展期欠缺相关

的问题；第二层是与有缺陷的或者病理性父母自我状态相关的问题。他们的方法进一步发展后，可以用来处理修复体验支持下的儿童自我状态，也可以用来系统地贯注“疯狂”的父母自我状态，并内化新的积极的父母状态。贯注治疗中心的来访者们不会进行药物治疗，而是进行纯粹的心理治疗（Schiff et al., 1975）。席芙夫妇创建了一个可回应（反馈）的环境，这种环境（从理论上）鼓励他们思考自己的问题（参见下文的批评）。

贯注方法是一人半心理模式，其重心在于矫正性体验，或是一人心理模式——如果其焦点在于漠视或者再定义上（Stark, 2000）。有欠缺的父母一般被认为是精神病理学的主要原因，贯注方法采用了一个欠缺模式（Lapworth et al., 1993）来处理心理问题。

关键的理论概念

席芙夫妇发展了一系列的理论概念，并与 TA 方法结合起来，特别是有关来访者如何“扭曲”现实或者让世界适应他们的脚本。席芙夫妇发展的主要概念如下：

被动及四种被动行为（Schiff and Schiff, 1971）；

漠视及夸大（Mellor and Schiff, 1975；Schiff et al., 1975）；

再定义（Schiff et al., 1975）；

共生关系（Schiff et al., 1975）；

生命循环和发展确认（Levin-Landheer, 1982）。

帕梅拉·莱文（Pamela Levin）联结自己在贯注学派的体验构建了她的“生命循环”儿童发展理论，她的理论建立在修复欠缺模式的基础上。

7

贯注学派：方法

方法

TA 治疗的贯注学派有一个关键的方法，就是反复地与漠视、夸大和被动行为进行面质。如果时机把握得当、不过度使用，并且是在支持性和共情的治疗关系背景下，面质通常会是非常有效的干预手段。这种侧重点或许解释了为何这一治疗模式能够成功用于治疗边缘型人格障碍，因为这种持续性对抗的方法在治疗人格障碍中是被推荐的（参考第 89 个关键点）。

贯注学派也依赖父母重塑或者说是心理治疗的修复模式（Clarkson, 2003）。这一方法背后的假设是能否给予来访者一种设定界限的修复式体验，如果可以，那么最初的需要和发展阶段的欠缺就得到修复了。在这里治疗师刻意地替代了来访者的父母角色，这种方法的实践性及现实性会让治疗师有一种极度的耗竭感。

批评

尽管贯注学派的重点在于清晰的思维和“进入成人自我”的社会层面信息，但贯注治疗中心的环境在心理层面上却明确地邀请来访者处于儿童自我状态。的确，一些参与贯注学派治疗的人也曾说：当个体想要退行时会面临着巨大的压力。这种明显的矛盾无疑给相当一部分来访者带来了困惑的体验。

提供一种修复性的、矫正性的情感体验的方法对很多治疗师而言非常具有诱惑力（Alexander et al., 1946），尤其是对于内心有着拯救幻想或者尚未放弃渴望拥有一个完美新童年来弥补自己有问题的童年的治疗师（Davies and Frawley, 1994）。此外，一味满足来访者的需要而提供帮助会使治疗师一直处于“好客体”的位置上，而且不会为负向移情的产生提供条件，并且，处理极端的挫折情绪，对于整体结构改变而言也是必要的。在实践中，提供诸如此类的“良好体验”会造成以下情况：来访者的要求持续增长、升级，治疗师因而会遭遇职业倦怠。科内尔和邦兹－怀特（Cornell and Bonds-White, 2001）进一步阐述了这一批评，认为这类修复性方法可能会加强污染。这类幻想的加强也适用于那些容易将自己的需求强加于治疗关系的治疗师。尽管如此，更普遍地创造矫正性经验而非扮演类父母角色，是众所周知的有效治疗的关键组成部分（Eubanks and Goldfried, 2019）。

雅各布斯（Jacobs, 1994）也广泛批评了贯注学派重塑父母的方法，认为这一方法是建立在思想控制之上的，其特点是心理治疗“个人崇拜”，因而从本质上来说是缺乏职业道德的，是有问题的。席芙夫妇非常依赖共识现实的概念，也就是说，对一个现实的描述是由普遍的共识决定的。虽然这种定义在面对疯狂、扭曲的想法时会有用，但是共识现实的概念可能存在问题，因为普遍共识，即使从更加宽广的社会视角看，可能也是“错”的，而且作为一种方法，普遍的共识并不能解释多种现实或区分现实的多种结构。这个概念，如用于不熟悉的、嵌于文化价值参照体系的跨文化操作中，也有可能出现问题（Hargaden and Sills, 2002）。

莱文的生命发展循环理论经证实也存在问题，它不涉及现有的儿童发展理论，且与现有的这类理论不一致（Cornell, 1988；Matze, 1988），也有批评家认为它太具规定性、过分简洁、太具决定性。治疗师使用发展循环理论也是有问题的，问题在于他们暗示来访者幼儿化（部分体现在他们强调“给予许可”），又提议在对待治疗的改变时，采取过于简化的方式。如果治疗只是给来访者提供几条关键信息那么简单就好了！

毫无疑问，不少人得到了席芙夫妇以及使用贯注概念和方法论的治疗者的帮助。

然而，再抚育技术并不被推荐使用，如果需要使用再抚育的方法和观点，必须批判性审视并在督导的清晰指导下才能使用。但漠视和夸大的概念却仍然是强有力的工具，治疗师可将其广泛用于治疗具有各种问题的来访者，也可以有效地从伦理角度扩大觉察力，面质污染和脚本信念。

8

激进精神病学

背景

激进精神病学是一套有关人类心理情绪障碍的理论和一套消除心理情绪障碍的方法。

（Steiner，1974）

激进精神病学是加利福尼亚州伯克利的克劳德·斯坦纳和奥基·威科夫（Hogie Wyckoff）等于 20 世纪 60 年代末发展起来的，这个理论很大程度上受到卡尔·马克思（Karl Marx）、威尔赫尔姆·赖希（Wilhelm Reich）和 R.D. 梁（R. D. Liang）的影响（他们曾著有关于压迫对人的心理产生的负面影响的作品），该理论还结合了交互沟通分析理论，尤其是 TA 有关分析沟通、人与人之间压迫和自由机制的理论。

理念和方法

激进精神病学的中心原则是：精神问题是异化的体现，这种异化源于被孤立个体神秘化的压迫感。神秘化涉及对压迫的文化漠视或者文化辩护。压迫性的社会结构和神秘化迷思可促进个体情绪孤立感的形成。异化的公式如下：

异化 = 压迫 + 神秘化 + 孤立

激进精神病学针对异化的解药是：与人交流、消除孤立感，增强意识、揭秘压迫感，采取行动。因而形成了以下的公式：

外界的力量 = 接触 + 意识 + 行动

激进精神病学反对把心理治疗医疗化，也反对使用精神病学术语和诊断标签，他们把这种做法看作在心理障碍过程中被压迫和异化的例证。

在处理个体背景和社会、政治因素对个体及其与他人关系的影响时，激进精神病学可以被视为一种“两人半”方法（Tudor, 2011a）。作为从业者，我们在来访者中最清楚地看到压迫的影响，尤其是那些有色人种、女同性恋（LGBTQ）社区成员、女性、神经多样性群体以及低社会经济状态的人，如生活在贫困和/或恶劣社会条件中的来访者。考虑来访者生活的背景、日常微侵犯和压迫的影响，并且承担起对我们自己无意识偏见和微侵犯的责任，是确保我们作为治疗师有效且合乎伦理地履行工作的重要部分。

关键的理论概念与方法

异化

异化有三种主要形式。每一种都代表着一个脚本类型：无爱的脚本源于对爱的能力的异化，由于缺乏安抚而抑郁；无趣的脚本源于我们与身体的异化，可能导致成瘾倾向；无思考的脚本源于由迷惑、谎言导致的思想异化，以及劳动者被剥削导致的个体与劳动本身的异化。

猪猡父母

“猪猡父母”后来被更名为“批判型父母自我”，指的是在儿童自我状态中的父母自我（P1）。一般认为批判型父母自我是持续导致人际疏离感的压迫性信息的内化体现。激进精神病学旨在从根本上消除批判型父母自我所带来的影响。

安抚经济学

安抚经济学（Steiner, 1971）是一整套有关给予和接受安抚的限制性内在规则。安抚经济学原则是由批判型父母强化的，一般认为是爱的异化的根源。安抚经济学的矫正方法是安抚的自由交换。

谎言与漠视

这些被认为是理性思维和心智异化的主要根源。应对谎言和漠视的方法是彻底的真实。

权力游戏

人们常用权力游戏来胁迫、压迫彼此。权力游戏可以是生理或心理层面的，粗俗或微妙的：从谋杀、强暴、威胁，到谎言、煤气灯效应和宣传。

个人与团体治疗

团体心理治疗是激进精神病学方法中的主要治疗方法。通过“意识提升”（察觉）探索压迫及支持压迫的神秘化是关键方法之一。该方法也常用于消除种族主义、性别歧视、恐同症、年龄歧视、阶级偏见及其他压迫系统的压迫性中的神秘性，包括在团体活动中觉察漠视和权力游戏。

促进团体参与者之间平等和合作的关系是激进精神病学团体的重要目标。团体通过合作契约作为“互动规则”来维持合作。合作契约包括达成协议，不进行权力游戏，特别是避免使用有意或无意的谎言，并避免扮演戏剧三角形中的角色（拯救者、迫害者和受害者）（Karpman, 1968）。在团体内外提倡对压迫的察觉和反对压迫的行动，鼓励社会行动和积极发声。因为如果人们要在社会中获得赋权，社会本身需要改善。在团体互相支持的环境中，参与者被鼓励面对并推翻她们的批判型父母自我和脚本。

在个体治疗中，激进精神病学观点将涉及意识提高，并考虑到内化的偏见和无意识偏见，以及生活在一个系统性地促使压迫被漠视的压迫性社会中的影响(Minikin, 2018)。

批评

激进精神病学的许多概念现在已被更广泛的社会所采纳，这部分得益于女性主义的影响、对医学和精神科从业者虐待患者的关注、患者团体的形成以及促进平等和政治意识的社会倡议。因此，一些激进精神病学的观点可能显得有些过时，并且在文化和历史上定位在 20 世纪 60 年代加利福尼亚州的激进框架内。尽管如此，近年来围绕社会公正的问题，如“黑人的命也是命”和“女性反骚扰”（“Me Too”）运动，揭示了社会各方面深层的不平等和特权。因此，在许多方面，现在识别和解构权力与压迫的需求与激进精神病学初创时期一样重要（Minikin, 2018）。尽管激进精神病学方法不鼓励并对抗受害行为，但批评者指出，它过于关注外部和更广泛的社会环境，可能导致使用者将责任归咎于“系统”，而不是为自己的处境承担个人责任。总体而言，激进精神病学被批评为过于理论化，未能提供容易应用于心理治疗的技术。

9

生态交互沟通分析

背景

生态交互沟通分析（Eco-TA）由英国的TA分析师海莉·马歇尔（Hayley Marshall）和贾尔斯·巴罗首次发展而成。海莉·马歇尔是一位在户外与来访者工作超过十年的心理治疗师，贾尔斯·巴罗则是位长期从事全人教育和生态教育的教育交互分析理论家。生态TA既是对他们自身观点和实践方式的回应，也是对他们的来访者日益关注的环境问题的反映。生态TA深受生态心理学和生态心理治疗的影响，这些领域在过去40年中得到发展（Roszak, 1992；Roszak and Gomes, 1995）。鉴于其对生态学和人类与环境关系的重视，以及当前全球面临的环境危机和气候变化，生态TA无疑是过去20年来TA领域中最重要的发展之一。

生态TA的一个基本假设是西方心理学的发展基于所谓的"室内思维"（Barrow and Marshall, 2023），即一种与自然隔绝的智力追求，将人类视为与自然分离的存在，而非自然的一部分。巴罗和马歇尔强调，生态TA并不被视为TA的另一学派或方法，他们表示生态TA与TA中的任何特定应用领域无关。这是一个显著的转变，因为迄今为止，几乎所有的TA理论都起源于心理治疗、咨询、教育或组织领域。

与地球的生态学视角一致，巴罗和马歇尔认为生态TA属于所有人，并且不被任何人拥有，这类似于健康的人与地球的关系：我们都不真正拥有地球，而地球属于我们所有人。

关键理论概念

生态 TA 主要围绕一种哲学立场和一些概念进行组织，这些概念转变了 TA 的框架重点，并随后在实践中得到了应用。

相互关联性

生态 TA 类似于盖亚理论（Lovelock, 1979），认为一切事物都是相互关联的。地球及其上的所有生物被视为通过复杂的协同生态系统相互连接，这些系统自我调节。作为人类，我们从根本上（无论是实际还是本质上）与他人相互关联，一个系统中的变化可以在其他部分产生连锁反应。生态 TA 还认为，忽视我们内在的关联性是导致身体和心理健康程度下降的一个重要原因。

生态 TA 还考虑了对资源剥削（包括对地球和他人的剥削）、权力、压迫、交叉性以及将边缘化群体的成员彻底纳入的审视，认为这些是处理相互关联性的重要组成部分。

关系依存性

交互沟通分析是在 20 世纪 60 年代的美国 / 加利福尼亚州文化背景下发展起来的，其强调个人主义。对个人主义的重视在 TA 的核心目标——自主性（个人自由）中表现得最为明显。匈牙利心理学家安德拉斯·安贾尔（Andras Angyal, 1939）提出，除了追求自主性、个人主义和独特性外，作为社会性动物，人类还有一种与之平行的对关系依存性的追求，即与他人在一起并寻求联系的欲望和驱力（参考第 17 个关键点）。生态 TA 旨在于这两种平行的内在倾向之间找到自己的平衡，避免任何一方过度；过度的自主性和个人主义可能导致个人失去联系、孤独、孤立，并可能推动消费主义，促使自私和对他人缺乏考虑；而过度的关系依存性则可能导致个人身份的丧失、心理融合和纠缠，甚至在最糟糕的情况下出现“群体的专制”。

生态脚本

生态交互沟通分析认为，除了对自我和他人的信念外，我们的脚本还包括对自然和地球关系的信念，例如，推动不断消费和过度（和/或无意识）使用地球资源的生态脚本。生态脚本的其他方面可能包括我们内化的禁令和许可，这些影响我们对地球或自然的体验，例如“不要在外面”“不要接触自然”引发我们对黑暗、森林、开放水域的恐惧等。生态交互沟通分析的实践者积极引导来访者批判性地审视他们的生态脚本。

具身化与环境

作为人类，我们本质上是具身化的有机体，并且始终处于与生态环境的相互作用之中。只要我们走出户外，世界就会对我们的身体产生影响。生态交互沟通分析提醒我们，身体长期以来具有从生态和户外环境中获得资源的倾向和能力。如果我们接受自己只是自然的一部分，那么理所当然地，我们可以从自然中获得心理上的滋养和焕新。

方法

步行谈话疗法

生态交互沟通分析显著的特点是与来访者在户外开展工作。在新冠（COVID-19）疫情期间，由于室内工作受到限制，步行谈话疗法变得流行起来，并对治疗师来说变得极其重要。尽管在疫情期间这种转变是必要的，但许多治疗师不仅喜欢在户外开展工作，而且发现他们的来访者从中获益颇多。因此，他们继续提供户外治疗服务。

足够性

生态交互沟通分析通过考虑什么是“足够的”来纳入可持续性概念。这种做法旨在帮助来访者审视对他们而言何为足够的社会、情感和生态卫生。例如，在生态交互沟通分析的培训中，学生们被邀请在普遍的“签到”过程中仅讨论“足够”的内容，不多也不少。

批评

交互沟通分析学派的部分成员认为，生态交互沟通分析为治疗带来了不必要且无益的政治化，仅是跟随文化潮流，是那些鼓吹“强制全民回收”的极端环保主义者的道德表演。然而，环境破坏和气候变化可能是现代人类面临的最大存在性威胁。从这个角度看，在治疗中促进对环境问题的参与（包括审视自己的饮食和食物来源，甚至考虑回收等问题）或许对地球的生存至关重要。

其他批评者则指出生态交互沟通分析对户外工作的强调，可能会使那些无法接触乡村环境的人感到被边缘化。生态交互沟通分析的实践者反驳说，大多数生态交互沟通分析的工作实际上是在城市中进行的（Rebecca Elston, 2022），并且促进对城市环境的参与是一种有效的（甚至可能更被需要的）生态交互沟通分析实践方式。

生态交互沟通分析仍然是一个正在兴起和发展的思维方式和实践方法，然而，时间将不可避免地揭示其相关性和持久性。

10

整合式 TA：基础

背景

整合式 TA 主要由理查德·厄斯金（Richard Erskine）和他的同事吕倍卡·特劳特曼（Rebecca Trautmann）、詹妮特·穆森德（Janet Moursund）发展起来。厄斯金、特劳特曼、穆森德发展了一系列综合的理论概念和方法，选择并发展了互相兼容的理论。

哲学理念和方法

整合式 TA 的主要外部理论影响来源包括自体心理学、格式塔疗法及以人为中心的治疗方法。整合式 TA, 跟 TA 其他方法一样，认为对情感依恋和人际关系的需求是人类的一项基本需求。缺乏有情感联结的关系、关系联结的中断或者关系创伤，都被视为心理病理学的主要根源。正如人际关系或人际关系中的问题被视作痛苦的主要来源一样，人际关系，尤其是治疗关系，被认为是促成改变或康复的主要途径。治疗师致力于与来访者建立一种有情感联结的关系，从而营造出一种能提升来访者觉察力的环境。“在这种有情感联结的关系中，每一个新发现的部分都能被整合进自我中，那些分裂的部分也能被重新找回并被再度接纳”（Erskine et al., 1999: 13）。伯恩在一些文献中把儿童和父母自我状态看作固守的自我状态，虽然其他时候他似乎持相反的意见。厄斯金也赞同这个观点，即把儿童和父母自我状态看作固守的、未整合的自我状态。在改变的过程中，个体需要处理引发固着的痛苦经历并把经验整合到成人自我状态中（Erskine, 1988）。整合式 TA 承认：从本质上来说，人们在一生当中是渴望与他人建立联系、彼此依赖的。将人们对关系和联系的需求正常化，自体心理学中的自体客体移情概念（Kohut, 1984）被整合到联系型需求中的事实，正好证实了这种相互依赖性以及自体的持续性发展。内在或者外在的联系都被认为是健康的人类功能的主要特点。

整合式 TA 一般被看作一人半心理疗法，因其强调提供一种有同理心的矫正体验，并致力于解决发展和关系的缺失问题（Stark, 2000）。然而，当重点落在修复上时，它又被看作一人心理疗法。一般认为，其病理心理学是采用了一种缺陷模型（Lapworth et al., 1993），即病理状况源于内部及人际关系的缺失。

关键的理论概念

整合式 TA 中主要使用的 TA 概念有自我状态、脚本、扭曲系统（整合式 TA 文献及本书中称之为脚本体系）。整合式 TA 也引用了一些其他理论方法。

接触

接触的概念来自格式塔治疗（完形疗法），也采用了以人为中心的理论，尤其是罗杰斯的六个充分必要条件（Rogers, 1957）。整合式 TA 强调内在接触和人际接触的重要性。内在接触可看作个体对自身内在体验较了解的状态，用 TA 的术语可表述为对内在经验的漠视程度达到最小化。接触被看成一种持续变迁的动态过程，人际接触则被看作一种核心的令人满意的驱动力，其特点是具有亲密、缺乏防御性且令人满足。如个体体验了人际接触的重复性缺失过程，就会通过形成脚本决定来处理这些体验和随之而来的认知失调，以便使接触缺失合理化。

调谐

整合式 TA 吸取了斯特恩（Stern, 1985）有关调谐的工作成果，认为缺乏调谐是创伤性体验，持续、反复、缺乏调谐，以及随之累积的痛苦经历被认为是脚本信念发展过程中的一个决定因素。调谐与共情的相似之处在于来访者的主观体验被密切关注。然而，在调谐过程中，治疗师以一种恰当的互惠情感来做出回应（Erskine et al., 1999）。

关系型需求

厄斯金和特劳特曼（Erskine and Trautmann, 1996）提出了八种关系型需求。这些需求不被看作病理性的，而被认为是人际关系中持续存在的需求，并贯穿人的一生。关系型需求被看作海因茨·科胡特（Heinz Kohut）对自体客体移情的进一步阐述（Kohut, 1984），这一理论涉及镜像、理想化及另我的自体客体移情，这些都被认为是持续存在的需求。当然，人类有很多种关系型需求，并不限于八种。但是，目前所描述的八种关系型需求是由厄斯金和特劳特曼在反复出现的心理咨询主题中确定的。这八种关系型需求如下：

1. 安全感

2. 价值感

3. 被接受

4. 互惠性

5. 自我定义

6. 产生影响

7. 让对方主动（发起）

8. 表达爱

根据厄斯金的观点，关系型需求一旦受挫或者没有被满足，不仅会导致脚本决定，而且也会导致游戏及其他的病理性过程，因为这时个体在寻求一种满足这些需要的方式，只不过是以一种符合脚本且痛苦的方式去获取满足。诊断及注意满足关系型需求反过来能减少游戏的必要性（Erskine et al., 1999）。

脚本体系

脚本（扭曲）体系用于理解个体脚本的动态，以及个体脚本相互支持的特点（Erskine and Zaleman, 1979）（参见第 41 个关键点）。

并置

厄斯金和特劳特曼（Erskine and Trautmann, 1996）确认了并置反应。在并置过程中，深刻的移情、调谐的接触对于来访者来说是极度痛苦的，因为与他们不调谐的体验形成对照，会激活不同的、迄今为止仍埋存起来的儿童自我的反应和行为。治疗师需要当心并置反应，如发现来访者正经历痛苦的并置反应，则需放慢治疗进程。

11

整合式 TA：方法

方法

整合式 TA 的主要方法有探询、调谐、卷入（Erskine et al., 1999）。这三种方法相结合创建出一个敏感、共情的治疗方法。

探询

探询被细分为不同的领域：现象学探询，对来访者历史和期望的探询，对应对策略、选择、脚本决定的探询，以及关于来访者脆弱感的探询（参见第 19 个关键点）（Erskine et al., 1999）。探询要出于对来访者及其咨询过程的尊重，出于对来访者的真正兴趣。探询的目的在于提高觉察力，促进个体内部的联系以及人际联系（Erskine et al., 1999）。

调谐

调谐是一种关键的治疗技术，始于治疗双方的移情共鸣，但是在治疗师对来访者的相应回应处于开放状态时会被加入此过程当中。调谐的焦点包括调谐来访者的关系型需求（调谐回应旨在满足治疗关系中的关系型需求）、他们的发展问题（与发展停滞或欠缺相关；这个问题可以通过建立退行处理）、认知过程（旨在进入来访者的价值参照体系，理解他们的思考方式以及所思考的内容）、节奏（这一部分涉及细致地规划时间、按部就班地完成工作）以及情感调谐（这涉及以相应的情感作出回应，比如用同情应对忧伤）。

卷入

卷入是一个较难触及、倾向于态度层面的治疗活动。“探询关乎治疗师所做的具体行为，卷入与其说是做事，不如说是一种存在状态”（Erskine et al., 1999: 83）。卷入要求治疗师愿意受来访者的影响，并且要承诺竭尽全力帮助每一位来访者。卷入的另一个特点是持续进行专业发展的承诺。卷入，在实践层面主要通过运用以下几种治疗策略来体现：对来访者及其经历、其作为一个人的本质的认可，对来访者及其情感现实的确认，常态化处理（“面对困境，那听起来是相当正常又可理解的反应”）；最后一点，通过治疗师的临在感体现出来。临在感也许是最难以捉摸的特质，因为人们要么能感受到某人的临在感，要么感受不到。厄斯金等（Erskine et al., 1999）倡导治疗师对来访者保持好奇，保持与来访者内部以及人际层面的联系，要有耐心且始终如一，并且保持开放心态，愿意受到来访者情感上的影响。

正如厄斯金等所描述的，整合取向很大程度上沿用了格式塔疗法中的空椅技术，与再决定治疗框架中使用类似方法的 TA 治疗师相似。另外，一些整合式 TA 治疗师也在使用回溯等技术。

批评

一些批评家认为整合式 TA 使用回溯技术是一种将来访者幼儿化的方法。“提供”移情可能会促进或者使一种理想的移情永久化，这会增加来访者幼儿化的可能性，尤其是对一些治疗师而言，他们难以接受来访者的负向移情或敌意，而且想要保持一种良好的客体地位（Cornell and Bonds-White, 2001）。

还有些批评家认为，整合式 TA 大幅度地偏离了 TA 的理论和实践，尽管这一理论建立在自我状态和脚本（尤其是脚本体系）的 TA 理论基础之上，并且采用的是伯恩的人类饥渴动机理论。

12

心理动力学 TA 1

背景

伯恩在他的“美国国际 TA 协会临床基础科学课程”（ITAA, 1969）中清楚地陈述：TA 心理治疗师必须在理论上有精神分析基础。的确，伯恩的大部分著作都假设读者对精神分析理论有一定了解，包括无意识和防御机制。在伯恩的早期著作中，他使用精神分析术语来描述儿童自我状态的去困惑和脚本治疗（Berne, 1961/1986）。伯恩从精神分析中汲取了对个体内在心理力量的理解。“只有具备充分的精神分析思维，才能真正理解他的主要著作……后来的读者，如果缺乏精神分析的背景，可能难以领会其中的深意”（Clarkson, 1992a：4）。

心理动力学的观点认为，心理病理学和心理冲突源于童年经历，这些冲突通常储存在无意识层面，无意识的内容会在治疗过程中浮现出来，常通过移情和象征间接展现。这些观点都源于心理动力学（Mcleod, 1998）。这些观点在 TA 中也很常见。TA 中的自我状态、人生脚本及对重复的无意识人际模式（心理游戏）等理论，均明显根植于心理动力学。在许多 TA 文献中，有关脚本概念的假设如下：脚本主要形成于童年时期，很大程度上在无意识状态下运作，通过间接方式显现（Berne, 1966/1994；Woollams and Brown, 1978；Stewart and Joines, 1987）。其他概念如困惑和随之而来的去困惑，以及伯恩有关“弯曲的硬币”的类比（Berne, 1961/1986）中，明显保留了心理动力学思想，强调个体的过往经历在性格塑造中的重要性。

伯恩深受其心理分析师保罗・费登（Paul Federn）和爱德华多・韦斯（Eduardo

Weiss）的影响，这两位都是著名的自我心理学家。自我心理学视角在 TA 中的体现包括自我状态（这一术语最初由费登提出）等概念，以及 TA 对“适应性、现实检验、自主性和自我责任感”的关注（Sill and Hargaden, 2003: x vi）。在许多方面 TA 也可以被看作一种客体关系疗法，因为个体的主要动机是对连接和关系的需要（Berne, 1964, 1972；Novellino, 2003），人们从出生开始，就本能地寻求与他人建立关系和安抚。

心理动力学 TA 通常是一人心理方法（Stark, 2000），虽然根据治疗师的不同，它可以具备一人半或者两人心理方法的元素。同样，心理动力学 TA 经常使用一种冲突模式来理解心理病理学并进行治疗，尽管个别治疗师在工作中也可能使用欠缺或者困惑模式（Lapworth et al., 1993）。

方法

心理动力学 TA 治疗师通常将解释作为关键的治疗干预措施使用：

> 解释性干预在某种程度上是共情反应的延伸，两者之间有一个区别：共情反应试图突出那些未被充分表达出来的感受和思想，是来访者有意识或半有意识的感受，虽然来访者可能无法用语言表达给自己或治疗师。而解释性反应更侧重于阐明来访者无意识的感受或观念，这些是来访者未曾意识到的。一个巧妙的解释会捕捉到那些接近意识表层但未完全显现的感受，并将其带入意识层面。
>
> （Jacobs, 1988: 35）

心理动力学TA假定，来访者会无意识地抵抗某些感受，特别是那些由治疗关系引发的感受，因此，他们通常会通过讨论与他人的关系问题来间接地在治疗中讨论这些感受。例如，治疗师度过假期后，来访者在第一次治疗中谈到自己因一些朋友一起去吃饭却没邀请自己而感到愤怒、受伤和被排斥。治疗师可能会暗自思忖，来访者对自己以及彼此之间的关系是否也有同样的感受（Gills, 1979; Novellino, 2003）。

虽然那些能凸显来访者行为及人际关系中的主题或模式的准确解读可能极具启发性，但大量研究表明，治疗师过度使用或做出不准确的理性解读（即治疗师将来访者所说的话理解为他们是在传达有关自身对治疗师的感受方面的内容），实际上会对治疗关系造成损害（Crits-Cristoph and Gibbons, 2002）。

依照更为正统的心理动力学实践原则，克制自我表露被认为是恰当的，而且可以说，严格坚守治疗关系的边界被视为维持治疗"框架"的关键所在。这与其他类型的TA形成了对比，在其他类型的TA中，治疗师会站在来访者的儿童自我状态一方，与来访者的父母自我状态相对立，而心理动力学取向的TA治疗师则对这两者都采取中立立场。人们认为这种中立立场会产生人际张力，从而使无意识过程得以通过移情来表达。来访者可能会审视自己对治疗师抱有的那些隐藏或压抑的情感，这些情感他们无法直接表达，而是会通过讨论治疗之外与其他人相关的事件，以一种间接、隐晦的方式来表达。治疗师会借助移情解释来引导来访者探究他们是否对自己怀有这些情感（Gills, 1979; Hargaden and Sills, 2003; Novellino, 2003）。

心理动力学取向的TA虽然与关系取向的TA有许多共同之处，但也有不同。在心理动力学取向的TA中，移情被认为与来访者的心理结构及病理状况有关，治疗师将自己定位为这一过程的观察者和解释者，这是一种单人视角的做法。而在关系取向的TA中，移情被视为双方共同创造的，尽管它确实包含与来访者心理结构及病理状况相关的要素，但也被认为在一定程度上是由治疗双方当下真实互动所激发的，这是一种双人视角的做法。

批评

一些TA从业者对心理动力学TA的发展持深刻批评态度，认为TA最初由伯恩开发就是为了远离精神分析，因此任何回归心理动力学的趋势都被视为退步。心理动力学TA的支持者则认为，心理动力学概念可以为TA增添极大的深度和丰富性，他们认为早期TA治疗师对精神分析见解的全面拒绝是为了确立TA的独特身份，但在当今的后现代多元世界中，这种拒绝已经过时且不合适。

13

心理动力学 TA 2：强化 TA 心理治疗

背景

强化 TA 心理治疗（ITAP）由意大利 TA 分析师马尔科·桑宾（Marco Sambin）教授和弗朗西斯科·斯科塔（Francesco Scot）共同开发（Sambin and Scot, 2018）。该疗法将短程动力性心理治疗（Abbass, 2015; Davanloo, 1980）与 TA 结合起来。强化 TA 心理治疗（ITAP）中的“强化”指的是治疗师的活动水平，治疗师在此不采取“自我抑制”的方式，而是保持积极、强参与性的心理分析地位。

方法

强化 TA 心理治疗依赖于马兰的三角模型（Malan, 1979）。第一个模型是冲突三角，其中每个角代表动态冲突的概念：底角是冲动（impulse），即不能自由表达的情感、欲望或需求；右上角是焦虑（anxiety），即因压抑的冲动或情感出现而引发的情绪；左上角是防御（defence），即个体用来管理或控制焦虑的机制。治疗师密切关注来访者的行为，以识别冲动、情感或欲望的出现、焦虑的表现以及防御机制的使用。如果确定来访者具有足够的成人自我状态，治疗师将施加压力以释放来访者对冲动的压抑。治疗师通过观察来访者的姿势变化或动作来推测焦虑的存在。坐姿僵硬、手臂和手部紧张、嘴唇咬合或撅起、皱眉、眼周肌肉紧张等可能都是焦虑的表现。这些焦虑表现说明来访者的成人自我状态强大，足以应对对其防御机制的强烈面质。

焦虑表现也可能是口干、出汗、脸红、肚子咕咕叫（Abbass, 2015）或思维不连贯、思考加速或减慢。在这种情况下，治疗师要减缓治疗的节奏，退出面质，直到来访者成人自我状态变得强大。

第二个模型是马兰（Malan）的洞察三角。这个倒三角形的底角代表以往（past）的经历；右上角代表移情关系（transference relationship）；左上角代表来访者的当前生活（current life）；即过去、这里、那里（Jocobs, 1988）。心理动力学方法探索来访者的情感和体验，这些体验与治疗关系中的“这里”（in here）、当前治疗室外的其他关系中的“那里”（out there）以及历史关系中的“过去”（back then）相关。治疗师密切关注来访者谈论的关于人际关系或互动的内容，并通过寻找这三点之间的相似性或可能的移情表现来进行解释。治疗师在每次治疗中会关注这三个体验方面，并在这三个方面的不同的点之间建立联系，形成洞察三角（Luborsky, 1984）。解释的目的是将这些点联系起来，并在整个治疗过程中重复感受到由这两三个点引发的情感，以产生洞察力，促进未解决情感的解决。用 TA 的术语来说，这种链接有助于探索心理“橡皮筋”（Kupfer and Haimowitz, 1971），并促进去困惑。

14

心理动力学 TA 3：阐释型动态 TA 心理治疗

背景

阐释型动态 TA 心理治疗（IDTAP）整合了伯恩的交互沟通分析与精神分析客体关系理论，主要受到肯伯格（Kernberg, 1976/1980/1984）对象关系理论及其手册化形式——移情焦点治疗（TFP）（Clarkin et al., 2006；Yeomans et al., 2015）的影响。

此疗法由阿莱什·齐夫科维奇创立，旨在通过对儿童自我状态的去困惑（Berne, 1961/1986），实现精神分析疗效（Berne, 1966/1994）。它与伯恩的观点相符，即个体实现去困惑的手段是处理未满足的需求而非仅满足需求。重点在于通过巩固身份来提升人格功能和人际功能，改善症状。

由于阐释型动态 TA 心理治疗主要关注动态内心二元如何在内在的自我和他人的分裂状态之间互相作用，IDTAP 采用了所谓的动态自我状态模型（Zivkovic, 2022）[该模型不应与雷姆・萨默斯（Summers, 2011）的模型混淆]。该模型处理内在的分裂对象关系对偶，这些对偶由自我和他人的好（OK）和不好（not-OK）表征组成，并通过各自的情感与对偶两端相连。它们形成了好（正常）和对应的不好（不正常）的对偶组合。这些好（正常）和不好（不正常）的内在表象是发展性创伤、虐待、漠视、共情失败，或照顾者自身对孩子的依赖性等发展过程中的侵犯的残留物。通过去困惑来实现心理分析治疗，此过程涉及这些内在表象的整合（Berne, 1961/1986，1966/1994）。

在齐夫科维奇的模型中，自我和他人的表象是同时被激活的，也伴随着这些表象的情感体验。例如，个体在成长过程中的照顾者具有施虐和惩罚特征，那么内在的不好对象表象（P1-）将会是一个虐待型的、伴有内化愤怒情绪的照顾者形象，而不好的自我表象（C1-）则会是一个无能且毫无价值感、伴有恐惧情感的孩子形象。个体的防御机制会把这些表象推离意识或投射到关系中。与此相应的理想化（OK）对偶方也会发展，内在对象表象（P1+）可能是一个全能的、令人满足的救世主，或是一个养育型的父母。这些对偶表象不仅特征化了个体的主观体验，并通过投射和移情影响个体与他人的人际关系。

方法

治疗师使用移情和反移情作为分析来访者内在心理和人际动态的主要概念，并在此基础上指导干预。治疗的主要立场是中立。这意味着治疗师在面对来访者内在冲突时，保持中立的立场。这与 TA 治疗师通常采取的立场截然不同，后者通常会偏向冲突中“健康”一方，而非“破坏性”或脚本一方。或者，TA 治疗师可能会站在儿童自我状态与父母自我状态之间的冲突一方（如再决定治疗中常见的方法）。阐释型动态交互沟通分析心理治疗认为，选择站队实际上是在帮助来访者维持冲突，而不是帮助其克服冲突。如果治疗师未能保持中立，可能会导致来访者停留在自己的脚本中，从而阻碍治疗进展。保持中立要求治疗师密切关注自身的反移情，因为这种情感的强度可能会对治疗产生影响。具体而言，治疗师需要留意自己是否有任何内心倾向去站在养育型父母（或拯救者）或批判型父母（或迫害者）的一方，作为对来访者的回应。在使用阐释型动态交互沟通分析心理治疗时，治疗师特别需要关注三种不同的反移情反应：互补的、一致的，以及伯恩所提到的自我形象（参见第 28 个关键点）。

在使用阐释型动态交互沟通分析心理治疗时，变革的手段包括认知与情感的洞察、共情、容纳（Bion, 1962/1970）和抱持（Winnicott, 1960a/1965a, 1960b/1965b）。因此，与关系型 TA 相似，共情的运用是阐释型动态交互沟通分析心理治疗的关键。而齐夫科维奇把同情与共情、移情需求的满足与共情验证之间做了有趣的区分。

阐释型动态交互沟通分析心理治疗在开始时普遍会采用清晰的合约，用以界定治疗关系，目的是在认知层面（成人自我）和情感层面（儿童自我）向来访者明确治疗双方之间存在自我与他人的界限。从认知角度来看，这意味着让来访者明确治疗关系并非“真实”的关系，它仅以为来访者提供治疗为目的而存在。作为达成合约过程的一部分，治疗师会解释明确界限对治疗效果至关重要。这可能包括明确治疗期间不会进行电话联系以及管理风险。在整个阐释型动态交互沟通分析心理治疗过程中，治疗师必须注意这些界限或“治疗框架”，并处理任何对其的挑战或潜在威胁。通常，来访者会对此产生抵抗，并在治疗师坚持明确界限时表现出愤怒或退行行为，尤其是当来访者处于较低的个性功能水平时。这种权力斗争成为移情工作的肥沃土壤，因此也成为来访者重新处理内在冲突的一部分。

15

关系型 TA：基础

背景

关系型交互沟通分析方法在过去 30 年中得到了发展，现在已成为一种成熟的 TA 方法（Comell and Hargaden, 2005；Fowlie and Sills, 2011）。哈加登和希尔斯（Hargaden and Sills, 2002）认识到更多的来访者呈现出自体紊乱状态，诸如边缘型人格、自恋、精神分裂结构（Masterson and Liebeman, 2004）。因此，他们踏上了关系型治疗的旅程。

> 伯恩在最初的文献中写道，一般的来访者都被推定为压抑、受规则束缚的个体，这些个体需要隐喻治疗"溶剂"，把他们从各自的脚本中解放出来。而进入 21 世纪后，通常来访者需要的不再是"溶剂"，而是"胶黏剂"。
>
> （Masterson and Liebeman, 2004: 2）

为了适应这种需求，治疗师重新审视了精神分析的概念，开始发展与他们自身及来访者的体验相匹配的 TA 模型，这些模型整合了现代精神分析中的新发展，包括对关系性与主体间性的关注，以及儿童发展理论的应用，比如丹尼尔·斯特恩的研究（Stern, 1985）。

哲学与方法

关系型 TA 强调治疗中非意识过程的出现和分析。与目标导向的行为型 TA 相反，关系型TA治疗师考虑的是改变的深层次过程，治疗双方注意的是无意识过程的出现。这一过程是治疗双方之间一个个动态的瞬间点构成的。国际关系型交互沟通分析协会的创始成员（包括本文作者）最初就关系型TA遵循的八个原则（Fowlie and Sills, 2011）达成共识。这些原则包括：

1. 关系的中心性。与伯恩（1961/1986，1964，1972）的模型及所有交互沟通分析变体一致，关系型TA认为人类本质上是关系导向的，自出生起便寻求建立关系。根据大量关于心理治疗治愈因素的研究，关系型TA治疗师认为关系是变化的主要动力（Norcross and Lambert, 2019a; Norcross and Wampold, 2019）。

2. 参与的重要性。关系型TA强调治疗师需要积极参与治疗，而不是作为“对自己、他人或其工作中立的观察者”（Fowlie and Sills, 2011: xxx）。治疗师还需在互动中保持真实，其角色不应只是“提供善意或曾经缺失的东西——或许仅仅在关注和参与的质量上”（Fowlie and Sills, 2011: xxx）。

3. 有意识、无意识的关系模式的意义。这一原则关乎一种认识，即在人际关系中，人们不断参与相互影响和塑造对方、参与发生在他们之间的一切。这一过程既有意识也无意识。

4. 体验的重要性。最深刻的变化通过当下的体验发生（不同于认知理解），最强大的是关系体验，体现并表现出与之前关系不同的意义……这就是关系型TA具有修复性的原因（Fowlie and Sills, 2011: xxxi）。

5. 主观性和自我主观性的意义。关系型TA关注治疗双方在治疗过程中所带来的内容，包括他们的脚本问题和无意识过程。关系型TA治疗师将注意到自身的过程及其对关系和来访者的影响，并持续接纳对自身无意识过程的学习。这一原则表明治疗师也会被治疗过程所改变。考虑到双方的脚本会限制双方各自的关系方式，真诚而亲密的交流过程会促使治疗师超越自身脚本，进入新的关系模式。

6. 不确定性的重要性。关系型TA认识到确定性“并非总是可能，也不一定可取”（Fowlie and Sills, 2011: xxxi），而且意义会因来访者的背景不同而变化，也会随着治疗双方关系的不断发展而变化。哈加登（Hargaden, 2007: 10）提醒我们，要学会探索可能性，而不仅仅限定于一个意义。

7. 好奇心、批判和创造力的重要性。鼓励治疗双方对自身过程、治疗以及在他们之间出现的过程保持好奇心。鼓励对工作进行批评与反思，并创造性地使用语言、隐喻和象征性图像。

8. 功能和变化中的成人。关系型交互沟通分析摆脱了"父母范式"，在这种范式中，实践者可能被视为临时满足需求的提供者。关系型交互沟通分析将来访者视为能够与治疗师建立互惠且相互（尽管不对称）关系的成人。我们重视双方在关系中的活动，其中双方都愿意承认自己和对方的真实情况（Fowlie and Sills, 2011: xxxii）。

因此，关系型交互沟通分析强调治疗关系、互惠、当下的互动和意义的共同建构，是一种双人互动方法（Stark, 2000）。

关系型交互沟通分析不仅关注来访者在治疗室内外如何重演其脚本，还关注治疗关系的特征，这些特征是来访者与治疗师互动的产物。关系型 TA 治疗的核心关注点是加强来访者所有生活领域的关系。

关键理论概念

哈加登和希尔斯（Hargaden and Sills, 2002）提出了一种替代模型，称作儿童自我状态第三层次结构模型。主要的不同之处在于，他们在图表上将（C0）和生理儿童自我中的父母自我（P0）标记为重叠的自我状态，两者交集的部分被视为生理儿童自我中的成人自我状态（A0）。这一修改的灵感来自儿童发展理论学家丹尼尔·斯特恩（Stern, 1985）。在斯特恩的研究中，"自我"（斯特恩称之为涌现的自我）来自婴儿与主要照顾者之间的互动。这一自我并不是独立或自发发展而来的，而是完全由互动过程塑造的。其图示中圆圈的重合，是通过自我状态模型中的视觉隐喻来阐释这个过程。主要照顾者为婴儿提供重要的情感规范功能（Stern, 1985）。对婴儿来说，这种情感规范并非来源于自我之外的外部因素，随着时间的推移，他人的关系功能成为自我的一部分（随着眶额皮质等关键脑结构的成熟）。相互影响的发展过程，加上自我与他人区分的相对缺失，意味着在早期自我与他人的边界不清晰，互动的质性和情感特征通过内化过程成为个体发展中自我意识的一部分，这会被储存在早期的父母自我状态中。

婴儿和主要照顾者彼此影响，这种关系的质量被内化并记录在个体的规约当中，这一规约就构成了我们脚本的基础。在治疗中，治疗师关注移情和反移情的互动，旨在通过“此时此刻”的体验，揭示并进一步改写规约及其无意识过程。

16

关系型 TA：方法

方法

关系型 TA 中所使用的主要治疗干预手段是共情沟通（Clark, 1991；Hargaden and Sills, 2002）。伯恩的八种治疗运作方式的修改版给我们提供基本的共情框架。阐释也有所使用。然而，共情和阐释干预主要用于分析、解释、加强和处理当下治疗中正在发生的过程。关系取向的治疗师通常会关注来访者和治疗师的相互影响以及他们之间当下的交流（Stark, 2000）。关系型交互沟通分析治疗师还可能探索在治疗关系中，来访者报告的其他关系中的类似经历的重要意义（见第 12、13 和 14 个关键点）。

所有的交互沟通分析师都试图为来访者有毒的内在投射解毒。治疗师采用再决定的 TA 方法帮助来访者与内在投射抗争，调动儿童和成人自我的能量来挑战这些内在投射的能量，有时可以摆脱投射的很多方面。关系型 TA 采用完全不同的方法。治疗师认为仅提供一个好的、矫正性的体验，或者参与分析，或者试图调动力量对抗内在投射是远远不够的，就算发生了改变，内在投射依然存在。处理这类投射的一个关系型方法是在隐喻概念上为其腾出空间，以移情或反移情矩阵出现在治疗中。在这种情况下，治疗师会采用来访者对消极、不好的客体投射做出的移情投射，进行改写。在这个过程中，关系型治疗师认为，现有的投射毒素已被清除、已被改写，与投射紧密联系在一起的相互关系型冲突在治疗过程中已被解决（Little, 2013）。

批评

在交互沟通分析团体中，有许多人对关系型交互沟通分析持强烈批评态度，认为它代表了一种倒退的趋势，回到了伯恩试图让交互沟通分析远离的精神分析理论。关系型交互沟通分析的一些理论对初学者来说可能难以理解，一些关于关系型方法的文章使用了复杂且沉重的精神分析概念，跟交互沟通分析理论的联系不够明确，实际建议也不够具体，有意在这一领域发展的从业者难以应用。然而，哈加登和希尔斯（Hargaden and Sills, 2002）的书籍充满了叙事，用以解释和说明所讨论的理论。

批评者认为，关系型交互沟通分析中常用的复杂语言违背了交互沟通分析的精神。然而，关系型交互沟通分析治疗师回应道，有些过程本身并不容易理解或描述，所使用的语言反映了过程的复杂性以及我们理解的高精确度。

此外，关系型交互沟通分析似乎主要适用于长期心理治疗。长期心理治疗面临批评因为它通常不易服务于无法支付咨询费用的人，进行长期治疗的主要是白人中产阶级治疗师与白人中产阶级来访者。尽管许多关系型交互沟通分析的倡导者可能会持不同意见，但这不失为合理的批评。

17

共创型 TA

背景

共创型 TA 是由雷姆・萨默斯和基思・都铎（Summers and Tudor, 2000/2005）共同开发的，对交互沟通分析产生了重要影响，他们因此获得了埃里克・伯恩 2020 年度纪念奖。共创型 TA 被视为一种元视角或用以审视交互沟通分析的观察透镜，而不是一系列技术。它也被视为不同于基于现时关系的关系型 TA, 而哈加登和希尔斯（Hargaden and Sills, 2002）所开发的关系型 TA 则更偏向于心理动力学取向。共创型 TA 同样强调积极健康的、成长型的关系形式，这与萨默斯和都铎所批评的（传统）交互沟通分析以精神病理学为主导的倾向，形成了对比。

如其名所示，共创型交互沟通分析特别关注两人互动时所产生的、创造的成果：

> 当两个人交谈或以某种方式互动时，会产生一些并非他们其中一人单独产生的东西。这是双方共同建构的一个共享的场域、一个共同的沟通家园。
>
> （Parlett, 1991: 75）

共创型交互沟通分析还关注个体持续不断地创造的叙事，这些叙事决定了他们如何看待现实并与现实互动，以及如何通过两者（或更多）互动的叙事创造新的附加叙事。“意义通过对话不断演变”。治疗是通过对话共同创造新的叙事，从而提供新的可能性。“治疗师是这一对话中的参与－观察者”（Summers and Tudor, 2000: 24）。

共创型交互沟通分析的指导原则

“我们一体性”原则

共创型交互沟通分析强调整体和连接的重要性。类似于格式塔理论中“整体大于部分之和”的概念，共创型交互沟通分析认为整体治疗关系大于关系中每个个体的总和。

共享责任原则

共创型交互沟通分析支持在治疗关系中体现相互依赖、合作和互惠，强调治疗双方对治疗过程的共同责任。这与传统交互沟通分析强调来访者个人责任的观点形成对比，也与较新的综合交互沟通分析方法的观点形成对比，这些方法往往过度强调治疗师的责任。虽然治疗师必须在建立治疗安全性方面发挥主导作用，但我们强调共担责任，提供一个概念框架来承认和探索共同创造的经验（Summers and Tudor, 2000: 24）。

以当下为中心的发展原则

在共创型交互沟通分析中，心理治疗被概念化为一种成人 - 成人关系，尽管承认移情（作为过去的交互沟通关系），但认为治疗工作主要发生在当下。拒绝将来访者置于儿童位置或将治疗师置于父母位置的工作方式（例如治疗师扮演提供者角色，满足来访者未被满足的需求），这被视为不适当的婴儿化。

萨默斯和都铎也拒绝基于回归至儿童场景的去困惑和/或再决定技术。他们认为：

> 一个人通过与类似父母形象的人互动来完成一个原始场景的情感欲望并不是试图解决移情；它本身就是移情。治疗师的任务不是促进这种完成，强化移情模式；而主要是促进移情期望的悬置，邀请来访者共造新体验。
>
> （Summers and Tudor, 2000: 30）

其他理论概念

两种关系类型

萨默斯和都铎（Summers and Tudor, 2000）指出存在两种主要的关系类型：以当下为中心的（成人－成人）或以过去为中心的（其中一方或双方从儿童或父母自我状态出发）。他们还提到“部分（共同）移情交互沟通”，认为这些交互沟通是垫脚石，表明两个人之间的互动可以有一只脚踏在过去，一只脚踏在现在。认为每一次互动都具有崭新的、积极的可能性，其中每个人都可以联系到过去，也可以于当下创造一种新型的、促进成长的关系。视角不断变化，新旧意义（或脚本）可以同现。

实践反思

萨默斯和都铎提出了一些有趣的问题，供从业者在自我监督过程中反思与来访者工作的情况。特别是在共创型 TA 的框架下：

- 我们之间出现了哪些模式？
- 我们目前如何理解这些模式？
- 我们各自在这些模式中作出了哪些贡献？
- 如果我们对相同的模式赋予不同的意义，会发生什么？
- 如果我们做出不同的反应，会发生什么？
- 如何理解我们共同创造的不同模式？
- 我们在彼此之间激发并共同创造了哪些自我状态？
- 为什么我们在此时此刻创造这些自我状态？
- 还有其他哪些可能性？
- 我们可能正在（或曾经）确认怎样的现实？

- 我们如何探索、承认并选择不同的现实？
- 我们使用了哪些结构来定义自我和他人？
- 这些结构如何支持或限制我们？

如有兴趣了解更多，读者可阅读萨默斯和都铎于 2000 年发表的原创文章，也可阅读 *Introducing Co-Creative TA*（Summers and Tudor, 2005）。

Part 2

第二部分

治疗关系

18

初始治疗

治疗的初始阶段为后续的治疗工作奠定了基础，使来访者逐渐适应治疗，并启动改变的过程。目前已有相当数量的证据表明，一个强有力的工作联盟是治疗成功最可靠的指标（Flückiger, Del Re, Wampold and Horvath, 2018）。工作联盟是在初始治疗阶段中形成的，因此初始治疗阶段对于治疗结果来说是至关重要的。

科内尔（Cornell, 1986）认为初始治疗的任务是介入与合作，在这个阶段，治疗师会向来访者澄清治疗将如何进行（治疗将涉及什么） 以及评估。初始治疗的一个关键是让来访者讲述他们自己的故事，治疗师的工作是仔细倾听，并配合恰当的提问与澄清问题，以获取来访者的必要信息。来访者一般会有以下表现：急需被理解，在情感上需要有安全感。为了达到这个目的，治疗师需要给予常规的共情回应，将“我理解你”的信息传递给来访者。重点在于建立“合约前的链接”（Lee, 1997）。只有这样，治疗师的干预才可能简单且最小化。在这个阶段，治疗师对来访者的治疗进程构建了一个详尽的全貌，注意到来访者生活及治疗呈现方式中出现的模式。然而，引导来访者讲述自身经历的时候，切忌过早深入创伤细节，因为这可能会造成不必要的情感负担，即来访者会被痛苦的情绪和扰乱心神的记忆所淹没（参见第 31、34、58 和 87 个关键点）。

我个人偏好的开场白是：“那么，请告诉我，是什么促使你来到这里进行咨询的呢？”这是一个开放性的问题，给来访者留下了许多空间谈论他们关心的问题、治疗的原因以及一些过往史。来访者开始进行冗长、复杂、信息杂糅的叙述时，治疗师有必要打断对方，要求澄清、聚焦问题。开场白后可以接着提问，请来访者谈论他们的治疗目的，可用于建立早期的工作合约。这种提问的典型例子：“跟我讲讲，你想从治疗中得到什么？”来访者的回应常常是要阻止什么发生，或去除什么（如“告别抑郁”“不再焦虑”）。在治疗工作的初期，确认工作的重点以及明确结束治疗的标记是可取的。简单地问问“我们要怎样知道你从治疗中得到了想要的东西呢？你要怎样知道我们的工作何时完成呢？”通常就能给出足够的提示。询问来访者如何看待自己当前所处的状况、他们认为什么最能帮助他们——都是特别有用的策略（Duncan and Miller, 2000）。通过询问来访者对治疗师、一般意义上的治疗以及治疗过程中将会发生之事的期望，工作联盟可以得到极大的增强。如果来访者和治疗师对治疗任务的看法相差甚远，治疗一开始就可能会陷入困境。澄清这些期望的一个极好方式是征求来访者对治疗的偏好。这时，使用库珀－诺克罗斯（Cooper-Norcross）偏好问卷（C-NIP）是最有效的方式。该问卷可在网上免费获得，可用于引发一场关于在治疗过程中如何满足这些偏好的讨论，并阐明你开展以及不开展工作的方式。

如今，大多数治疗师都通过网站或在线名录中的个人简介展示自己。通常来访者会阅读这些内容来确定你是否适合他们的需求。在此阶段，询问来访者是否需要了解有关你的其他信息，可以帮助他们弥补信息空白（根据我的经验，大多数来访者通过阅读心理治疗师的网站或资料，已经掌握了所需的所有信息）。

在初始阶段，来访者要体验一些关于治疗的内容，以及治疗将如何运作。为了达到这个目的，治疗师需要引入一些干预措施，并在挑战与支持之间找到一个适当的平衡点。如果来访者感到面临的挑战太大，他们会感到害怕或感觉被冒犯，继而放弃治疗。如果挑战难度不够，他们会感到治疗师没有足够的能力帮助自己作出改变。建议定期寻求反馈，询问来访者对你在这些初始治疗中所提供的支持和挑战水平是否满意。

在第一次治疗结束时，来访者需要对治疗师的工作方式和“做治疗”所涉及的内容有一定的了解。这最好通过体验与解释相结合的方式来完成。

同时，强调治疗关系可以被用来促进改变也是明智的。亚隆（Yalom, 2001）建议在第一次治疗中通过提出以下（或经过调整的）问题来进行相关的合约讨论：

> 显然，我们需要解决的一个领域是你与他人的关系。我很难了解你在关系中的困难，因为我只能通过你的视角了解你生活中的其他人。有时你的描述可能会无意中带有偏见，我发现通过关注我们之间的关系——我与你的关系——我可以更有效地帮助你。因此，我将经常要求你检视我们之间发生的事情。
>
> （Yalom, 2001: 85–86）

根据我的经验，绝大多数来访者对于这种方法持开放态度。

在评估方面，推荐采取一种整体性的评估视角，而非仅关注问题和来访者的病理状态（Cornell, 1986），治疗师这样很容易只关注来访者的问题领域，而了解来访者的优点对引导治疗朝向健康和强化优点非常有帮助，这也有助于来访者利用自己的优点来支持他们的变化过程。

我还会让来访者讨论前几次治疗的重点内容，如果来访者同意，这可作为治疗初期的有效标准治疗方案：

> 我建议我们把最初的几次治疗用于更好地了解彼此，这样我可以更好地了解你是怎样一个人，以及你的问题如何影响你的日常生活。同时，我认为如果我们探究一下你是如何陷入这种情况的也会很有帮助，这可能涉及探讨近期发生的事情以及你的过去，还有这些如何导致了你目前的状况。我们还可以尝试一系列的策略和技巧，帮助你理解和应对困难情绪，以便你开始改变自己的感受方式。作为治疗的起点，你觉得这样安排如何？

19

治疗式探询

探询可能是每位治疗师会使用的第三大工具，仅次于倾听和共情。作为一名治疗师，即使仅仅使用探询这一种技术，也会取得一定程度的成功（Erskine et al., 1999）。治疗性探询的基础是对来访者及其经历有真正的兴趣，且充满敬意、善良地去探询（Hargaden and Sills, 2002）。探询过程背后的意图是觉察力的加强，这种加强是针对来访者及治疗师双方而言的。充满善意地、仔细地探询，常会让来访者在治疗师干预最小化的情况下看到自己的想法，并对其问题做出解答。简洁的治疗性探询会使来访者的觉察力不断提高和更深地整合。对于治疗师来说，简洁的探询有助于建立与来访者有关的信息知识库，并且在治疗的整体过程中，促进来访者谈及自身和他们深层的心理过程，强化责任的归属，并暗含了解决问题的潜力。

厄斯金等人提供了一个探询领域的“菜单”，它包括：生理感觉和反应、情感、记忆、思想、结论以及“似乎”脚本决定（译者注：“我似乎看到你的一个决定。”）；来访者赋予经验的意义；希望和幻想。这个“菜单”还不够详尽，但可作为建议，供治疗师参考。厄斯金等人也强调了探询促进接触的重要性，无论是内在接触还是人际接触。

另一种探询的使用方式是激活特定的记忆或经验过程，用于特定的治疗干预。例如，提示来访者回忆或探讨某些具体的经历，帮助开展治疗过程；通过识别当前事件与过去事件之间的相似之处，提升洞察力；进一步探询来激活成人自我状态，质疑特定的内隐或显性信念，进行去污染处理；通过表达和处理情感来释放情绪，进行去困惑；或将与特定脚本决定相关的过去经历的各个方面结合起来，牢记新的或现有的成人信息，促进再决定。在这些情况下，由于探询可能包括重新审视之前讨论过的材料，我通常会在治疗初期告诉来访者，我会偶尔询问我们在前几次治疗中讨论过的事情。这并不意味着我没有在听，而是我试图将经历联系起来，帮助你实现某种转变。这样，我将治疗过程明确化，并与来访者达成治疗过程的合约。

探询在其他很多干预中起到核心作用，比如，可通过“箭头向下”（downward arrow）（Burns, 2000）的认知治疗方法有效地实现去污染。明确化是伯恩八种治疗方法之一，它可支持并促进探询:“目标是在自己以及来访者的头脑中固定某些信息，以供将来使用。”（Berne, 1966/1994: 234-235）在总结或强调探询中出现的关键点时，明确化可能非常有效。它并不涉及阐释，完全聚焦于来访者所表达的内容，是一种共情探询的形式（Hargaden and Sills, 2002）。

20

共情的核心

自芭芭拉·克拉克（Barbara Clark）发表了一篇论文，论及共情及其在去困惑（Clark, 1991）中所起的作用后，“共情”从此在交互沟通分析地图上占了一席之地。之后，许多其他交互沟通分析学者都发展了这一概念，包括厄斯金（Erskine, 1993）、厄斯金和特劳特曼（Erskine and Trautmann, 1996）、哈加登和希尔斯（Hargaden and Sills, 2002）以及都铎（Tudor, 2009）。共情被确定为仅次于工作联盟的有效治疗的关键因素（Elliott, Bohart, Watson and Murphy, 2018）。

伯恩在文中很少提及情绪，以及如何应对各种情绪，但他始终对治疗师致力于来访者现象学的工作感兴趣，来访者现象学即来访者的意义构建，对自身、他人以及世界的内在体验。若要运用现象学咨询，治疗师需要阐释及探询来访者的情绪世界。达成共识的是，体验共情对形成自我感知的“统一”（cohesive sense）是极为重要的（Hargaden and Sills, 2002）。斯特恩（Stern, 1985）广泛论述了儿童自我发展中情感调谐的核心及重要性。这一观点也得到了神经科学发展的支持（Cozolino, 2017; Siegel, 2007, 2020）。

那么共情是什么呢？共情意味着超出我们的价值判断框架、是非观或者事物应当如何的思维模式。共情是要进入来访者的参照体系，像他们那样去看待以及体验这个世界。我们对来访者产生共情时，就会了解来访者的经历及其现实情况。共情并非对来访者表示赞同或者反对，也不是让他们安心、安慰他们或给他们提供支持。共情可能令人满意，但共情回应的意图并非一定是让人满意，它是与来访者的经历产生共鸣。比如，在一名来访者直接到治疗师处寻求安心的情境下，治疗师的共情不会提供使其安心的承诺，但会对来访者的需求体验以及那些引发寻求安抚行为的情绪产生共情。

共情由两方面构成：共情式理解（倾听与共鸣）和共情式回应。除非有效地传递给来访者，否则在很多方面，共情式理解是毫无用处的（Rogers, 1957；Clark, 1991）。斯特恩（Stern, 2004: 241）把情感调谐看成“从内在模仿某种经历的感觉，而不是通过行动表达出来”，它还包括对情感强度、形式、节奏等时间动态的关注。

> 具备共情意味着进入他人的私人感知世界，完全不受拘束。它需要在每个瞬间保持敏感，去感知他人内心不断变化的情感意义，无论是恐惧、愤怒、温柔、困惑，还是他们正在经历的情感。它意味着暂时过着他人的生活，细腻地畅游其中，而不做任何评判。
>
> （Rogers, 1980: 142）

共情需要关注来访者“感受到的”经验并与之产生共鸣。我们产生共情时，会调频到来访者当前的情感状态。我们与之共鸣的情感会完全或者部分处于来访者觉察范围内，但这只是他们体验的一部分。共情和阐释的主要差别在于：共情关注来访者的情感体验，这是“接近体验”；阐释是把来访者的注意力引向当前他们未察觉之处，以及目前非来访者体验部分的情感，这是“远离体验”（Jacobs, 1988；Stark, 2000）。

准确的共情并不总是像我们期待的那么温暖、愉悦。要真正具备共情，治疗师要做好充分准备以忍耐及承受强烈的且可能令人困惑的、不愉悦的情绪。如果我们想真切地体会置身于来访者处境的感觉，一位共情治疗师将经常感受到恐惧、憎恨、压抑、绝望、怀疑、悲伤和羞耻等强烈情绪，这里只列举几种可能出现的情绪。这种情感调谐把共情与怜悯或同情区分开来（同情和怜悯也可以是有效的治疗回应方式）。

从治疗计划来看，强调共情是治疗关系建立和维系的一个关键点，确实有助于加固治疗关系中的“治疗纽带”（Bordin, 1979）。来访者初期进入治疗时一般有着强烈的需求，希望被理解、需要减负、需要感觉安全，来访者知道自己的经历对某个人来说是有意义的。在很多方面，除非来访者体验到治疗师的共情，否则其他干预而非探询带来的效果是有限的。

> 在治疗的初期，来访者可能会对那些证实其经历的共情干预产生特别积极的回应，这使她感到自己被理解。事实上，来访者在对治疗感到更加舒适之前，不太愿意接受那些对她生命中重复循环出现的主题、模式和行为的阐释。
>
> （Stark, 2000: 162）

从治疗的后期阶段来看：

> 治疗师必须时时决定是否要陪伴在来访者身旁或往他处引导来访者的注意力……有时治疗师觉得来访者对获得洞察力的可能性是采取开放态度的。然而，有些时候，治疗师感到来访者所需要的仅仅是对“她是谁”以及她所感受到的一切的共情认知。
>
> （Stark, 2000: 162）

纵使共情在治疗早期阶段是必要的，但它自始至终都是治疗的主要组成部分。

> 在做儿童自我状态的去困惑工作时，共情纽带尤为重要。这一阶段，来访者要相信治疗师会理解他或她最深层的情感状态和需求。在共情氛围中，来访者和治疗师能够进入儿童自我状态的早期发展阶段，这是去困惑的必要条件。
>
> （Clark, 1991: 93）

21

治疗关系中多元化的影响

我们的身份，我们是谁，这是一个富含社会内涵的概念，这个概念在无意识过程中占了一席之地。施万纳斯和瑞马斯（Shivanath and Hiremath, 2003: 117）强调了治疗师对自我意识和个人探索多样性及差异问题的承诺："作为心理治疗师，我们有责任探索我们对种族和种族主义的所有结构模型。"我赞同这一观点，并将其扩展到包括性别、性取向和社会阶层等其他形式中。我认为，在治疗过程中未能充分考虑这些差异是不道德的，几乎属于职业失职。

交叉性（Crenshaw, 1989）这一概念对于帮助我们理解自己身份的复杂性至关重要，这包括（但不限于）性别、种族、文化背景、社会阶层，以及我们是否具有神经典型或神经多样型。每一种身份都会影响我们是谁、我们如何体验世界，并塑造我们的参考框架。巴斯克维尔（Baskerville, 2022）在一篇文章中将交叉性与自我状态模型进行了详细分析，我强烈推荐给所有的交互沟通分析师。

承认并解释治疗师与来访者之间的差异，对于移情敏感度的形成、开始理解来访者参照体系的过程、理解治疗师与来访者的参照体系如何相符或不相符，都非常重要。压制很微妙却有力地塑造了每一个人的参照体系。来自主流文化背景的人们很容易把特权看作理所应当，而忽视在较弱的文化背景中成长和生活的受压迫群体在参照体系和个体脚本形成上受到的影响，尤其是那些日复一日地在这种经验当中生活的人。探讨治疗室中的差异问题可能对来访者有治疗效果，并能带来舒缓的感受。例如，我可能会问一位有色人种来访者："你在这里和我这个白人男性在一起的感受如何？"

处理差异问题时有一个关键特征：对文化社会差异的觉察。理解并接受文化（及亚文化）差异，避免了将行为和生活方式病理化，帮助治疗师以反压制的方式进行实践。这些行为和生活方式的病理化本不是治疗师一般文化参照体系的组成部分。

> 有时，至少在治疗关系发展的早期，更重要的是要考虑一个人的年龄、种族、民族、阶级背景、身体残疾、政治态度或性取向，而不只是了解适合她或他的诊断类型。
>
> （Mcwilliams, 1994: 18）

承认权力差异的存在和潜在的无意识偏见可能对来自文化较为强势背景的治疗师（如白人、异性恋、顺性别、受过良好教育、中产阶级等）造成困扰，尤其当他们自认为对压迫问题具有自由主义意识和敏感性时。这种困扰以及与此相关的内疚、羞耻，甚至否定，会微妙地体现在治疗关系中，大大地削弱治疗师有效治疗的能力（Hargaden and Sills, 2002；Shivanath and Hiremath, 2003）。同样，拒绝承认治疗师和来访者之间的差异或者相似性及其对治疗造成的潜在影响，则漠视了以下全部范畴：探索意义、无意识过程、相关体验和脚本决定，还有来访者体验的许多领域。夏伯特（Shadbolt, 2004）描述了在与同性恋来访者工作时，对来访者做出的反移情回应的重要性；然而，他的观点同样适用于与所有来访者的工作，尤其是当与不同于我们自身的来访者或其他来自少数文化的来访者工作时，如果特别关注他的观点，将会是非常明智的。我们的反移情，尤其是更为“负面”的感受，可能会包括有关来访者经历的信息，并且可能通过投射或者转化性移情工作引发对压制性内摄的“脱毒”。“通过认同和识别这类反移情，治疗师可以理解和处理来访者的内心世界，并将其向那些还无法做到这一点的来访者身上转移。”（Shadbolt, 2004: 121）

治疗师在解释治疗双方差异是如何彼此作用并影响治疗关系时，还考虑了共情的体验。斯塔克（Stark, 2000）将共情区分为简单和困难两种。在简单的共情中，来访者各个方面的体验相似或者近似于治疗师自身的体验，或与治疗师在相同情境下的体验相同。困难的共情涉及理解与治疗师世界观相左的来访者的体验，这部分是与治疗师自身体验大相径庭的（Stark, 2000: 179）。与那些与我们的社会、政治及文化经历相左的来访者产生共情是很困难的，面临迥异于我们文化中公认的礼仪、术语、特性（Drego, 1983），要解释其重要性或予以尊重，也非易事。

22

治疗关系概念化

治疗关系不同于任何其他类型的关系。反复研究表明：心理治疗中最具有治疗性的因素不是治疗师使用的技术或其理论取向，而是治疗关系的强度（Elliott et al., 2018）。治疗关系在许多方面是一种潜能关系。它可以被比作一间关系实验室，来访者和治疗师在其中尝试不同的相处方式，且对这些关系实验作出反思。从一系列自我状态、脚本立场以及自主立场角度来看，这种潜能包括建立彼此关系的潜力。建立稳固的治疗联盟所需时间长短不一，很大程度上受到来访者组织和整合水平的影响。那些有明显反思和自我观察能力以及安全依恋经验的来访者，通常能够在较短时间内与技术熟练的治疗师建立联盟，甚至可能在第一次或仅几次会谈中达成，而那些缺乏或没有观察自我的能力、自我反思能力较低或依恋体验有限的来访者，可能需要大量的治疗投入，才能建立治疗联盟（Byrd, Patterson and Turchik, 2010；Daly and Mallinckrodt, 2009）。

治疗关系的一个特点是治疗师愿意被来访者“招募”（Barr, 1987），成为来访者（移情）戏剧中的参与者。用 TA 的术语讲，这意味着治疗师愿意被调动起来，参与到来访者游戏中。那么这些游戏可能被理解、分析，因而在一种关系的情境中，可以疗愈潜在的脚本问题。治疗师把自己的关系体验以及相关脚本带到治疗境遇当中。随着治疗的进一步推进，这种潜能提升了。伯恩（Berne, 1961/1986）采用交互可能性，即在两人关系中被激活的交互向量和自我状态中，分析人际关系，这基于两人之间可能发生的九种沟通类型中的一种。在 TA 心理治疗中，沟通分析师会花时间考虑治疗关系的类型和性质，以及他们与来访者之间的沟通；事实上，他们会分析在治疗互动中出现的沟通模式和沟通序列。该分析的目的是提升治疗关系的质量，也可帮助阐明来访者的内在动力、表现以及提升其与他人的交流（参见第100个关键点）。分析这种关系时，也参照了伯恩的六种时间结构类型（Berne, 1961/1986）：退缩、仪式、消遣、活动、心理游戏和亲密。

许多治疗师认为，正是治疗关系的强度为治疗改变创立了必要条件。确实，有证据表明，关系的强度促进了新神经模式和互动方式的生成（Cozolino, 2017）。一些使用缺陷模型的治疗师（Lapworth et al., 1993）认为这种强度有助于作为以往关系型创伤的“解毒剂”：

> 我们认为，治疗师拥有深度效力的部分原因是他（通过来访者的退行）开始拥有原生父母的地位。当治疗师获取了这种能力时，也只有在这时，治疗关系才能起到矫正作用，才能矫正来访者成长过程中留存的伤害。
>
> （Stark, 2000: 11）

久而久之，每位治疗师对治疗关系及其主要任务的性质和角色形成自己的概念，这是心理治疗中创立个人化方法，并将理论和模式赋予个人意义的部分。厄斯金（Erskine）极好地阐释了伯恩有关治疗师任务及治疗关系的性质的看法：

> 心理治疗的任务是创建一个联系型治疗关系，促进来访者对过去经历的移情表达进行解码，加速内投射的脱毒过程，促使矫正固定的脚本信念及防御结构，同时还可以通过提升来访者内、外联系的能力，更好地帮助来访者识别关系型需求，以及满足需求的机会。
>
> （Erskine, 1998: 139–140）

23

加强工作联盟——聚焦任务、目标、联结

博尔丁（Bordin, 1979）形成了其心理治疗工作联盟的维度构想，提出了心理治疗中工作联盟的维度模型，他认为工作联盟由三大核心成分构成：任务、目标与联结（Bordin, 1994）。大量研究证实，治疗师与来访者在这三方面的共识能可靠预测工作联盟强度，并进一步预示积极治疗结果与治疗成功（Flückiger et al., 2018; Hovwath and Greenberg, 1994）。博尔丁的模型可用于建立、增强、发展工作联盟。

任务

"我们在这里要做什么？"关于治疗任务的性质，双方需要达成共识。起初，首次进入心理治疗的来访者会期待治疗师提供治疗结构框架，明确说明治疗任务的内容、实施方式及预期效果。即使是曾接受过治疗的来访者也想了解这位新治疗师是如何工作的。任务协议具有情绪涵容功能，因为结构的完全缺失会引发极度不安。而明确任务边界能在情感层面划定治疗的安全范围。治疗师探索来访者对治疗的期待，以及预测治疗师能做什么，常常有助于治疗任务协议的达成。如果出现来访者未曾言明对治疗的期待、与治疗师对治疗的期待发生冲突等情况，治疗联盟就会承受巨大的压力，而且只有任务被明确后，治疗才能有较快的进展。

关注治疗任务也意味着向来访者解释治疗的运作方式，特别是治疗师需要向来访者解释他们的工作方法以及如何处理来访者的问题和促进变化。这也涉及伦理和合约方面的问题，当来访者了解治疗的性质以及具体的操作细节时，他们方能基于成人自我状态做出知情选择，这符合斯坦纳提出的相互同意原则（Steiner, 1974）。

目标

“我们要去哪里？”在许多方面，交互沟通分析师在建立工作联盟时，对目标共识的追求非常细致，注重合约的达成，他们在合约的制定过程中，力求就工作重点达成清晰的协议。在最初几次治疗的共情式探询过程中，治疗师通过同理心探究，与来访者展开合作讨论，了解来访者对治疗的目标是什么。来访者希望从治疗过程中获得什么？他们如何知道自己是否达成了治疗目标？此外，制定一份基础性的“探索合约”也是明智的，这可以为来访者提供一个空间，深入探索他们的问题和历史背景。通过这种探索过程，更清晰的治疗目标可能会逐渐明确。同时，治疗师也需要对治疗的一些总体目标有清晰的看法（例如，个人自主性、情绪和情感的改善、建立更和谐的人际关系等），并在合约制定过程中明确这些目标。

联结

“我们之间是否有相互的温暖和尊重？我们是否建立了融洽的关系？”从来访者的视角，联结的建立需要来访者以成人自我状态对治疗师的感知胜任力、专业可信度及他们能提供帮助的信心进行评估。联结还包括儿童自我状态的需求：“治疗师会为我需要做的工作提供足够的安全感吗？我能否向他们敞开心扉？”至关重要的是，来访者需感受到治疗师足够的共情，并且觉得治疗师是温暖且真正关注他们的。来访者需要感到被理解、被尊重、被重视等。此外，来访者如何依恋或不依恋治疗师也同样重要。治疗师可以从这一阶段获得关于来访者依恋模式、关系脚本和对自我、他人以及世界的脚本信念的重要信息，这些信息通常在此阶段是推测性与暂时性的。来访者很可能正在向治疗师展示他们如何依恋他人。通常，来访者会对治疗师存在某种程度的不信任。这应被接受并理解为恰当的，且对来访者具有保护功能。在许多方面，联结是随着时间的推移而逐渐形成的，而关注目标和任务——采用一种既支持又适当挑战的同理心态度——将有助于建立这种联结。

24

适应型儿童自我状态回应

关系取向的 TA 心理治疗特别关注治疗联盟破裂的情况。破裂是指治疗联盟遭受某种压力或紧张的时刻。病理的起源被认为主要是反复发生的关系破裂，而在治疗中出现关系破裂被视为不可避免的（Cook, 2012; Guistolise, 1996; Shadbolt, 2012）。随后对这些治疗联盟破裂的持续和反复修复，被认为是心理治疗中的一种主要疗愈过程（参见第 25 和 76 个关键点），而对破裂和修复的关注已被证明对治疗结果有显著影响（Eubanks, Muran and Safran, 2018）。

萨夫兰和穆兰（Safran and Muran, 2003）探索了预示联盟破裂的各种来访者行为。他们的观察很容易转化为 TA 术语，为 TA 分析者提供了有关联盟破裂存在的明确线索，并为治疗计划提供了清晰的标识。其框架提出了两类主要的破裂标记：退缩和对抗；在此框架中，适应与退缩相关联。他们对回应的分类与 TA 中自我状态功能分析中的适应型儿童自我（包含适应行为和叛逆行为）回应相一致（Stewart and Joines, 2012），并将退缩纳入适应型儿童自我状态的附加反应类型（Oller Vallejo, 1986）。破裂标记可能由个体的脚本协议决定，或由他们的自我典型反应和对他人的预期反应决定。下面列出了可观察的行为或互动方式，治疗师可以利用这些行为识别可能发生的联盟破裂。这个列表并未包含全部的标记，每个人都会有自己独特的破裂标记。建议治疗师在观察破裂标记时，既要关注可观察的行为，也要根据自己的反移情和对来访者的主观反应来敏锐地察觉这些破裂标记。

适应 / 顺从

来访者开始描述他们认为治疗师想听的内容；来访者变得过于热心周到；给治疗师提供很多安抚；来访者过于轻易地接受治疗师的阐释或者解释；顺从行为；“天呐！你太棒了”；来访者限制或最小化自己对治疗师产生的“负面”情感，从而“减轻对治疗师的打击”； 来访者开始详述过于冗长的经历。

退缩

来访者对开放性问题给出最简短的回答；理性化，冷静地讨论问题或痛苦经历；沉默；避免目光接触；开始“谈论”他人。

叛逆 / 对抗

来访者攻击治疗师的人格；来访者批评治疗师的技能；来访者对接受治疗表示怀疑；来访者试图重新安排治疗会谈；来访者对治疗师的问题或建议的任务表示恼怒；来访者不遵循特定技术的指导（改编自 Safran and Muran, 2003）。

解离和再定义

解离也是联盟破裂的一个关键指标，用 TA 术语说，这通常涉及使用与问题无关的再定义交流（Schiff et al., 1975）。例如，来访者在回应直接问题时改变话题。贯注学派认为，来访者使用再定义来保持其脚本中的核心框架。在这个例子中，可以看到来访者是在防御或强化他们的关系脚本信念，这些信念涉及自我和他人。在上述框架中，解离 / 再定义可能是退缩或叛逆的标识，并且是潜在的破裂标记。

25

治疗联盟：破裂与修复

治疗联盟破裂是指治疗关系在某种程度上处于压力或紧张状态的时刻。不同治疗流派的治疗师日渐达成共识：此类破裂是不可避免的（Guistolise, 1996），而学会如何识别并应对此类治疗联盟破裂是治疗师的关键技能（Eubanks, Muran and Safran, 2018；Safran and Muran, 2003）。交互沟通分析师关注每一次交互过程，既包括自身对每个沟通刺激的反应，也包括这些沟通对来访者和治疗关系造成的影响。对沟通的分析可能揭示联盟的破裂，比如一个意外且令人不快的交错沟通可能意味着破裂的出现（但需注意的是许多治疗恰恰通过治疗师刻意进行交错沟通来完成）。如果治疗师怀疑出现破裂，或者在关系中感到某种紧张或压力，明确指出并公开探讨它，这意味着破裂修复的过程已经开启。邀请来访者探索其对某种特定干预方式的体验，可以揭示相关的信息，了解他们的心理过程以及他们体验世界与他人的方式。这里，治疗师需要对自己的体验保持好奇，同时探询来访者的体验（通过诸如“你现在感觉如何？”“你现在的状态是什么？”“你听到那个时有什么感受？”等问题），这也可能提供对重复出现模式的历史或现象学诊断（比如“我想知道这对你来说是否有某种熟悉感？这有没有让你想起过去的某个人或某件事？”“你现在感觉自己多大了？”）。在识别及刻意寻求联盟修复时，治疗师的行为便脱离了来访者关系模式的预期重演。在某些层面，这等同于提供治疗所需的关系性支持，且可能对一些有害的内部投射，即来访者的关系脚本问题起到解毒剂的作用。治疗师以敏感而坦诚的态度处理联盟破裂，对来访者的感受给予共情性回应，加之不带任何防御的回应（如最小化、指责、合理化、辩解等），都可能引发来访者深刻的疗愈体验。对待破裂及修复的方式有多种，下面我提供破裂修复过程的几个例子。

探询破裂对于关系的意义

需要识别和探询引发当前联盟破裂的沟通方式。破裂的性质、过程和关系中来访者的情感体验，都需要被理解和探讨。值得探询的是，来访者是否对破裂的关系及情感体验有任何熟悉感。比如，一个未完成“家庭作业”的来访者可能对被操纵的感觉很敏感，或者害怕批评（并在无意识中招致批评）；一个不情愿的来访者可能会引起治疗师的“侵入式”或“挖掘式”回应，这反过来又会引发来访者进一步的退缩与抵抗。围绕治疗师的不协调反应而出现的破裂，可能会让来访者探询他们被反复误解的过往体验，而治疗师对待来访者愤怒情绪的谨慎态度以及愿意分享讨论这种谨慎感，可能会导致来访者探询其他人如何看待他们的愤怒且避免与他们接触。探询破裂的关系意义能帮助来访者洞察他们的关系模式，以及它们是如何在治疗中活现的。

改变方向以防进一步破裂

有时，作为治疗师，我们能意识到某种特定方法或某一类谈话是“禁区”。也许来访者已开始对治疗师表现出防御或烦躁，有时，来访者过往中的某些特定方面可能情感负荷过重，以至于来访者在此时不愿意打开那个记忆。在这些情境中最好的方法是从目前话题中抽离出来，改变对话方向。改变方向可以是明白清楚的，比如，通过说明治疗师方向的改变，重新订立合约并与来访者协商，继续讨论一个不同的话题，或者可以谨慎地做出改变，以不引起注意的方式改变。治疗结束后，治疗师需反思是否要在后一阶段重新引入“禁区”。治疗师对来访者的谈话可接受度保持敏感，体现了对来访者的一种尊重。

由治疗师态度造成的破裂

有时，来访者退缩或改变治疗方向，可能是因为他们担心讨论的内容会被治疗师评判。治疗师可以这样询问："我感觉你对某些事情有所保留，我在想你是否担心我会对你做出判断或表示不赞成？"（当然，这要求治疗师非常注意自己的反应，并注意任何评判、道德主义或不赞成的迹象。）

承认错误及为理解错误负责

误解和沟通不清是人类境遇的一部分，人们往往误解彼此的意图或在实际沟通中未能如自己所想的那样清楚地表达。其反应可能相当强烈。

有时，来访者会误解治疗师特定沟通背后的意图或理念，这时治疗双方的反应都会很强烈。这种情况下，治疗师必须尽可能保持非防御性的立场，并谦虚地认错。其中，治疗师应承认错误并接受误会中他应该负责的那一部分，其做法是承认在某种具体情况下沟通不够清晰或者没有效用。重要的是，来访者不会感觉受到责备或感觉自己很愚蠢。探询来访者如何得出结论，对于探索他们的认知系统也颇具成效。当治疗师误译或误解来访者的意思时，最明智的做法是仅为误解致歉。如果误解对来访者特别重要且为此感到难过不安，建议治疗师努力共情地理解来访者因被误解而产生的情感。在治疗关系中，个体往往会因误解相互责备，治疗师如采取非防御性立场，就能够为来访者提供一种新型、疗愈性、健康的关系模式。

26

理解移情和反移情

在心理治疗和日常生活中，移情是一个重要的概念，它渗透于我们诸多互动之中。体现为我们与当下生活中的他人建立关系时，常将其视为过去重要人物的投射。在互动时，我们依赖于一个庞大的内在关系经验储备库，这里包含了我们与他人互动的各种关系经验。这些互动的性质被记录下来时，往往伴随着对他人反应的预期、对他人反应的渴求，以及我们如何感觉与体验自身的特定结果。这一过程在心理动力学模型"核心冲突关系主题"中得到了详细解释（Luborsky and Crits-Cristoph, 1990）。表 26.1 总结了实践中常见的主要核心冲突关系主题，此表对识别来访者关系模式中的规律以及在治疗关系中可能发生的移情现象非常有用。

移情在某种程度上存在于所有关系中（我们不可避免地会通过自身关系经验的视角来看待现有关系）。在治疗中，我们可以帮助来访者识别他们人际关系中的移情模式，尽管在治疗关系中，移情具有特别重要的意义。这是因为过去的经验在关系中被重新上演时，可以被识别、探索并转为疗愈契机。我们在人际互动中的无意识成分皆属于移情现象。下面我将描述一些基本的TA概念如何与移情的内在相关联。

表 26.1　主要核心冲突关系的标准主题分类

愿望 / 需求 / 意图 "我想要……"	他人的回应 "但是对方变得……"	自我的回应 "回应时，我变得……"
被接纳和喜爱	拒绝 / 放弃 / 退缩	过度帮助 / 迁就
被倾听和理解	理解	被动且缺乏自信 / 被动攻击

续表

愿望 / 需求 / 意图 “我想要……”	他人的回应 “但是对方变得……”	自我的回应 “回应时，我变得……”
被尊重	羞辱 / 轻蔑 / 攻击 / 敌对	自立 / 自我控制 / 退缩
被照顾、被关爱	不被信任 / 不可靠	无助 / 依赖 / 渴求关爱
独立、自由、自主	控制 / 专制	失望 / 嫉妒 / 愤怒 / 抑郁
有归属感 / 亲密感	沮丧 / 焦虑 / 愤怒 / 委屈 / 内疚 / 羞愧	焦虑 / 羞愧 / 内疚 / 犹豫
感觉良好、舒服	无礼 / 轻蔑	乐于助人 / 善解人意
取得成就并帮助他人	不予帮助 / 障碍 / 对抗	舒服 / 快乐 / 被爱 / 被认可
退缩或疏远或避免冲突	无助 / 依靠他人 / 缺乏自信	对抗 / 挑衅 / 伤害他人
反对或伤害 / 控制他人	失望 / 不赞成	接纳 / 欢迎 / 爱护 / 关心

上表为常见核心冲突关系主题标准分类的缩略和改编总结（Luborksy and Crits-Cristoph，1990）。

社交诊断

TA 中的社交诊断概念（Berne, 1961/1986）为治疗师提供了理解移情和反移情的基本框架。治疗师需在与来访者的临床互动中，实时关注自身内在流动及自我状态的即时转换。这是项复杂的任务，它通过关注个人持续的成长与对自我状态的深入分析来不断精进。对治疗室内现象学流动的觉察，为治疗师提供了有关来访者心理内部过程的有效指标。我们把社交诊断当作精确的诊断方法，进一步发展其用途时，需要花时间反思来访者特征，并从我们自己的历史视角检视自我状态转换的意义：“这位来访者让我联想到过去经历中的谁？”或“这位来访者身上的哪些特征让我想起了过去的事件？”来访者很可能确实与我们过去的重要人物存在外貌、语言特征、体态姿势甚至人格特质与情绪表达方面的相似性。我们也可能不会完全意识到，因为这些信息可能仅通过内隐记忆系统产生共鸣而未被完全意识化。建议治疗师针对每位来访者深入思考这些关联，并在督导和个人治疗中进一步探索。此外，通过关注社交诊断，我们可以开始洞察来访者可能引发的他人反应模式。例如，如果我们发现自己频繁对某位来访者产生父母自我状态反应，我们可以将这种感觉与来访者在会谈中的报告进行核对，并邀请来访者讨论他们是否常被他人视为处于儿童自我状态。

交互沟通

伯恩（Berne, 1972）运用交互分析技术解析移情反应。在伯恩界定的交错沟通现象中，当个体以成人自我状态发起成人对成人的沟通时，得到的回应却是儿童自我状态对父母自我状态或父母自我状态对儿童自我状态的沟通，其中前者是最常见的移情反应模式。面对交流刺激时，个体的一些内在事件被激活，刺激的某些特点引发无意识的共鸣，自我状态的转换就产生了。这种与过往经验发生共鸣的过程及伴随而来的自我状态转换，本质上属于移情范畴。在基本沟通分析中，移情效应并不那么明显和明确，但通过隐藏的沟通分析，从沟通角度则更好理解。隐藏的沟通包含两个层面信息：社会层面的外显沟通和心理层面的隐藏沟通。在实践中，移情往往在心理层面运作。治疗师通过反思治疗会谈的隐藏的沟通类型，能深入把握治疗关系中的移情动态及其具体表征。

橡皮筋效应

橡皮筋效应（Kupfer and Haimowitz, 1971）是另一个形象化的术语，用于描述特定情境如何促使我们作出仿佛“被弹射回童年早期场景”的反应（Stewart and Joines, 1987: 111）。这种橡皮筋效应本质上是移情性反应。通过觉察自我状态转换，我们能获取自身橡皮筋效应模式的信息，并逐步识别其触发因素与特征性表现。TA

治疗的核心工作包含：辨识橡皮筋效应、确定触发点以及对回溯原始场景的渐进式疗愈。

T 恤衫

伯恩（Berne, 1972）以其一贯的创造性思维，鼓励治疗师想象他们的来访者穿着印有标语的 T 恤衫，该标语有关于来访者无意识呈现给这个世界的形象（前面的标语）和来访者的脚本结局或者想要的结果（后面的标语）。伯恩认为这些标语可能是无意识层面的，他相信如果人们穿着前面和后面都带标语的 T 恤衫，我们会无意识直觉性地识别并且回应他人 T 恤衫前后的标语。当然，我们如何回应取决于自己的脚本。

心理游戏

心理游戏是移情现象，个体发出游戏邀约以某种形式重演过往经历。触发游戏反应的“猎物”或者“弱点”（Berne, 1972）同样根植于个体的人生脚本。这两者交互作用，心理游戏中的各个步骤都与移情相关，反映着重复过往的无意识渴望。心理游戏也包括投射性认同的要素（移情现象的一种形式），因为投射者通过某些行为方式与投射接收者互动，从而诱发或引诱接收者表现出其期待的反应（Woods, 1996）。这种互动模式反过来会强化既有的人生脚本，不但不会“疗愈”根源性问题，相反，该问题还会持续困扰来访者。理解心理游戏为沟通分析师提供了洞察移情性互动与行为重演的有效路径。

27

戏剧三角形：探索反移情的工具

戏剧三角形（Karpman, 1968）是应用最为广泛、最易于掌握，也是在理解和分析心理游戏时最容易应用的 TA 理论。戏剧三角形描述了心理游戏过程中人们扮演的三个心理角色：迫害者（Persecutor）、拯救者（Rescuer）、受害者（Victim）（见图 27.1）。这三个词的英文首字母都标记成大写，以此区别于“现实生活”中的拯救者、迫害者和受害者，比如，一个人失足溺水，然后被救起，溺水者是“现实生活”中的受害者，他们的救命者是“现实生活”中的拯救者。同理，一名劫匪也会是现实生活中的迫害者（虽然他们也许也是一个心理迫害者）。

伯恩把心理游戏理解并描述为无意识过程，将其归属于移情现象的领域（Berne, 1964）。由于戏剧三角形是心理游戏分析的一种方法，它可用于治疗关系中动力学方面移情及反移情的识别与分析。使用戏剧三角形分析移情 / 反移情为治疗师提供了一个简单而高效的方法，可在治疗中探索微妙的关系动力。在最简单的层面上，治疗师需关注其在与来访者互动时，期待在戏剧三角形中扮演哪一个角色，以及对角色定位产生的冲动或驱力。觉察我们希望在与来访者的关系中扮演何种角色，对开始探索我们的反移情非常有帮助。

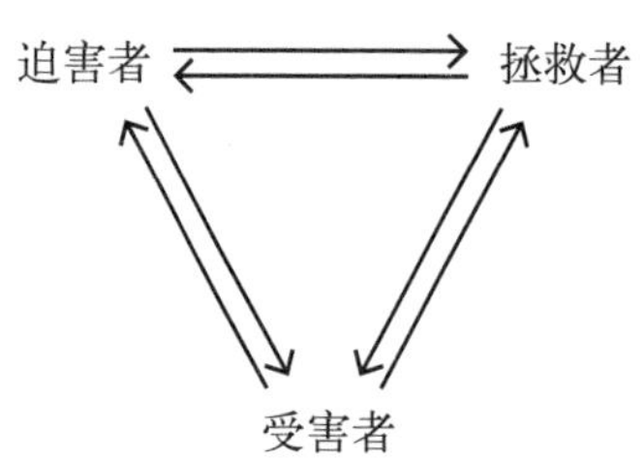

图 27.1　戏剧三角形（Karpman, 1968）

反移情很少孤立存在，它通常与来访者的移情交织在一起。分析治疗师在戏剧三角形中的反移情反应，常能更好地看到来访者所扮演的角色。这种角色可能是来访者与他人相处的特征之一，然而也有其独特之处，这些独特之处是由治疗师和来访者在特定时刻共同创建的。它也可能与治疗师主动将自身脚本的某些方面投射至治疗关系，或邀请来访者作出某种回应有关。例如，负性移情（如来访者认为治疗师不喜欢他们）可能源于治疗师的行为或态度。许多治疗师受训时被要求保持“中性面孔”。但这可能会导致问题，因为研究表明，抑郁和焦虑的个体更易将中性面孔解读为敌意（Leppänen et al., 2004；Yoon and Zinbarg, 2008）。此时即便专注地倾听也难以克服这种认知偏见。由此引发的负性移情可能会形成治疗障碍——治疗师可以通过有意识地放松面部肌肉、传递温暖来轻松解决。

分析治疗师反应的一种方式是检视我们是否与来访者形成互补角色。比如，面对处于受害者角色的来访者，治疗师是否产生拯救的欲望，或者治疗师是否与来访者的某个心理层面产生共鸣，与来访者一致，呈现一致性反应。例如治疗师也像来访者儿时那样感到自己是受害者（Racker, 1968；Clarkson, 1992）。一般来说，戏剧三角形的位置不是静止的，在心理游戏过程的某个时刻会发生角色转换。重要的是，治疗师要敏锐地觉察到自己在戏剧三角形位置上的转换。当然这预设了治疗师对他们自己特定的经验、情感、冲动及行为模式（相对于戏剧三角形每个位置而言）保持高度觉知。

绝大多数治疗师是因其拯救者倾向而被吸引到职业中。因此，对大多数治疗师而言，要识别“被吸引到拯救者的角色”是不难的，但仍需细致辨析其不同表现形式的结构差异。许多治疗师也很熟悉受害者角色，会对处于此角色的个体困境予以充分理解。更具挑战性的是探索自身的迫害倾向，以及带有伪装、变形和细微差异的不同迫害行为。这些倾向常体现为对来访者生活某些层面的不认同感，或过度/过激使用面质技术。建议治疗师系统收集自身在戏剧三角形中每个角色上的表现特征（尤需关注迫害者维度），并通过治疗过程深入探索。团体治疗特别能催化此类自我倾向的暴露。随着我们在成熟度方面的发展和变化，个体的游戏模式及其表现形式也会发生变化。因此，治疗师应定期审视回顾并更新对自身在戏剧三角形中的表现形式的理解，同时留意他人如何看待自己的这些表现（最好主动寻求反馈）。这种更深层次的自我觉察有助于提高治疗师对来访者的敏感度和回应能力。

28

移情和反移情：TA 模型的辅助工具

移情主要包含两个方面：①所需关系；②重复关系（Little, 2013）。所有移情分类体系最终都是对这两个维度的不同概念化方式。“所需关系”关乎来访者（无意识）想要满足过去需求的愿望，从人本主义视角可看成受来访者力求健康的驱动，想要通过获得疗愈性关系体验来修复人生脚本的深层诉求。“重复关系”指来访者（无意识）重复原生情境的驱动，这类情境通常映射出来访者早期与其照顾者 / 父母的相处经历。对此存在这样一种视角：这种重复的目的在于最终“做得正确”，并获得对原始创伤情境的把控。

克拉克森（Clarkson, 1992a）在拉克（Racker, 1968）提供的材料基础上进一步讨论两类反移情：①互补性反移情；②一致性反移情。互补性反移情通常承担来访者父母自我的投射体验，将治疗师纳入来访者的脚本中扮演补充角色。经历互补性反移情的治疗师会发现，他感到自己极敏锐又批判性地对待来访者，或在治疗环节中因注意力分散，不能认真关注或认真对待来访者。

在一致性反移情中，来访者不过是向治疗师传递了他儿童时期的体验。这在某种程度上引起了治疗师的共鸣，治疗师直接体验来访者孩提时代体会到的情感。这会是一种令人极度不安和备感困扰的体验，比如：治疗过程中遇到儿时被虐待的来访者，治疗师会发现，在治疗环节中他会体验到无力感、绝望感，并会产生一种强烈的愿望，想为来访者安排妥当一切。治疗师可能会陷入自我拷问，感到无所适从。如果是在一致性反移情中，可以认为治疗师接纳且深刻理解来访者内部经验的一些重要部分。

克拉克森又讨论了另外两类反移情：①反应性（reactive）反移情；②主动性（proactive）反移情。反应性反移情是治疗师对来访者的移情素材做出的反应，主动性反移情被认为发源于治疗师及治疗师对来访者的移情。关系型治疗方法认为理解反移情包括审视主动性反移情（有关治疗师自身的脆弱性和脚本）和反应性反移情（对来访者素材作出反应），以及两者是如何相互作用的。反移情被认为是相互作用、共同构建的经历，因而必然会包括主动性、反应性等元素。

莫伊索（Moiso, 1985）也围绕移情进一步发展了 TA 理念，把移情的不同类型与自我状态的结构模型联系起来。分为 P2 移情和 P1 移情。P2 移情是父母自我状态直接被投射到他人身上，而 P1 移情即儿童自我状态中的父母自我状态——早期更原始的分裂式（全好或全坏的）父母自我状态对他人的投射。哈加登和希尔斯（Hargaden and Sills, 2002）深化了莫伊索的思维，且识别了三类移情：①内摄性移情；②投射性移情；③转化性移情。内摄性移情是一种深层次的关系渴望，留存并起源于 C0［译者注：第三层次结构分析中的儿童自我（C1 结构中的 C）］。它们整合了科胡特（Kohut, 1984）提出的自体客体移情，如镜像、理想化、孪生，作为内摄性移情需求的不同类型。虽然内摄性移情可能被投射性或者转化性移情所掩盖，但一般认为它无处不在，因为它反映来访者从治疗关系中持续汲取的情感滋养（Sills 于 2008 年 5 月 2 日在关系型 TA 论坛发表的观点）。

投射性移情源于 P1 自我状态，是防御性和分裂性的移情。投射性移情是对关系的重复，来访者借此概括治疗中基础关系体验的方方面面，目的是掌控其无意识过程。比如：体验憎恨治疗师或被治疗师憎恨，或相反地视之为理想化的对象。投射减轻了他们内心的紧张感，可以被看作修改早期内摄的一个尝试。

转化性移情可能来源于 C1 或者 P0 的自我状态。他们将原始感情投射到治疗师身上，治疗师因此进行新陈代谢、加工处理、解毒，最后以来访者能接受的方式重新呈现给来访者，这通常被称为投射性认同。

处理移情的方法多种多样，有赖于对来访者内在组织水平的仔细诊断（McWilliams, 1994）。对于心理失常严重的来访者，需要治疗师给予更高程度的自我暴露和透明度，以与来访者的投射形成对照。因为问题更为严重的来访者往往经历了普遍的投射问题，所以重要的是纠正这些投射和扭曲。具有更高功能的来访者可能需要治疗师更不透明，这样他们的投射扭曲会浮出水面，变得更为明显，从而能够在治疗中得到处理。

29

终止 TA 治疗

有效终止是治疗过程的核心部分。作为治疗过程的一个重要部分，需要给予治疗终止应有的认可。在所有的关系中，心理治疗关系是最特殊的，因为在关系开始的时候就已经暗含了终止；来访者在一开始就期待着治疗能够产生效果，克服自己的问题，最终不再需要治疗。治疗之初，签订合约以及目标设定过程引发了最初的想法，即终止治疗关系的标准是什么？一般来说，人们日常生活中不会进入心理咨询那样令人紧张、非常重要却又期待它结束的关系之中。然而作为治疗师，这恰恰是我们与每位新来访者开展工作时所要做的。伯恩（Berne, 1996/1994）识别了治疗终止的三种类型。

（1）偶然型：有时，来访者工作模式或情形的改变，意味着他们不能再参加治疗。这一类型非常有趣，因为虽然这类改变的确发生了，但可能不像它们表面上看起来那么紧迫，而又能很好地代表某种无意识过程，来访者借此在某些层面尝试回避或者转弯抹角地退出治疗。探索如此无意识的退出行为对治疗师而言是困难的，因为退出者给出的理由常常合情合理。毋庸置疑，结局可以如此偶然地到来，但在这些情形中，无论偶然终止的原因是什么，治疗师需要尽可能留心，使其得以完满终止。

（2）抗拒型：抗拒型终止指来访者不做任何解释就突然退出治疗。有时会给出借口或者原因（如上面描述的退出过程那样），这意味着不可能再有正式的终止过程。

（3）治疗型：显然这是最让人期待的终止类型，即当“治疗师和来访者同意，计划的治疗目标已达到，并且一切干扰和终结都符合治疗过程”时，治疗关系可以终止（Berne, 1966: 13）。

（4）强制型。都铎（Tudor, 1995）附加了第四种终止类型：强制实施型。以下是这类终止的一个例子：一位治疗师关闭了从业机构，将治疗机构迁移至其他城市。强制实施终止很难处理，必须谨慎，恰到好处地关注来访者的问题，比如“被遗弃创伤”。在一定程度上，强制实施终止对治疗师而言是不容易的，因为他们习惯了最大限度地去治疗来访者。虽说无论我们多么努力，脚本加固的终止情形也可能会发生，但明智的、恪守伦理的治疗师会竭力将来访者的脚本加固程度降到最低。

治疗结束过程同样可能促进一系列在先前治疗中未曾浮现的议题显现。为了强化治疗结束阶段在整个治疗过程中的重要地位，这些议题需要被识别和处理。克拉克森（Clarkson, 2003）总结了一些来访者在治疗终止时常见的反应。总的来说，需要处理的核心主题主要包括：满意与成就感、内疚与遗憾、愤怒与失望、忧伤与怀旧、恐惧与不安、嫉妒与感激、解脱与释放、对未来的期待、过去的失落，以及存在主义主题。在治疗最后阶段处理这些或类似议题，既能提升治疗的整体价值，也能构建更完整的治疗过程——前提是在结束过程中不会无意间强化来访者的人生脚本问题。

短期治疗通常积极地、按照计划终止；来访者从治疗中获得了他们的期许，治疗终止时感到满意。此时，治疗双方的关系以一种积极的方式终结。治疗将近结束时，我会加入一些程序：①识别预警信号。首先，我会与来访者讨论他们可能注意到的迹象，判断治疗是否未能达到预期效果。可以把这些早期警示信号（或称为“前驱症状”）记录下来，方便来访者在未来遇到问题时能够识别并寻求支持。我还会帮助来访者制定应对这些情况的行动计划。通常的做法是重新回到治疗中。②获取反馈。另一个终结治疗的程序是寻求来访者的反馈，让他们告知我作为治疗师做到的最有帮助、最有用或最重要的事情是哪些。这些反馈往往令人惊奇。反馈很少涉及治疗师某个令人惊叹的干预，但通常与治疗师体现的真实、关怀，对来访者表达的同情、接纳和理解相关。

Part 3

第三部分

诊断

30

观察的重要性

观察是所有良好临床工作的基础，它的重要性甚至先于技术。

（Berne, 1966/1994: 65–66）

所有的评估或诊断均始于观察。离开了观察，治疗师无法做出任何诊断。的确，诊断构成了所有干预和治疗计划的基础。观察比仅注意来访者行为的方方面面更为复杂。诊断不仅涉及对自我和来访者的详细观察，还涉及我们对观察到的事物保持探询的好奇心。

“治疗师应该在每次治疗过程中，时刻注意每位来访者可能出现的生理状态”（Berne, 1966/1994: 66）。虽然此期待对于治疗师而言是相当不现实的，伯恩这里表达的核心观点似乎是：治疗师需要发展其观察技巧，超越显而易见的事实，并在治疗中自始至终保持这个技巧。这些观察包括对来访者的面部表情保持敏感度，同时还要对面部肌肉紧张程度、脸色、手势（即使是缺失的手势）的变化保持敏感度，并考虑这些现象的意义所在。治疗师需要观察哪怕刹那间的微小变化，且对这些变化保持好奇心，因为这些变化可能说明每位来访者的内心状态。倾听构成了心理治疗观察过程的一个核心部分，治疗师不只是倾听来访者所说的内容，还有其使用的单词、词汇、隐喻、句子结构，呼吸的声音，音调、语调以及韵律（Berne, 1966/1994/1972）。另外，治疗师还要倾听来访者措辞、说话方式背后的信息，比如：来访者的语言是描述性的、唤起式的、简洁的、单调的、精确的、支离破碎的，还是太过详尽的；观察并核查来访者语言及其身体语言之间的不一致或不协调，甚至观察他们如何表述其讲话内容，这些对 TA 治疗师来说都是重要的技能（Steward, 2007），这种观察可提示潜在冲突领域的存在，进而以细致的方式将其引入治疗中进行讨论。然而伯恩提醒大家不要采用“自我凝视式”的观察方法，他明确告诫沟通分析师不要对沟通的复杂性满不在乎。他说：“治疗师不应被当前流行的非语言沟通理论所迷惑，以至于忘记了，掌握语言沟通的微妙之处需要多年的学习。”（Berne, 1966/1994: 71）

对于治疗师来说，敏感细致、谨慎地分享其观察结果，以及对观察的“猜测”是非常有益的。这种做法往往是出于一种好奇、合作对话的精神，目的是让来访者参与到理解他们自身心理状态的过程中。这种积极好奇的探询方式，能够增强治疗师及来访者心智化的能力（Bateman and Fonagy, 2006）。对于一名交互沟通分析师而言，一切都是重要的，即使是看似微不足道的细节，以及来访者呈现或表达他们自我的方法也都是重要的（Erskine et al., 1999）。这些学者认为治疗师应避免对来访者经验的预设倾向，而且建议治疗师在做临床推断时采取保持审慎的探索性立场。

伯恩邀请心理治疗分析师敏感、非干扰性地寻找机会，观察来自所有不同年龄层的人们在自然社交互动中的表现。伯恩不建议基于这些观察作出推断，而简单注意个体表现出哪些行为，以及接下来发生了什么。此类观察可以揭示与年龄相关的行为信息，这些信息可能有助于做出关于个体自我状态的行为诊断。

当然观察不应只是有关来访者的，治疗师应细致地观察在治疗过程中或治疗过程之外，自己被来访者唤起的心理状态、情感、回忆及想法。治疗师观察自我的心理状态，无论是对形成来访者的社交诊断，还是对监督治疗师的反向移情及其意义分析都是相当有帮助的（Hargaden and Sills, 2002；Lammers, 1992；Novellino, 1984；Widdowson, 2008）。

在英国，交互沟通分析师想要获取交互沟通分析资格，并在英国心理治疗协会（UKCP）注册登记的话，必须接受心理健康熟悉化的培训。此培训为治疗师提供了机会：带着高敏感性观察具有各种心理健康问题的个体。培训可以帮助治疗师进一步培养识别心理健康专业人士在评估来访者问题严重性时所关注的细节的技能，同时，也能帮助治疗师觉察到来访者所发生的一系列心理失调，了解具有各种认知情感失调症状的来访者会是什么样子。花时间去体验心理健康服务到底是什么感觉，这种体验会令人大开眼界，有时又让人忧伤痛苦。然而这对于治疗师而言是很重要的经历，他们可以利用这种学习提升其对使用心理服务的来访者的共情感受。从中获得的洞见，对没有心理健康相关背景知识的普通人来说，尤为重要。

在观察中，治疗师开始形成有关来访者的试验性推理。然后，治疗师使用这些试验性推理，为下一阶段的诊断提供信息。

注：在临床语境中，“诊断”这一术语常引发治疗师群体的争议。因其隐含的病理化倾向与心理治疗“医学模式”的关联性，我将在本书中交替使用“评估”和“诊断”这两个词，但读者可以根据自己的偏好自行择用。

31

进行结构化初步咨询评估

任何心理治疗的初期阶段都有一个重要部分，通过评估形成对来访者清晰且全面的了解。理想情况下，这一过程应通过结构化的初始评估来完成。可以通过请来访者填写初诊表格和进行简短的初步咨询，或者邀请来访者进行较长时间的评估会谈来完成（个人而言，我倾向于使用前者的方法）。重要的是，在让来访者讨论他们所呈现的问题及其影响的同时，保持良好的平衡，适当地让来访者在一定程度上“倾诉”（对许多来访者而言，这可能是他们第一次讨论这些问题），同时获取有助于识别来访者核心问题的相关信息，选择治疗的重点（或几个重点领域），并建立后续的治疗目标。这些信息将指导整体评估、诊断和治疗计划的制定。我在此提供了一些可能对这一过程有所帮助的考虑因素。评估的另一个重要方面是识别你是否与来访者“匹配”，不仅是指你与来访者之间是否建立了良好的关系，还要判断你是否具备合适的技能和经验来有效地与他们合作。

（1）**人口学信息。**包括来访者的年龄、性别、当前的居住状况、职业相关的关系类型（如适用），在此处考虑来访者的交叉性身份非常重要，这有助于对来访者进行全面的背景分析，并确定是否需要对治疗方案作出调整（例如，对神经多样性来访者），在需要考虑少数群体压力影响时，这一点尤为重要（Meyer, 1995；Mirowsky and Ross, 1989）。注意：在进行督导时，建议隐藏某些细节以保护来访者的匿名性。

（2）**呈现的问题以及来访者对问题和变化的理论观点。**来访者寻求治疗的主要担忧和问题是什么？这些问题如何在他们的日常生活中表现？来访者觉得这些问题有多严重？来访者对这些问题的起源有何看法？他们认为什么会有所帮助？如果存在多个问题，来访者觉得哪个问题最重要？哪个问题对他们造成的困扰最大？在你看来，治疗最合理的重点领域是什么？

（3）**症状。**来访者经历了哪些症状？这些症状的严重程度如何？它们如何影响来访者的功能？这些症状是否表明某种特定的心理障碍符合《国际疾病分类第十一次修订本》（ICD-11）（WHO，2019）或《精神障碍诊断与统计手册（案头参考书）第五版》（DSM-5）（APA, 2013）中的特定诊断类别？我强烈建议所有治疗师在评估过程中常规地使用筛查工具和疗效评估措施。我个人使用 CORE-10（整体功能水平和痛苦量表第 10 版）、PHQ-9（抑郁症状量表第 9 版）、GAD-7（焦虑症状量表第 7 版）和 ACE 问卷（识别若干种不良儿童经历）。所有这些测量工具都可以在网上免费获得（另见第 90 个关键点）。

（4）**病史（医疗和心理健康病史）以及以往治疗经历。**来访者是否被诊断出有任何身体或心理健康方面的问题？他们是否正在服用任何药物？他们上次进行全面健康检查是什么时候？他们之前接受过任何咨询或治疗吗？他们之前接受治疗的体验如何？哪些方面是有帮助的，哪些方面没有帮助？他们使用过任何辅助手段、自助方法吗？

（5）**目标。**来访者的治疗目标是什么？（我建议来访者确定三到五个目标。）这些目标是否现实？来访者有多大的动机去实现这些目标？来访者的生活中发生了哪些变化？他们将如何知道自己已达成了目标？

（6）**生活方式和心理社会因素。**来访者的睡眠模式如何？饮食情况如何？是否定期进行锻炼？他们每周的酒精或娱乐性药物摄入量是多少？来访者的一天通常是怎样度过的？他们是否有支持网络？是否拥有长期的友谊或人际关系？他们在家庭、朋友、工作或学校中是否经历了任何关系冲突？

（7）**生活历史。**来访者如何描述自己的童年和青春期？他们在学校的情况如何？生活中有哪些重大事件或重要的时期？他们是否经历过任何创伤事件？在童年或青春期是否发生过可能被视为受虐的事件？当来访者透露创伤经历时，我还使用PCL-5（创伤后应激障碍量表第5版）来识别创伤症状，并将其作为创伤知情治疗的一部分（见第58个关键点）。

（8）**心理状态。**来访者如何讲述自己的故事？是过于详尽、印象化的，还是模糊不清的？来访者有哪些肢体语言？来访者穿着是否得体？还是看起来不太注重自己的外表？来访者看起来注意力集中，还是容易分心或困惑？是否有焦虑或烦躁的表现？是否存在思维迟缓或跳跃？情绪平稳还是极度不稳定？

（9）**依恋类型。**你对来访者的依恋类型的印象是什么？是安全型、回避型、焦虑型还是混乱型？你有什么证据来证明这一点？你认为这种依恋类型会对工作联盟（治疗关系）的发展产生什么影响？这将如何影响你的治疗计划和治疗方法？

（10）**治疗障碍。**治疗过程中可能存在哪些障碍？可能存在会干扰治疗的外部因素吗？

（11）**期望和偏好。**来访者对治疗以及治疗师的角色有哪些期望？来访者对治疗的时长以及自身在治疗过程中的参与程度有哪些期待？对于想要的治疗类型，希望从治疗师那里得到什么以及认为自己需要什么，来访者是否有特别的偏好？

（12）**优势和资源。**来访者有哪些优势？他们拥有哪些改变过程中可用的资源？这些可以包括朋友和家庭关系、个人品质、洞察力水平等等，还可能包括其他因素，例如来访者的经济状况（这可能意味着来访者有更大的改变机会）。来访者具备哪些个人品质或观点，会对治疗或其生活中的改变产生帮助？

（13）**治疗动机。**来访者是否表现出强烈的治疗动机？来访者是受到他人的鼓励、强迫或压力而接受治疗的吗？

（14）**预后。**考虑到来访者问题的性质、严重程度和持续时间，以及他们拥有的资源、动机水平和来访者与治疗师之间的关系，关于预期的治疗时长和频率可以得出什么结论？这是否符合来访者的期望？根据合理的推测，来访者的症状在治疗结束时，可能达到何种严重程度？

32

TA 治疗适用性评估

专业人员的局限

承认个人培训及经验的局限性，对决定我们是否应接收一名特定来访者是很重要的。不言而喻，我们不应接手超出自己技能和知识范围的来访者，问题在于我们如何划定界限。在某些方面我们需要积累经验。有时，在治疗之初，我们并不确定自己是否拥有应对某类来访者所需的技能或者知识。因此，主要决定因素是保护原则；此时，治疗该来访者是否足够安全？如果我们无法提供足够的安全保障，我们必须适当地将来访者转介给他人。

如果在与他人的工作中，治疗师发现一些不熟悉的问题或者挑战，那么，治疗师应当寻求督导建议，通过认真努力阅读及参加相关工作坊扩展自己的知识。在某种程度上，定期广泛阅读不同领域书籍的治疗师，更容易判断自己是否适合与当前的来访者展开工作。

资源

你是否有足够的资源在此时与这位来访者工作？如果你马上要进行较长时间的休假，或者你的日程中没有空间安排每周至少一次的探访会面，那么不建议你接手情绪受到深度困扰的新来访者。如果来访者呈现出自伤或他伤的风险，或者来访者的痛苦和功能受损程度较为严重，你是否有足够的资源来支持他们？在接待过程中，详细说明你的局限性（例如，除非是紧急情况，否则不接受非工作时间的电话）是明智的。如果没有接受专门的培训，且没有及时的医疗支持，治疗师通常不会有足够的资源来处理正在经历药物或酒精成瘾的来访者，直到来访者完成了医学监督的戒断和排毒程序。

服务的局限性

从来访者能获得的服务角度来看，其能否获得足够的服务？为治疗机构工作的治疗师有时需要面临服务上的限制，也就是他们的治疗时间是有限的，即在 6 ～ 20 次会谈之间。在这种情况下，治疗师应对于来访者在有限的条件下能做出什么改变有一个正确的认识。有时，来访者在私立机构治疗时也面临资源的局限，因此可能无法承担每周一次的治疗费用。一般情况下，如果来访者不能保证至少三个月中每周做一次治疗，那么也许最好将来访者转介到费用较低或者免费的咨询服务机构。

心理意识

心理意识指个体自我观察、自我反省的能力，它还包括以下能力，即认为心理因素在个人问题、当前状况中都起了重要作用，同时也包括意识到无意识的心理力量可能对动机产生影响的能力。这还包括一种能力，能够将过去的经历视为与当前状况相关的重要因素。为了能够参与治疗，在治疗之初就要具备一定程度的心理意识能力。来访者是否具备一定的自我觉察和对自己问题的洞察力？他们的自我反思能力有多强？他们是否理解自己如何影响他人或他人如何看待他们？

可用的成人自我状态

在治疗初期，治疗师需要对来访者可用的成人自我状态进行评估，这种评估在性质上是主观的，需要考虑来访者呈现的问题，即来访者是否具备参与治疗所需要的成人自我状态资源。如来访者几乎没有成人自我状态，已经达到其功能遭受严重损失的程度，那么他们或许需要被转介进行精神疾病的评估，且可能需要接受药物治疗才能安全进入治疗环节。在处理成人自我状态资源较少的来访者时，治疗师需要在与督导讨论后，确定自己是否具备帮助来访者发展和强化成人自我状态的技能和资源。

订立合约的能力

来访者会合情合理地同意治疗吗？ 来访者是否经胁迫或劝说后才进入治疗？来访者在选择进入治疗之前是否了解相关信息？合约里设立的目标现实吗？这包括对来访者改变动机水平的关注（Woollams and Brown, 1978）。

33

使用伯恩的四种诊断方法

伯恩（Berne）确定了四种方法，用于准确诊断自我状态（Berne, 1961/1986）：①行为诊断；②社交诊断；③历史诊断；④现象诊断。虽然在实践中，行为诊断最常被用于初始诊断目的，但是要形成或验证精确的诊断，四个方法必须全部使用。这些方法原本是为了识别自我状态而开发的，但可适用于一系列诊断目的。

行为诊断

初步行为诊断常常基于治疗师对来访者的第一印象，这可以从来访者首次接触治疗师时就开始形成，并且也受到来访者在初次会面时的行为影响。在进行行为诊断时，治疗师要保持开放的态度且把任何诊断假设看成暂时性的。行为诊断的特点之一是常常具有概括性，即通过推测某人处于哪种自我状态来做出判断，这种判断通常源于我们对儿童或父母行为的普遍理解。儿童和父母的行为方式相对普遍，我们每个人都普遍有着与儿童和父母相处的经验，因此行为诊断可能会具有一定的可靠性。行为诊断也可能包括治疗师参考儿童发展理论，考虑其呈现出的儿童自我状态所对应的发育阶段，并评估其行为是否适合特定年龄段。然而，重要的是，行为诊断不应仅仅基于单一的行为线索，而应通过详尽的观察和行为集群组成，这些行为集群共同展现出一致的模式。一旦初步行为诊断完成，治疗师应该自问：我的结论依据的是什么？这个诊断或假设是否对其他人也有说服力？

社交诊断

社交诊断是指我们根据自己的反应来评估一个人，并注意到自己在面对这个个体时的自我状态反应，以此来帮助诊断个体的自我状态。治疗过程中的社交诊断涉及治疗师对自己反移情的使用，这种反移情可以为社交诊断增加一定的效力。然而，做诊断的治疗师的自我意识程度对于诊断至关重要。一个人如要有效使用个人回应，则需要对自己回应的意义以及自我状态的转换有相当程度的理解，同时，还应有相当的能力关注个人瞬时变化的内在体验。必须对这些回应作出承认和反思，但并非立刻表现出来。从业人员可反思的问题包括："我对这个人的内心反应是什么？我进入了什么自我状态？我想如何回应他们？其他人对同样的刺激源会产生相似的反应吗？"

历史诊断

在历史诊断中，我们探究行为、思维模式或者情感的历史意义。治疗师通过心理治疗的常规对话流程建立历史心理诊断的图景，但可以通过询问"你或其他人过去是否做过类似的事情？这是否让你想起某人或某事？"来建立或者验证历史性诊断。这种疑问有时会揭示令人惊奇的信息，某些我们曾认为是儿童自我状态的行为实际上是父母自我状态的表现。这种情况可能是由来访者建立的，例如，来访者描述其某位父母常常处于儿童自我状态，并表现出相同的行为。同样，我们认为是父母自我状态的行为，实际上也可能是儿童自我状态的表现，如那种过于负责任，甚至孩提时就已被父母化的孩子的行为。历史诊断同样需要保持暂定性，因为来访者可能没有某些信息，或可能无法记得某些事情，从而无法验证历史诊断。

现象诊断

现象诊断是指个体主观体验到自己处于某一自我状态中，如同这种体验正在发生一样。最容易被识别的是儿童自我状态，因为在某种程度上我们每个人都能或多或少记得自己小时候的样子以及当时的感受。问一问“你现在感觉自己多大了”通常是一个很有用的问题。对于父母自我状态的主观感受，我们的获取则更为困难，因为我们无法确切知道父母在某一时刻的具体感受。尽管我们可以凭借直觉：我们当前的感受可能与某位父母在某一情境中的感受相似。现象学诊断也包括移情（Hargaden and Sills, 2002）。在移情中，来访者把治疗师当作现实状态中的移情人物来体察，虽然由于移情的无意识性质，来访者可能意识不到移情。移情分析可能帮助揭示对某个特定体验的现象诊断，因为来访者可能在移情反应中，像小时候那样回应（互补性移情——寻求父母式回应），或者他们可能像自己父母中的一方那样回应（一致性移情——设法复制其父母的行为或引发他人儿童自我的回应）（Clarkson, 1992a）。很明显，如果采用这种方式诊断，治疗师的反移情也需要纳入社交诊断的考虑。

显然，很难对成人自我状态做出主观现象诊断，因为大多数人会假定自己大部分时间都处于成人自我状态。然而这个问题复杂化的原因在于，当我们处于受污染的成人自我状态时，按照定义，我们误将某些父母自我或儿童自我的内容当作成人自我状态。遗憾的是，我们是通过排除法来形成对成人自我状态的诊断的，这可能是交互沟通分析理论中的一个弱点。诊断也可能需要对模糊的、无形的情感感受进行分析和解释，特别是在诊断早期儿童自我状态 [C1（生理的儿童自我）或更早期结构] 时。对于如此早期的自我状态，来访者不太可能有具体的记忆来验证历史诊断。在这个层面上，诊断可以使用治疗师对儿童发展理论（行为诊断）的知识、治疗师的反移情（对来访者使用原始防御机制的反应）以及来访者的情感性、现象学体验来进行，这种体验可能是极为强烈、广阔无垠、难以解释或不符合逻辑的。有一个有助于识别前语言期问题的问题是：“根据你所知道的，以及你身体的感觉，你会说自己人生的最初三年是什么样子的？”（Sandra Paulsen 于 2021 年在工作坊中发表的观点）正是这种体验的性质提供了现象诊断，而不是将其与特定的事件或生命阶段联系起来。

34

发展对话访谈技术

相当一部分 TA 学者为治疗师提供了详尽的脚本分析问卷，以便治疗师在治疗工作中有组织、有条理地使用。事实上，绝大多数 TA 治疗师不会按照如此结构化的形式进行脚本分析。我建议治疗师不要遵循正式、结构化的脚本分析方法，而是鼓励治疗师以对话式和非正式的方式引导来访者提供相关信息（Cornell, 1986）。我不主张完全废除脚本问卷的使用，但提倡治疗师可以采用不同的方式搜集脚本分析所需要的信息。尽管如此，我确实支持使用结构化的方法进行评估（见第 31 个关键点），但我建议采用半结构化的形式来进行。我的意思是，治疗师应准备一系列开放性的问题，鼓励来访者自由地作答，并在适当的时候提示他们再多说一些。这一过程中，找到专业性和为来访者营造舒适的放松氛围之间的平衡是至关重要的。实际上，治疗过程中的对话流程应该是轻松的。治疗师可以通过采取一些措施来提高自己在这方面的能力，比如提高语言流畅度、增加词汇量（特别是情感方面的词汇），以及调整自己的语言与来访者相匹配。例如，许多来自工薪阶层背景的来访者更喜欢一种更加随意、轻松的方式。告诉来访者你不会介意他们说脏话，这能让其感觉更舒服。而且如果感觉合适，治疗师自己也可以适当使用脏话。

当来访者讲述他们的经历时，常常会无意中透露自身心理过程的多个层面。这些内容在其叙述中逐渐浮现，表现为一致性与不一致性的交替，从一个话题跳跃到另一个话题，他们所关注的方面以及他们轻描淡写或忽视的方面，甚至是叙述支离破碎或语无伦次等情况，这些都是来访者在治疗过程中呈现出来的部分表现（Allen and Allen, 1995; Holmes, 2001）。所有这些表现都能为我们提供有关来访者依恋类型

（Holmes, 2001）、发展阶段（McWilliams, 1994）、内在心理过程及其如何体验和理解世界的重要信息。

随着治疗中的“对话”的展开，治疗师需要牢记自己想要获得哪些信息。治疗师需要了解关于来访者的哪些情况，才能建立起案例分析，并更加清楚地理解如何最好地帮助他们？通常 TA 治疗师会对来访者的禁令、他们已内化的应该脚本信念、各种关系中的脚本主题、生命过程中的整体脚本主题、心理地位、成长环境中习得的生活模式、归因方式等内容感兴趣。

花些时间思考，你最感兴趣与来访者探索的脚本要素是什么？这些信息能为你提供哪些线索？你可以问哪些问题来获取这些信息？来访者可能会自愿提供哪些信息来帮助你形成关于他们脚本方面的初步假设？在与来访者互动中，你会观察到或体验到哪些反应，这会提供来访者脚本哪些方面的线索？

制定一份自己在治疗过程中用来引导来访者、收集信息的问题清单，这会是一项很有用的实践。然后，你可将这些问题融入与来访者的对话中，并在治疗中自然转向相关话题时，适当地提出这些问题。例如，当来访者讨论他们难以接受赞美时，可以询问他们的父母是如何赞扬他们的，赞扬他们的理由是什么。当他们被赞扬时，他们的内心过程是什么？他们回避赞扬吗？如果是，怎样回避？通过探询、扩展、澄清以及获取情境中的情感和认知内容的细节，治疗师可以获得足够的信息，为每个来访者制定脚本分析和诊断。

35

使用评估表格进行快速脚本诊断

在治疗的适当时点使用评估表格（最好是在最初的几次会议中，当你正在建立对来访者的评估时），这种脚本诊断方法快速、有效且出乎意料。我偏好使用的两个评估表格分别是艾德丽安·李（Adrienne Lee, 1998）的溺水者图示（见图 35.1）和负面脚本信念清单——这份清单是我根据许多资源进行的改编，其中包括弗朗辛·夏皮罗（Francine Shapiro）（见表 35.1）开发的关于负面认知的清单。

我在治疗室里准备了这些评估表格的打印过塑版。当感觉时机合适时，我会给来访者其中一个评估工具。我会让来访者阅读页面上的每一项陈述，留意哪些陈述能引起他们的共鸣，以及他们觉得自己可能存在哪些陈述所描述的情况。我要求他们在阅读每个陈述时密切留意自己的身体反应，告诉他们，遇到“适合他们”自身情况的陈述时，很可能会有一种“直觉反应”。我让他们在出现这种情况时告诉我，包括是哪条陈述以及具体内容，然后我会把这些情况记录下来。在整个过程结束时，如果感觉合适，我可能会，也可能不会再次使用第二个评估表格。有时，来访者希望先处理他们的体验，在这种情况下，最好跟随来访者的意愿。

由于禁令和脚本信念通常存在于无意识或接近意识的水平上，并且是我们内隐记忆系统的一部分，因此很难将它们明确表达出来。为来访者提供一套常见的主题清单，让他们选择，可以帮助他们更好地识别哪些信念符合他们个人的经历。利用身体的“直觉反应”（本能身体反应）来确认，能让来访者的内隐记忆系统识别出他们基于过去经历所形成的内在信念或习得内容，而这些对于理解他们当前的问题是相关且有帮助的（Ecker, Ticic and Hulley, 2012）。

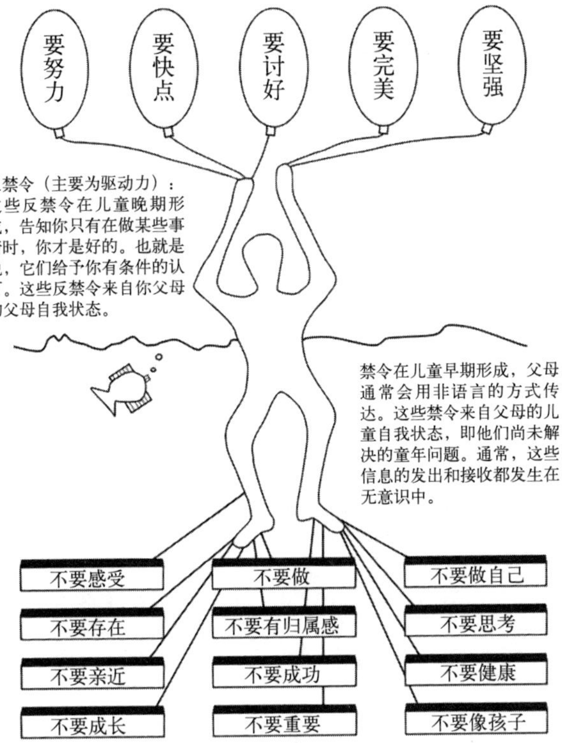

图 35.1 艾德丽安·李（Adrienne Lee）的溺水者图示

表 35.1 负面脚本信念清单

一个人的自我信念、意义与价值	与他人关系中的自我信念	对他人的信念	对生活和世界的总体信念
我不够好	我对他人来说太过分了；我对他人的需求感太强了	他人不可靠、不值得信赖	生活是痛苦的
我不如他人、我懦弱	我无法让他人走进我的内心	他人会拒绝或抛弃我	这个世界危险又不安全
我能力不足	我在任何地方都无法融入或有归属感	他人故意做坏事来伤害我	这个世界残酷又不公平
我是微不足道的	我必须总是担心别人对我的看法	他人会批评我、嘲笑我	生活没有任何意义
我是个坏人 / 糟糕的人	我必须总是照顾他人	他人不想我在身边	一切都没有意义

续表

一个人的自我信念、意义与价值	与他人关系中的自我信念	对他人的信念	对生活和世界的总体信念
我这人不正常 / 我有缺陷	我与他人相处得不好	他人比我更强大、更聪明	每个人注定都不快乐
我不值得拥有任何美好与幸福	我不擅长与人打交道	他人是自私的	这个世界很混乱，一切都毫无意义
我不可爱；我令人讨厌	我一个人（生活）更好	他人的需求和愿望比我的重要	
我是愚蠢的人	在人际关系方面我是个失败者	他人和我在一起只是因为可怜我	
我是失败者	我必须不惜一切代价维持和平	其他人会操控、利用他人	
我总是把事情搞砸	我需要有人照顾	他人不理解我有多特别	
我无法应对生活	我必须顺从、做别人想做的事情	他人愚蠢、活该被利用	
我是无趣且无聊的人	我必须得到他人的认可	他人遭遇不幸是他们咎由自取	
我很失败，也永远无法取得任何成就	我不能信任他人	他人毫无价值且微不足道	
我应该得到特殊待遇	我不必与他人遵循相同的规则		
我比大多数人都要好			
我是个令人失望的人			

36

自我状态的功能分析与结构分析

交互沟通分析诊断始于对来访者自我状态的结构分析和功能分析（Berne, 1961/1986）。治疗师在进行来访者 TA 诊断时，首先进行观察，并开始对来访者自我状态结构的内容和过程作出推断。这些推断会通过四种自我状态诊断方法得到验证（见第 33 个关键点）。

你可能会发现，记录每个自我状态的相对强度或显著性是很有益处的，包括不同年龄阶段的儿童自我状态，也包括结构分析中不同的父母内摄。哪些自我状态最常被使用？这些自我状态是如何被使用的？哪些是被低估或用得较少的？哪些父母内摄似乎最为强大或最具毒害？哪些内容在其中缺失？你对来访者最常出现在治疗室的儿童自我状态的主观感受是什么？使用功能模型（见图 36.1）时，你对来访者的内在控制型父母状态和抚育型父母状态有何印象？这些自我状态在来访者日常生活中及与他人的互动中，是如何呈现的？这些自我状态如何影响来访者的内部对话？同样地，来访者的适应型儿童反应（包括顺从、叛逆、退缩）是怎样的？来访者是否能有效地转换到他们的自由型儿童自我状态？他们是否拥有足够强大的成人自我状态来进行日常生活并参与治疗？他们能够利用其成人自我进行现实检验和解决问题吗？在什么情况下，他们难以保持在成人自我状态（例如，感到痛苦或与伴侣发生争执的时候）？

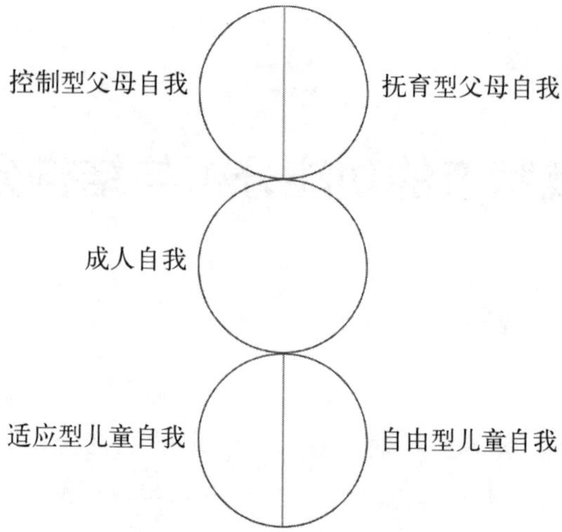

图 36.1　自我状态的功能模型

每个自我状态类别的内容、情感和干扰都需要考虑。在 TA 分析中，我们使用第二层次和第三层次的抽象概念来细分自我状态。第二层次和第三层次结构模型有助于在制定全面的结构分析时进行更精细的推敲，从而更好地理解每个来访者（见图 36.2）。理解这些不同的模型可能会有一定难度。对自我状态的细分，尤其是第三层次结构模型，可能较为复杂。或许，我听到的最好的解释来自组织交互沟通分析师莎莉・冯・博尔杰（Sari van Poelje, 2022）在一次工作坊演讲中的比喻。她将第一层次自我状态模型的三个圆圈比作文件柜的抽屉。当我们需要获取某些信息时，就会打开相应的抽屉。有时，我们需要更详细的信息，因此可以设想三个叠在一起的文件柜，每个柜子里有三个抽屉，这些抽屉代表了第二层次结构模型中的“自我状态中的自我状态”。我们甚至可以使用相同的文件柜和抽屉隐喻进一步细分，以理解第三层次结构模型。这些细分的目的在于更准确地识别某些特定内容在个人结构中的位置。然而，重要的是，要注意结构是具推测性的，即我们不能确定它的确切情况。另外，记住：自我状态图表中的圆圈只是自我状态结构模型的示意图，它们不是“真理”，只是理解发展层次以及某个人可能持有的特定问题或经历的一种方式。能够绘制非常详细和复杂的圆圈内圈图并不会影响一个人作为治疗师的能力。

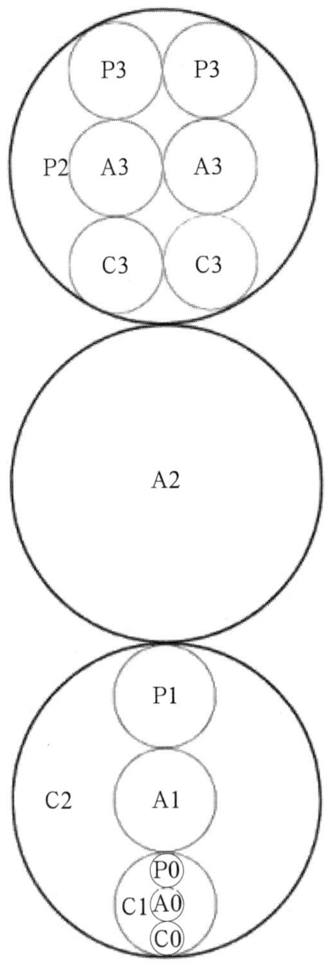

图 36.2 第三层次结构模型（Berne, 1961/1986）

正如伯恩（Berne, 1966/1994）所推荐的，在进行结构分析时，应当使用奥卡姆剃刀原则，即简约原则。换句话说，用最简单的解释来充分说明问题，避免不必要的复杂化。在实践中，应用于结构分析，意味着首先使用第一层次结构模型（即三个圆圈，分别代表父母自我、成人自我、儿童自我）。用这个模型作为解释框架，尽可能多地理解来访者的经历。一旦你根据模型解释得足够详细，如果你认为有必要，再进入第二层次结构模型，之后是第三层次结构模型。在这个过程中，问自己一个问题："这一层次的分析如何帮助我与来访者进行有效的互动？"如果它没什么用处或不能帮助你构建或完善干预措施，就不必深入到这一层次的分析；只需使用咨询过程中对你有帮助的层次分析。

每个自我状态类别的内容、情感和干扰都需要考虑。第二层次、第三层次结构模型有助于在制定详细的结构分析（见图 36.2）时进行精细化处理。例如，分析来访者所拥有的不同父母自我内摄（如母亲、父亲、姐姐、姑姑、祖母、祖父、学校老师、宗教领袖等）非常有用。此外，识别出哪些父母自我内摄对来访者来说问题最大，或者哪种内摄似乎在推动内在自我状态的冲突，这都是很有意义的。同样，识别出哪些内摄可能承载跨代创伤，这有助于案例干预计划的制定。我们还需要记住，来访者的内摄并不一定是其真实的父母在过去经历中的准确呈现，而是来访者在特定时间点上对他们的体验所产生的内摄。

结构分析可以包括对来访者不同儿童自我状态的考虑，来访者将根据所内化的自我状态的年龄和发展阶段，经历并呈现出不同质感的儿童自我状态。在这种情况下，社交诊断和现象诊断尤为有用。最简单的做法是询问来访者："现在，当你想到这个问题时，你感觉自己几岁？"然而，治疗师给来访者做结构分析指导时，应当结合对来访者的了解、对普遍儿童发展轨迹的理解，并运用自身的临床判断力、直觉力。

37

内部自我状态对话的诠释

考虑来访者内部对话的内容与过程，非常有助于了解来访者的内在世界。将内部对话加入分析，可以增添动态元素，反映出来访者自我状态之间的互动与冲突，并展示脚本。伯恩（Berne）曾邀请交互沟通分析师对这种对话进行分析，他将其描述为“头脑中的声音”。

> 父母自我、成人自我、儿童自我之间的对话并非“无意识的”，而是“前意识的”，这意味着它很容易就被带入意识中。一旦来访者理解发生了什么，治疗师的下一个任务是允许来访者自己去倾听这些声音，并教她如何听到这些从童年时期起便存在的声音。治疗师可能需要克服几种类型的阻抗。来访者可能会受到来自父母自我禁令的禁止，例如：“如果你听到声音，你就是疯了。”她的儿童自我可能会害怕听到什么。或者她的成人自我可能更愿意不去听那些影响她行为的声音，以保持自我自主的错觉……一般而言，第二人称的短语（如“你应该……”等）来源于父母自我，而第一人称的短语（如“我必须……”“我为什么……”等）则来源于成人自我或儿童自我。在某种鼓励下，来访者很快会意识到她脑海中出现的最重要的脚本禁令，并可以将其汇报给治疗师。
>
> （Berne, 1972: 369–370）

在实践中，大多数来访者会经历强烈的自我批评的内部对话，交互沟通分析将其视为控制型父母自我针对儿童自我开展的对话（这种对话会引发儿童自我的羞耻感、匮乏感等），内在抚育型父母自我的对话则显著缺乏。

为了促进对内部对话的觉察，可以邀请来访者在一周或更长时间内注意并简单地记录他们的内部对话。可以邀请来访者在笔记本上写下他们“听到”的心理对话。在这一阶段，不要求来访者有意识地改变、质疑对话的性质，只是要意识到这些对话。更全面地了解对话，有助于治疗师做出评估、诊断。在不同情境、不同时间，与不同的人互动，或在不同的情绪状态下开展的许多对话，如果不及时捕捉，其微妙之处可能就会丢失。请来访者随时准备好记录本（或使用手机上的备忘录），并在几周内记录对话的性质，有助于提高在各种情境中对对话的觉察。进行对话分析时，可以考虑其历史来源（例如，“在现实生活中是否有人对你说过这些话？如果有，都有谁？”或“这是否让你想起了某人？”或“你如何得出这些有关自己的结论？”），这可以提示来访者自我结构中可能产生该特定部分的来源。例如，批评型的对话是来自父母自我状态（P2），还是更原始、更早期的父母自我，比如儿童自我状态中的父母自我状态（P1）？意识到这样的对话将使来访者的内心过程得以展开，进入到其意识层面，以便于后续进行干预。

治疗师可以根据自己的兴趣和方法选择不同的干预方式。认知行为方法可以通过直接挑战或质疑对话来使用，类似于认知治疗师挑战负面自动思维（NATS）的方式（Beck and Beck, 1995）。有一种方法更具心理动力学特征，就是引导来访者关注对话的性质，并有意识地体验冲突。探讨对话可以从几个方面入手：对话的历史渊源、关系愿望、其中所蕴含的自我反应以及对他人的预期反应等。还可以通过反复邀请来访者在治疗过程中关注他们所经历的内部对话，尤其是在与治疗师的关系中，意识到他们所体验的内部对话，将其进一步引入治疗关系中。再决定的技术，即邀请来访者在治疗过程中使用成人自我状态在不同自我状态之间进行对话（通过成人自我状态调解并回应每个自我状态），也是富有成效的。

另外，记录下来访者每个父母自我状态与来访者相处时互动的性质、质量以及互动方式，是有用的细化方法之一。这些记录可以被纳入结构分析图的对话部分。例如，一个父母自我可能忽视来访者，另一个则常常生气并指责他们。这种互动可能以心理内化或人际互动的形式重复出现在来访者当前的生活中，来访者也可能在治疗中预期治疗师有类似的反应（Benjamin, 2003）。觉察这类互动并将其纳入诊断，有助于在治疗中有效利用这些互动事件。巴里和哈福特（Bary and Hufford, 1990）强调了来访者准备结束心理治疗的几个指标。其中一个相关的标志是，当“来访者具有了支持性、引导性的内部对话，而非找借口或谴责性的内部对话时，她就准备好结束治疗了”（Bary and Hufford, 1990: 220）。

38

阐释文化和宗教层面的父母自我

所有的发展和行为都有文化内涵，需要结合个体成长、生活文化进行思考。

（Tudor and Widdowson, 2008: 228）

波尔·德雷戈（Pearl Drego, 1983）提出的“文化父母”概念对交互沟通分析理论作出了重要贡献。在我看来，考虑来访者和治疗师的“文化父母”以及两者间的潜在互动，应成为所有来访者的常规实践。在对父母自我状态和脚本进行结构分析时，容易把注意力仅仅放在来访者父母及其在来访者脚本形成中的影响上，而容易忽略文化宗教父母自我状态的影响，尤其当其与我们自己的文化宗教信仰一致时，更易将其忽略。然而我们的环境、社会文化情境在我们的脚本形成中起了十分重要的作用。文化及宗教投射在我们的内在经验中也起了很重要的作用，很大程度上强化了我们的日常生活（特别是主流文化群体中的人），其方式是隐含的，通过我们在社会中与它们的交流而不断加强。“主流文化的愿望、要求、行为及爱情都通过父母、家庭和社区关系做内摄而成为来访者自我和个性的部分”（Shadbolt, 2004: 120-121）。所有的治疗师都理解，拥有一个安静地批评，甚至是公开谴责孩子的父母，会对一个发展成长中的人的自尊造成极大的影响。然而，这种影响往往被忽视——相似的过程在心理层面隐含地、无意识地发生。这些过程受到内摄文化父母的影响，并且这种文化父母与我们的自我感、儿童自我状态之间的互动，显然塑造了我们的行为、期望、思维方式以及自尊心。女权主义运动首先把我们的注意力吸引到性别脚本，以及相关的性别原型文化父母自我上，父权制和厌女情绪对塑造自尊、思维方式、期望和男女行为，有着强大而隐蔽的影响。毫无疑问，文化父母自我和我们自我感受之间的内在互动塑造了我们的行为、期待、思维方式及自尊。相互作用的成分不仅包括性别，还延伸至文化、种族、性取向及其他塑造我们身份的因素。

施万纳斯和瑞马斯（Shivanath and Hiremath, 2003）拓展了文化脚本概念且发展了脚本矩阵，解释了文化脚本因素。在他们的模式中发展了脚本的三个层次：①家庭内部的脚本；②个人的宗教、文化脚本；③更广泛的（主要是白人和异性恋的）文化脚本。文化脚本是间接且隐蔽的，是我们周围存在的隐含信息和价值观，这些信息和价值观不断渗透并影响着社会、政府、宗教机构、媒体及近期的社交媒体等机构的运作和价值观。例如，许多人非常担忧社交媒体对年轻女性及其身体形象的影响。

儿童自我的社会化在一个更宽泛的社会背景中发生。思考个体时，我们需要解释同伴、学校教育、社会化过程，还有他们接触的媒体。同伴关系对孩子来说极为重要，思考它们对个体自我意识和自尊心的形成是很重要的。

个人的宗教生活也构成了个体父母自我状态的一部分，因为宗教人物如神父和牧师、宗教团体与其规则、行为规范、信仰都成为强大的内摄因素，影响着个体的心理发展。即便是那些拒绝宗教的人，也不能免受这些力量的影响，曾接受宗教教育的人在成年后通常会受到这些影响。宗教教育还可能深深地影响我们的道德感、内部价值观、判断自我的方式以及个人伦理，包括个体的儿童自我状态，尤其会影响他们对于值得被爱与被接纳的感受，以及持久的羞耻感和内疚感的发展。宗教和精神信仰对一些人而言可能是极具安慰作用且有益于健康的，然而对其他人而言，却可能具有限制性、惩罚性，甚至在最坏的情况下具有毁灭性。许多作者（例如，Evans and Koenig Nelson, 2021；Mellacqua, 2016；Tudor, 2019），不论是否来自交互沟通分析社区，都推荐在治疗中考虑并处理来访者的灵性和宗教感受。

荷兰的交互沟通分析师詹尼·鲁克（Jennine Rook）发现，许多宗教来访者在宗教团体中体验到关系依存性归属感与自主性（自我决定）之间的紧张关系（Rook, in press）。她进一步解释道：

> 宗教意义上的父母可以提供一个积极、长久、充满爱与支持的文化氛围，让人们感觉到有种归属感。这是一种包含宽恕的文化，有着对天堂的期许。然而，宗教父母也可能导致与条件性归属、严格规则的遵守以及对团体外人员的偏见相关的问题。这总是导致对无法被宽恕的恐惧、害怕且真实地觉得自己不够好而无法拥有归属感，最终觉得自己不够好而无法进入天堂。
>
> （Rook, in press）

> 作为与不同文化和群体合作的心理治疗师，我们需要在心理层面以及与其共存的多种文化脚本层面上开展工作。忽视一个人的文化脚本以及来自更广泛的白人社会的脚本，就等于否认文化、种族以及种族主义对他们日常生活的影响。
>
> （Shivanath and Hiremath, 2003: 173）

我们的文化父母自我，在我们如何感受和体验性别、性取向方面也发挥一定作用。作为社会化的一部分，我们内化了有关性别、普遍意义上的性及自己的性取向等社会信息。非异性恋的人必须应对一个否定其存在的文化父母自我的影响，并且需要处理压迫性的内摄，从而更大程度地接纳自我。对于非主流文化（主流指白人、异性恋、体格健全等）的人们来说，实际上很可能有两个文化父母自我：一个是主流文化父母自我，另一个是来自他们自己的亚文化父母自我。不可避免，亚文化父母自我会在很大程度上受到主流文化父母的影响和塑造，但多少会不同于主流文化父母。不符合文化父母自我期望的个体可能会感到失望和疏离。在诊断过程中，需要关注这种体验，注意不要把它们误诊为精神病理学的标志。这里有一个例子：很多女性认为，如选择不生育，就常常被认为有些古怪，甚至更糟糕的是，被认为她们是“不正常”的。主流文化期待每个人都应该想要生育孩子。任何人如异于该主流文化期待，就感觉每天生活在不被接受的阴影中。

39

关于交叉性和压迫的思考

在理解来访者内部世界的过程中，包括在理解他们的社会关系背景（即其脚本形成背景）以及他们的日常生活经历时，治疗师需要考虑来访者的交叉身份。此外，治疗师还需要考虑自己的交叉身份，以及自己和来访者的交叉身份如何互动（Baskerville, 2022）。

交叉性（intersectionality）是克伦肖（Crenshaw, 1989/2019）提出的术语，它涵盖了我们不同的身份和生活经历。考虑交叉性时，我们需要关注身份分类的各种维度，如性别、种族、文化 / 民族背景、性取向、社会阶层（包括过去和现在的社会阶层，如果有所不同的话）、经济状况、身体能力（残疾）、年龄，以及是否具有神经典型或神经多样性。这些身份中的每一个要么拥有权力和特权，要么缺乏权力和特权，并经历着系统性的和实际生活中的压迫（Baskerville, 2022）。

在考虑我们自己和来访者的交叉身份，以及治疗室内的权力、特权（及其缺乏）和压迫的有意识和无意识层面的互动作用时，我们增强了治疗——不仅是个人解放的源泉，而且是社会正义和社会变革的强大推动力的潜力。治疗室中共同创建的对话，承认交叉身份的现实以及权力、特权和压迫的经历，能够成为一种强大的变革和治愈力量（参见第 21 个关键点，讨论治疗中的差异示例）。

社会充满了严重的不平等，这不仅塑造了个体的自我感受，也影响了个体的日常生活和选择。例如，贫困或社会经济地位低下的经历直接影响着许多人的生活方式、自尊和自我价值感，以及可用于改变的资源。有社会责任感的治疗师需要考虑这种不平等。如果你饥肠辘辘，家中没有暖气或热水，就很难去思考深刻的人格改变。

语言模式和文化素养的引用也可能成为排斥或压迫的象征，这与没有受过教育的来访者尤为相关，他们可能对治疗师较高的地位和教育背景特别敏感。使用过于复杂、冗长或正式的语言，可能是治疗师为了向来访者强调自己的可信度或呈现专业形象而受到的一种微妙的诱惑，或是治疗师自己受到脚本的驱动，需要“证明”自己来赢得认同。一个考虑到压迫问题的治疗师将留意他们的话语对来访者可能产生的强大影响，并且会敏感地（但不是以居高临下的方式）调整自己的语言以适应来访者的语言风格。实际上，语言流畅度（包括调整和改变自己语言风格的能力），已被确定为一种促进人际交往的技能，这预示着积极的治疗效果（Anderson et al., 2009; Anderson et al., 2016）。

性取向和性别认同是压迫发挥作用的另一个领域。在社会中存在一种隐含的假设，即正常的存在方式是顺性别和异性恋，任何非顺性别和非异性恋的情况，被认为是不幸的，最坏的情况则是罪恶的和极其邪恶的。夏伯特（Shadbolt, 2004）描述了内化的恐同情绪对同性恋者的有害影响：

> 不难理解，无论一个人多么自信，当他或她意识到自己不是占多数的异性恋文化的一员，不循常规且不符合规范时，其核心的自我意识会受到冲突，并可能被侵蚀。从心理层面来说，这个人可能会被灌输同性恋是错误的、不正常的以及在文化上不可接受的观念。
>
> （Shadbolt, 2004: 116）

尽管过去 30 年社会在接受非异性恋 / 非顺性别群体方面发生了显著变化，但女同性恋依然必须面对日常偏见和对自身身体安全的真实威胁。有些人觉得应对这种威胁的方法是隐藏他们真实的性取向，所以保持隐藏、封闭的状态。这些方面在女同性恋社区中可能是可以接受的，但在异性恋规范社会中却不被接受。在这种背景下，任何接受或肯定的反馈往往都是有条件的，并且这种接受基于与这种虚假表现的持续妥协。即便异性恋者表现出对个体性取向 / 性别认同的接受，往往也只是容忍，而不是完全接纳，这种容忍也常常是有条件的。女同性恋个体从外部宽广的社会中内化的信息包括“不要存在”“不要做自己”以及“不要有归属感”。

在 *What Do You Say After You Say Hello*（Berne, 1972）一书中，伯恩拓展了心理地位的概念，包括“三方心理地位”。伯恩用极短的篇幅阐述了心理地位如何超越“我好（或不好）”“你好（或不好）”，把“他们好（或不好）”包括进来。分析“三方心理地位”对探索个体经历及个体对压抑的反应很有帮助，也可更广泛地用于压抑系统，以及被压抑群体对压抑的不同反应的社会分析，比如许多边缘化团体采取“你好我好”（因为你“处于主流”）而“他们不好”的心理地位，以此来使他们的抗争合法化，并在面对来自外部世界的敌意时发展出一种社区感和归属感。这对于主流多数群体的成员来说也适用。这是一种小报常持的立场，这类报纸将其政治观点和赞同其观点的读者看成是“好的”，但是把其他威胁（移民、欧洲政府、同性恋等）群体看成是“不好的”。

40

神经多元性

神经多样性和神经多元性是非病理化概念，它们认为人脑存在极大的差异，并且对于“正常的大脑功能”没有明确的共识。虽然神经多元的人会经历重大挑战，但每一类神经多元的状况也都有一些可以被视为优势甚至是超能力的特征。

近年来，心理治疗领域认识到非神经典型人群数量庞大，并考虑神经多元性对个人发展和生活经历的影响。在确定我们可以调整心理治疗实践以适应神经多元来访者的不同需求并为他们提供可定性、包容性的治疗体验方面，也有了一些进展。

神经多元人群拥有与神经典型人群不同的脑部运作和发展方式。这些差异可能表现在认知、感知、信息处理、注意力、记忆、排序、情感、情绪、社交能力以及其他心理功能方面。“神经多元”一词由社会学家朱迪·辛格（Judy Singer, 1998/1999）首次创造，指的是一个由具有各种不同神经状况的人组成的群体，包括注意缺陷与多动障碍（ADHD）、孤独症 / 孤独症谱系障碍、计算障碍、阅读障碍和运动协调障碍等。

社会、我们的教育体系以及职场都是为给神经典型的个体提供便利而设立的。在社会和人际关系功能方面以及关于什么是令人向往的事物方面，存在着广泛的文化期望，而神经多元的人很难达到这些期望。此外，心理治疗模型是在考虑神经典型的大脑的情况下发展起来的，因此，并非天生适合处理神经多元的来访者所面临的特定挑战或满足他们的需求。生活在神经典型的世界中并努力适应这个世界的神经多元的人的经历常常是痛苦的根源。神经多元的人心理障碍的发生率比神经典型的人高得多。此外，神经多元的人在成长过程中和成年生活中遭受创伤的情况更为普遍。未能针对神经多元来访者需求进行调整的治疗，可能收效不大，甚至可能造成伤害。

与神经多元性相关的交互沟通分析文献相对稀少，但强烈建议读者阅读贝克和威多森（Baker and Widdowson, 2016）的著作，了解阅读障碍对交互沟通分析治疗师培训的影响；阅读奥茨（Oates, 2021）的作品，关于交互沟通分析理论中，历史性神经典型偏见的思考；以及鲍尔斯和威多森（Bowers and Widdowson, 2023）的作品，从神经多元来访者的角度审视心理治疗的鲜活体验，并提供详细的支持神经多元性的实践建议。

在神经典型的世界中以不同的方式成长，可能会导致许多无益的人生脚本信念，不幸的是，这些信念往往在神经多元的人的一生中不断被强化。例如，关于自己不被接纳、不够好、古怪或格格不入、不称职、愚蠢、在某些方面很难相处或有问题等的人生脚本信念在这个群体中都很常见。常见的禁令有：不要存在，不要做自己，不要有归属感，不要亲近，不要有感觉，不要思考，不要成功。心理教育以及帮助来访者认识到，他们的脚本信念是他们对一个未能认同他们的差异、未能重视他们或给予他们所需、没有珍视他们的天赋和特殊能力的世界的合理反应（Bowers and Widdowson, 2023）。

神经多元的来访者在治疗中需要被给予高度的接纳、理解和耐心。被拒绝、被判断、被羞辱、不被理解的经历在神经多元的人群中很普遍。治疗过程不应重复这些经历。建议治疗师了解神经多元的状况、其特征以及具有这些状况的人通常面临的挑战。然而，重要的是要看到每个人的独特性，避免做出假设，而应富有同理心地询问每位神经多元的来访者的经历，并积极找出每位来访者觉得有帮助的方法，比如调整治疗节奏、运用积极的技术（如可视化或双椅技术）和创造性的方法（Bowers and Widdowson, 2023）。

41

建立脚本系统

脚本系统，曾被称为“扭曲系统”(Erskine and Zalcman, 1979)，是一个有用的工具，用于捕捉来访者生活脚本的核心方面及其表现形式，并将这些与来访者的症状和生活史联系起来。因此，脚本系统绘制了来访者的内心世界，为治疗师提供了一套明确的治疗目标和计划。我建议治疗双方在治疗的初始阶段就开始汇编脚本系统，接下来的几周内不断增加内容，更多地了解来访者的脚本及与脚本决定（隐藏结论）相关的记忆。

下面我附上了原始表格的简化版本（表 41.1）。我们可以看到三列的脚本系统表现：脚本信念、脚本的表现、强化记忆。

表 41.1　脚本系统

脚本信念	脚本的表现	强化记忆
1. 关于自我的信念	1. 内部体验	1. 学习到脚本信念的记忆
2. 关于他人的信念	2. 可观察行为	2. 脚本信念被强化的记忆
3. 关于世界 / 生活质量的信念 压抑的情感	3. 幻想	

脚本信念

请考虑来访者的脚本信念，并将这些信念列出。你可以使用表 35.1 中的脚本信念作为起点。我建议使用以下四种脚本信念类型：关于自我的信念、关于自我与他人关系的信念、关于他人的信念，以及关于生活或世界的总体信念。

用于引出脚本信念的问题包括："你感觉非常糟糕时，你在脑海中对自己说了什么？你感觉最糟糕时，你会对自己有什么样的想法？你认为自己是什么样的人？""你认为你当前的问题反映了你是一个什么样的人？""关于你跟他人的关系，你对自己有什么想法？""对于在他人身边时你应该如何表现，你是否有特定的'规则'？""当你有那样的感觉时，你对他人有什么看法？""关于他人通常如何对待你，你有什么信念？""当你感觉糟糕时，你对生活通常是什么看法？""当你处于困境时，你对未来有什么想法？""你认为我们生活在一个怎样的世界里？"

厄斯金和查克曼（Erskine and Zalcman, 1979）将这些信念视为污染，通常都是彼此强化的。我的观点是：虽然有些脚本信念是污染，但一些"更深"层次的信念（比如"我天生就坏"）更符合脚本决定，这些决定通过污染得以强化。

脚本的表现

脚本的表现包括来访者在痛苦时期对他们主观的内部体验和外部可观察到的行为的报告，即他们的症状。来访者的幻想或想象的负面结果也属于脚本的表现。你可能会问的问题包括："你感觉不好时，你的身体有什么感觉？""你能准确描述一下，你感到最糟糕时是什么感觉吗？""你感到不好时，是如何向他人显现的呢？他们可能会注意到什么？""如果我是墙上的一只苍蝇，你在感到不好时，我会注意到你的什么？实际上我会看到什么？""你最糟糕的情境幻想是什么？""你状态不佳时，你想象中最终会发生什么可怕的结果？""如果你的情况没有任何改变，事情会如何收场？"或者"如果你不改变，十年后你的生活会是怎样？"

治疗师探讨来访者感到不安时的内部体验，可以帮助来访者更好地意识到这种情绪状态的体验以及伴随的细微生理变化——这可能对伴随情绪流动的身体信号不太敏感的来访者特别有用。增强对感觉状态的身体方面的意识的过程往往会使来访者在处理情绪时感到更加有力量。例如，面对愤怒或恐惧等常令人感到难以承受的情绪时，来访者会对情绪的起始、发展及相关认知过程更敏感，从而为来访者提供直接处理问题情绪的机会，或通过各种行为策略调整情绪状态，防止情绪升级到问题水平，或者通过有意识地改变内部对话来调整情绪。内部体验还包括心理生理症状和因压力加剧的疾病，例如偏头痛、肠易激综合征等。

关于可观察到的表现的信息可以增强来访者对情绪运作的认识，尤其是在行为和可观察层面上，也可以引导来访者探讨他人如何体验他们的情绪，以及来访者的情绪行为对他人的影响（这可能进一步强化脚本信念，取决于他人的反应）。如果你认为有帮助，可以建议来访者向家人和朋友等询问具体的反馈，了解他们所注意到的内容，以获取更多关于可观察的脚本化表现的信息。

在做脚本幻想分析时，治疗师通常会发现来访者对其脚本回报的幻想是什么。这些幻想通常充满了厄运，包含被抛弃、拒绝或毁灭的主题。另外，这些幻想也可能被理想化，包含一些未被识别的拯救者的因素，戏剧性地改变来访者的处境或神奇地为来访者提供他们从未有过的理想化的童年。

强化记忆

强化记忆或那些提供证据的记忆，证明了来访者的脚本信念，通常对来访者来说相当容易访问。引导记忆的一种方法是：

> 现在就让那些负面思想和情感在你身上流动一会儿。就让自己去思考（重复来访者的一到两个脚本信念）。当你这样思考时，有什么记忆浮现在脑海中？你记得什么时候感受过类似的情绪？你第一次感受到这种情绪是什么时候？你能回忆起你得出（命名脚本信念）的结论时发生了什么吗？

这些记忆可能通过情景关联记忆的过程而变得容易获取。情景关联记忆意味着：当我们处于同一个“情景”时，我们更容易获取匹配该情景的记忆；如果你曾花时间与一位老友回忆搞笑的事件和情景，你就已经体验了情景关联记忆。同理，感到压抑或者受伤的人们也会体验到与情景相关的无止境的情感记忆。重要的是，由于受到“童年失忆”的影响，强化记忆不会包括非常早期的儿童记忆，例如三岁以前的具体事件以及言语。这是因为与记忆相关的大脑区域的神经部分发育不完全（尽管事件会被无意识编码、体现并在内隐记忆体系中存在）。童年早期失忆现象尽管存在，但诸如“根据你所知道的，以及你在身体中感受到的，你能想象出你出生后三年里的情况吗？”的问题有助于获得对潜在的前语言记忆的感知。

在脚本系统的模型中包含这样的观点：会有一些被压抑或隐藏的情感，而脚本系统是一种扭曲，是一种被允许的或替代性的情感表达方式（English, 1971）。尽管来访者的情感体验可能并非完全真实，但持这种观点似乎并不妥当，也无益于治疗。然而，来访者表现出的情绪可能只是次级情感，实际上掩盖了某种被动态压抑的情感，而来访者通常会在无意识中认为这种情感是不可接受或被禁止的[参考 Widdowson（2016）关于原始情感和次级情感的更多讨论]。在这种情况下，治疗师的工作是通过去困惑的过程，帮助来访者识别并表达那些之前未曾表达的情感。

42

探索驱动力

在交互沟通分析中，我们识别出五种驱动力，这些驱动力是来访者为了维持“好”（OK）而采用的。尽管这些驱动力在许多情况下可能对他们有效，但在治疗中，我们常常发现，来访者陷入强烈、强迫性/僵化的驱动力时，这些驱动力可能会加剧他们的问题，并使他们陷入脚本困境。驱动力被视为来访者反脚本的表现（Stewart and Joines, 2012）。

这五种驱动力分别是：

要完美！要讨好！要努力！要坚强！要快点！

例如，来访者可能相信并觉得，他们只有表现得完美并取悦他人时，他们才是“好”的。在这种情况下，每当来访者表现出不完美，或者以不完美的方式完成任务，或每当他们让别人失望或将自己的需求置于他人之上时，来访者都会感到自己不“好”，都可能经历最负面的脚本信念。这种紧张感在艾德丽安·李的溺水者图示中得到了最生动的表现（见第35个关键点的图35.1）。根据我的经验，人们对自己的驱动力有准确的直觉感知。如果呈现给他们，他们会很容易识别出来（见第35个关键点），或者在治疗师直接询问时确认或拒绝。例如：“我觉得你有完美主义倾向，如果你表现得不完美，你会对自己非常苛刻。这对你来说是否真实？”

驱动力也具有文化嵌入性，因为这些行为在大多数（西方）文化中都存在、被重视并在某种程度上受到赞许，因此每一种驱动力都反映了这种文化背景。因此交互沟通分析认为，每个人身上或多或少都存在驱动力。问题不在于驱动力的存在与否，它在多大程度上主导了来访者的体验、限制了他们的选择，这才是问题所在。

每个驱动力把“有条件的好”当作一种防御机制，用来抵御人生脚本中更为沉重、破坏性的体验。因此，交互沟通分析治疗师往往会慎重拆解这些驱动力，而更关注提升来访者对自身驱动力的认识，鼓励他们思考是否需要这些驱动力来感到自己是“好”的。如果我们考虑到治疗师的工作是帮助来访者感到自我价值的“好”，找到更灵活的方式去面对世界、与他人交往，帮助来访者发现生活的更多选择，那么帮助他们注意并质疑自己与驱动力相关的内在过程和 / 或行为，会成为治疗过程的一部分。

佩特鲁斯卡・克拉克森（Petruska Clarkson, 1992b）将驱动力重新定义为优点与社会认可的品质。与来访者讨论这些积极的优点和愿景，不仅可以帮助来访者利用驱动力的优势，还可以帮他们认识驱动力的局限。因此，按照克拉克森的模型，我们将帮助来访者追求卓越而非完美；追求宜人而非取悦他人；追求尝试而非一味努力；追求忍耐而非故作坚强；追求速度而非匆忙行事。此外，通过帮助来访者认识到他们作为一个人本质上是“好”的，帮助他们建立一种无条件的好的自我价值感，他们可以在未能满足驱动力要求时放松自己，以自我同情与接纳的方式进行回应。

驱动力的概念由泰伊比・凯勒（Taibi Kahler, 1975）提出。在凯勒提出的原始模型中，驱动力表现为人们在进入“脚本”行为或情感之前的瞬间展示的一系列行为。虽然这种观点具有一定的吸引力，但不幸的是，它导致了关于人生脚本表现的简化和限制性思维（Tudor and Widdowson, 2008）。假设所有的内在心理过程都有可观察的行为线索，这种假设不切实际也不准确。人生脚本是微妙的，可以说，始终在某种程度上存在，并且个人的内在状态和/或无意识过程的变化并不总是可以观察到。例如，一个人可能由于人生脚本某个方面的激活而体验到强烈的情绪，却没有表现出任何情绪体验的迹象。

此外，鉴于驱动力的文化和社会可取性及其对个体如何与他人和世界互动的影响，将这些模式视为个人用来维持“良好状态”（OKness）的过程，也许比将其视为个人即将“进入脚本”的迹象，会更有用处。

43

分析“心理游戏”

首先，在与来访者探讨“心理游戏”分析时，使用“心理游戏”术语通常帮助不大。“心理游戏”这个词含有贬义（Woods, 2000），往往会被来访者理解为治疗师暗示他们是具有操纵性的或者是有意识操纵的接受者。我发现使用“无益的关系模式”这个词组一般都能被接受，而且用它传达心理游戏的性质，尤其当心理游戏作为无意识、加强脚本的人际行为时，更为精确。

多年来TA心理游戏分析已历经巨变。在二十世纪七八十年代，TA治疗师主要关注并揭露游戏中的“开场骗局”，一旦开始，就会直接面质（Berne, 1964）。按照伯恩G公式（Berne, 1972），一系列心理游戏分析方法被广泛使用，如詹姆斯游戏计划（James, 1973）。这些方法假设心理游戏是相对可预测、可被意识觉察到的行为序列。虽然事实常常如此，但我的临床经验表明，有些心理游戏无意识程度相当高，以致使用这些方法分析的结果并不好。再者，因为心理游戏与个人脚本密不可分，所以除非处理潜在的脚本问题，否则心理游戏会以更为隐蔽的形式再次出现，要是一开始没有充分考虑心理游戏的意义就去直接应对它，结果往往会不尽如人意。

探讨来访者关系模式时，治疗师需要倾听以获取来访者陷入的心理游戏模式（或无益的关系模式），以及心理游戏强化的潜在脚本问题的指标。

全面的心理游戏分析需要重视心理游戏背后的动机以及心理游戏象

> 征性代表的最初方案。为了理解心理游戏的深层动机，有必要识别无意识冲突，因为心理游戏从它发展而来……心理游戏的转换旨在管理无意识冲突。
>
> （Terlato, 2001: 106）

考虑将其视为对过去或某种困扰性互动（通常发生在来访者与其父母之间的互动）的象征性重演，心理游戏可被理解为一种沟通形式。“在治疗的情境中，将个人的内在情景外化或与他人互动，可能是来访者试图向治疗师传达其内在冲突的确切性质的一种无意识尝试。”（Woods, 2000: 96）“心理游戏是以人际交流方式把这种内在场景外显或投射到外在世界的过程。”（Woods, 2000: 94）因此，彻底的心理游戏分析要求考虑其中包含的无意识交流的性质。

心理游戏表现使个体将其内在冲突外显，从而可能暂时阻断了内在父母自我状态和儿童自我状态之间的攻击和冲突。这种内在攻击的减少以及冲突的外显使最初心理游戏脚本变得更易去困惑或更易同等程度地被加强。因此，在治疗室内，来访者的心理游戏应部分被允许，但必须受到控制（Bateman and Fonagy, 2006），这与伯恩的“心理游戏剂量”的概念是一致的（Berne, 1972）。由于游戏与关系的本质紧密相连，源于我们前语言的关系经历，许多 TA 分析师（包括我自己）相信我们永远无法真正停止玩游戏，我们只是变得更擅长游戏。换句话说，游戏变得不那么具有破坏性、问题性，也没有那么令人困扰，并且更容易被识别和从中摆脱出来，或者变得更加微妙、几乎难以察觉。

在持续诊断来访者心理游戏的过程中，需要治疗师反思一些问题：

- 我的来访者反复陷入的基本关系模式是什么？
- 他们在与他人的互动中不断地在做什么，并最终感受到什么？
- 他们对他人如何对待自己、情境如何结束以及自己需要做什么，有哪些（潜在的内隐）期望？

- 他们汇报说他人一直对自己做什么？
- 他们可能在做什么，才会引起他人那样的反应？
- 他们是如何一直让自己容易陷入这些模式中的呢？
- 我的来访者可能需要留意哪些“早期警示信号”——他们重新陷入心理游戏的迹象？
- 这个心理游戏试图复制的原始的早期生活情境是什么？
- 心理游戏强化了自我的哪些信念？
- 心理游戏强化了关于来访者的哪些信念或期望，或者关于他人如何与来访者互动的期望？
- 那些未被满足的最初关系需求是什么？满足这些需求会对内在心理与人际关系产生什么影响？
- 心理游戏试图处理的核心冲突的本质是什么？
- 来访者试图通过这个心理游戏向我传达什么？
- 我在这当中的角色是什么？我对这个心理游戏的易感性是什么？这个心理游戏强化了我人生脚本的哪些方面？
- 我如何最好地管理我的情感，从而在心理治疗中始终为我的来访者提供帮助呢？
- 在理解这个心理游戏的过程中，对我和我的来访者而言，有什么可以得到疗愈？
- 我的来访者可能采取哪些行为与回应方式，摆脱这个心理游戏，或将其影响最小化，转向更健康的相处模式呢？

44

逃生通道——来访者的安全框架

封闭逃生通道是颇具争论的 TA 理论之一，它由德赖等人（Drye et al., 1973）、霍洛韦（Holloway, 1973）、博伊德和考尔斯·博伊德（Boyd and Cowles-Boyd, 1980），以及近年来斯图尔特（Stewart, 2007）的研究发展而来。封闭逃生通道的核心前提是：个体在悲剧脚本中，可能会在脚本中融入一个“逃生通道”。它并非我们通常所认为的正面、积极的出路，而是个体借以逃离困境、转而进入某种想象中的更好状况的方式。TA 中提到的传统意义上的逃生通道有三种：杀害或伤害自己、杀害或伤害他人、发疯。一些 TA 治疗师还增加了第四个逃生通道：逃避。根据这一理论，如果个体在其脚本中有一个“开放”的逃生通道，意味着个体在某种程度上相信“如果周围的情况变得非常糟糕，我会杀死、伤害自己或他人，发疯或者逃避”。这些都被认为是一个悲惨脚本的体现，也可能是第三级心理游戏的极致表现。然而，实际上，这种情况不太可能发生。首先，认为个体在脚本中预设一个开放的逃生通道，与交互沟通分析的核心概念——生命自我修复力所蕴含的人本主义成长驱动力（physis）（Berne, 1972）相悖。其次，这并未考虑到压力（甚至创伤性）生活事件对危机的影响。再者，大量研究表明，导致自杀倾向或自我伤害风险的主要因素是绝望感和被困感（O'Connor and Kirtley, 2018）（参见第 81 个关键点）。

尽管逃生通道的概念存在争议，但它在构思风险类型和来访者安全方面依然具有一定的价值。交互沟通分析确实非常重视来访者保护（Crossman, 1966）。然而，保护不仅仅是请来访者封闭逃生通道。考虑来访者在某个时刻是否正沿着自杀 / 自我伤害、伤害他人、精神崩溃或逃跑的轨迹移动，是一个有用的简记框架，将这些因素作为全面风险评估过程的一部分，这样做是合理的。

德赖建议治疗师使用“不伤害合约”作为评估工具：

> 只要我认为可能存在自杀风险——既包括实际的尝试或想法，也包括自我毁灭的行为、高风险举动、绞刑架下的幽默等，我都会让来访者做一个测试，清楚地说明这个情况。我说：“请大声说‘无论发生什么事情……我都不会自杀……无论出于意外还是有意’，然后告诉我，你对自己刚才说的话有什么感觉。”如果患者说“这是真的”，那么风险评估报告就完成了，可以继续进行治疗计划了。
>
> （Drye, 2006: 1）

德赖还请治疗师特别注意，来访者可能给出任何限定性陈述或条款说明他们不能遵守合约的原因。随后，他建议邀请来访者重复这一声明，逐步延长时间跨度，了解来访者愿意在多长时间内保持安全。有趣的是，德赖认为这个工具只有在监控自杀风险行为时才有效，但对监控或遏制想进行自我伤害的来访者，却收效甚微。

“在封闭逃生通道时，来访者是从成人自我状态，作出放弃三种悲剧性选择的承诺，这样她就接受了对自己的情况负有责任这一事实，她承认自己有能力改变那种情况”（Steward, 2007: 102）。斯图尔特还强调，封闭逃生通道的程序要求来访者从其成人自我状态作出承诺，不在任何情况下自杀、伤害自己或他人，或精神崩溃。“逃生通道方案并不是为了处理来访者在悲剧选项方面可能仍存在的儿童自我问题”（Steward, 2007: 102）。封闭逃生通道，尤其是“无自我伤害合约”不应被看作对来访者持续、彻底的风险评估的替代方案。当一个来访者封闭逃生通道，无论看起来多么和谐，都不能保证他们随后不会做出有危害的行为或第三级行为。

斯图尔特（Stewart, 2007: 110）认为，“逃生通道的决定性特征与无自我伤害合约之间存在区别。在来访者和治疗师达成一致意见的前提下，可以对合约进行审查、协商、更改。相比之下，封闭逃生通道的本质是来访者的决定，是不可撤销的、不可协商的”。实际上，在应对变化、失去希望、绝望感增强、感到陷入困境时，这种立场是不切实际的。来访者在面临自杀危机前通常会经历这些感受。

博利斯顿·马尔杜拉（Boliston Mardula, 2001）在讨论逃生通道时，结合了人的基本需求（Berne, 1970），以及有害行为如何常常代表着脚本驱动下满足这些需求的方式。博利斯顿·马尔杜拉请治疗师在治疗出现有害行为的来访者时，考虑这些基本需求，并促进用更健康的方式替代破坏性路径。许多交互沟通分析师认为，自我伤害行为（如吸烟、过度饮酒、暴饮暴食等）是强烈的“不要存在”禁令和自杀/自我伤害逃生通道开放的症状。确实，许多人的互动行为都具有不同程度的有害性。然而，将这些行为都归结为开放的逃生通道和“不要存在”禁令，是一种过于简化的观点，未能充分或准确地考虑这些行为的复杂性、重要性。此外，这种思维方式可能带有道德判断，因此可能不具备治疗性质。的确，在 TA 中，“不要存在”禁令是一个重要的因素，有助于理解自我伤害行为，并可以作为描述围绕这些问题的内部过程的简明用语。人们之所以表现出自我毁灭或伤害的行为，有很多原因，因此，对这些有害行为的成分及其驱动力进行彻底分析对有效、全面地治疗至关重要。治疗师应避免用过于简化、还原主义，或可能导致病理化的思维方式理解来访者的行为。

45

自杀意念：简介

交互沟通分析师多年来致力于治疗有自杀倾向的来访者，通常将自杀理解为“不要存在”禁令（Goulding and Goulding, 1979; Stewart, 2007）的表现，且与其脚本回报有关（Berne, 1972）。仅将自杀意念看作“不要存在”禁令的体现和第三级脚本回报的指示（Berne, 1964）是不够的，因为自杀意念是一个复杂的现象。

对于治疗师来说，与那些痛苦深重到极其渴望结束自己生命的来访者在一起，是一种令人不安的经历。出于恐惧（也可能是无知），一些治疗师可能会迅速引入限时“无自我伤害合约”或逃生通道关闭程序，而不加以深思。相反，治疗师的首要任务是理解来访者在这个问题上的思想和感受，首先要确定来访者的自杀念头是偶尔出现、短暂的想法，还是更为持久的念头。如果来访者的念头是严重和持久的，治疗师需要进一步确定来访者是否制定了自杀计划：①他们是否有实施计划的手段？②他们是否打算付诸实施？对于那些有持久自杀意念且已制定计划、具备实施手段和意图的来访者，需要立即转介进行紧急医疗救治（见第 81 个关键点）。

我们需要理解自杀意念本身，以及它对于来访者意味着什么。任何自杀意念都是一种深刻的情感表现，显示了来访者内心极度的痛苦和绝望。自杀意念的核心特征通常是个体希望结束这深刻的痛苦。对于有自杀意念的来访者，治疗师必须考虑到这种希望，且需要反复富有同情心地表达对来访者痛苦的广度和深度，以及他们想要利用自杀停止深切痛苦的愿望的深刻理解。从这个角度考虑时，自杀意念也被看作来访者内在生命力的一种情景适应性的表现（尽管是扭曲的）（Berne, 1972; Goulding and Goulding, 1979）。在自杀意念中，寻求痛苦的“终极解决方法”是最终目标，但这只是其中的一部分，每位来访者的经历都需要完全被探索及解释。自我毁灭的冲动，从结构分析角度看，一般源于 P1（儿童自我中的父母自我）状态，虽然深层情感痛苦或“心灵伤痛”（McLaughlin, 2007）及内在冲突是自杀意念的主导因素。对治疗师而言，最有效的、最有用的治疗方法，既不使用委婉语，也不模棱两可地表达，而是敏感地、直接地询问来访者的自杀意念及情感体验，并提供坚定的接纳。来访者体验的每个方面都需要被细致、富有同情心地关注（McLaughlin, 2007）。许多有自杀意念的人对这些情绪感到羞耻、愧疚，常常有着深刻的孤立感。治疗师的这种同情和接纳的态度本身就是一种治疗，因为它减少了来访者的羞耻、内疚感、与自杀意念相关的孤立感。

自杀意念通常还包括想要摧毁自我的某些方面，常见想要摧毁的部分是儿童自我（C1 或者甚至是第三层次的儿童自我），或者是儿童自我中的父母自我（P1），甚或两者兼有。偶尔，来访者想要摧毁的部分是自身某些他们意识到是来自他们父母的部分（因此代表了摧毁 P2 内摄的认同）。从我的经历来看，有效的做法是直接让来访者描述他们想摧毁自我当中的哪些部分，因为来访者能够相对清晰地表达这一点。你可能需要反复询问这个问题，因为这些部分是“分层”（变化）的。而在任何时刻，最让来访者感到困扰的自我部分可能会发生变化（Goulding and Goulding, 1979: 181-204；关于此类“分层”治疗的例子可见于更多文献）。

自杀意念有时包含了惩罚的动机，尤其是自我惩罚。这种自我惩罚的愿望在感到深刻内疚和羞耻的来访者中尤为常见。惩罚的愿望也可能延伸至他人，尤其是那些被来访者认为不公正对待自己的他人（Goulding, 1979）。自杀意念也可以视为一种沟通方式。治疗师应探索这些意念在沟通中所代表的含义，如果来访者实施这些意念，会向他人传达什么信息。思考禁令，即个体在婴儿期对环境的回应形成的脚本，有助于理解来访者的心理发展过程。从这个角度考虑，自杀意念也可能被认为是来访者对从其环境中获得的“不要存在”禁令的一种遵从，这种禁令可能是直接、间接或者推断而来。

自杀意念往往与存在主义问题有关。矛盾的是，自杀意念可能是死亡焦虑的体现（Yalom, 1980），或是对完全承担责任感到极度焦虑、难以承受时做出的替代方案。在某些人看来，自杀也是为他们自己的生命或者痛苦负责，是对一个将失去控制的人生恢复一些控制，但对重新获取控制又充满无助感。要进一步探索类似主题请参看亚龙（Yalom, 1980）的《存在主义心理治疗》（*Existential Psychotherapy*）一书。因为 TA 是存在主义疗法，交互沟通分析师会在他的书中发现丰富的材料。

从“纯粹”TA 角度来看，尽管脚本理论提供了一些解释，但将自杀冲动仅仅归结为单一脚本问题或来访者的脚本回报几乎可以肯定是过于简化的，理解自杀意念涉及的复杂动态和问题是至关重要的。重要的是要考虑与自杀意念相关的复杂动态和问题，并且理解这些问题如何推动自杀意念。治疗具有不同程度自杀意念的来访者时，建议治疗师花充分的时间思考并在督导下讨论、思考来访者的自杀意念及其不同的成分，以及这些成分如何在他们的内心世界和体验中结构性地、动态地互动。当然，理解任何可识别的脚本结局是交互沟通分析师的一项关键能力。然而，个体的脚本中可能存在多个结果，甚至是未明确指定的结果。即使存在指定的结果，也需要在其背景和相关情境中理解脚本问题的复杂互动机制。

本节的目的并非为治疗师治疗有自杀倾向的来访者提供全面概述或者方法论。治疗师应接受全面培训，包括风险评估、治疗方法和转介程序的学习。这些材料可以作为补充或准备，以便治疗师更好地理解、处理自杀意念。

46

诊断一览表

TA 中进行诊断的最简单方法是系统地检查基本概念，确定你的来访者如何体验他们的特定病理。可以将 TA 概念列表打印出来，为每位来访者做笔记时，使用诊断检查清单，记录相关的观察和发现。随着时间的推移，你的笔记将逐渐形成一份全面的 TA 诊断。你可以使用以下示例列表，也可以根据自己的工作方式制定列表。

1. 自我状态

伯恩的四种自我状态诊断方法：行为诊断、社交诊断、历史诊断、现象诊断。

- 父母自我状态：总体评价和优势
  - 来访者内在抚育型父母的强度
  - 来访者内在控制型父母的强度
- 成人自我状态：总体评价和优势
- 儿童自我状态：总体评价和优势
- 污染
- 其他结构病理（现象）
- 主要的、被个体内摄的重要照顾者 / 兄弟姐妹
- 来访者的内在自我状态对话的性质

2. 沟通方式

记录常见的沟通方式。

- 这位来访者最常用哪个自我状态进行交流?
- 他们通常会引发他人从哪个自我状态作出反应?
- 他们的主导性功能模式是什么?
- 他们呈现了哪些沟通方式?

3. 关系模式

- 来访者对自我及他人的期望反应是什么?（见第 35 个关键点）

4. 安抚经济学

- 来访者显现哪些安抚经济学规则?

5. 心理游戏

- 来访者经常进入哪些心理游戏?
- 我认为我们可能会参与哪个心理游戏?
- 来访者熟悉的戏剧三角形游戏是什么?
- 他们报告自己会引发他人的哪种戏剧三角形游戏?
- 我与这位来访者的反移情戏剧三角形动力是什么?

6. 扭曲 / 脚本系统分析

- 来访者表达的扭曲感觉是什么?（Widdowson, 2016）
- 来访者表现出或自述了有关以下对象的哪些“脚本信念”?

    - 关于自己？
    - 关于他人？
    - 关于世界和生活的本质？
- 他们感觉糟糕时，他们会出现哪些身体反应？
- 他们感觉糟糕时，他们会表现出哪些可观察的行为？
- 他们关于结果的可怕幻想是什么？
- 在扭曲系统下被压抑的情感是什么？或者，来访者感到哪些情感是不被允许的或不可接受的？
- 来访者在情感识别方面有哪些缺失的部分需要补充？

7. 个性特质

现代对个性的看法已经从过时的分类方法（将个性分为“类型”或“适应模式”）转变为维度方法，重点关注特定个性特质的存在（APA, 2013）。维度模型不仅基于证据（而许多旧的诊断类别 / 类型几乎没有证据支持其存在），而且在个性诊断和治疗计划中具有更高的准确性和特异性。维度模型基于所谓的“大五”个性特质和病理特质，这些特质包括：

- 开放性
- 责任心
- 外向性
- 宜人性
- 神经质

在你的诊断中，请评论哪些特质似乎最为突出。你还可以使用标准化的大五个性量表或测量工具，指出来访者在每个特质维度上的得分是高还是低。网络上有许多优质的文章和资源可以解释这些个性特质。对于新接触此模型的治疗师，强烈建议进行一些背景阅读，以熟悉“大五”个性特质。

DSM-5 提出了一种基于证据的适应不良人格特质模型，该模型源自五大人格模型。病理性人格特质包括：

- 负性情感
- 隔离
- 面质性
- 冲动控制障碍
- 精神病性

在评估那些可能有个性障碍的来访者时，使用 PID-5-BF（DSM-5 简短形式人格测评量表）是有益的。建议治疗师阅读维迪格和麦加布（Widiger and McGabe, 2020）的相关文献，以进一步理解和熟悉这一模型。

8. 人格功能

人格功能水平用于识别所有人格障碍的特征，即自我功能、人际功能的受损类型。建议治疗师熟悉 DSM-5（APA, 2013）中的模型，或通过阅读在线资源增强理解。

- 自我功能：
  - 身份（包括对自我作为独特个体的体验，自尊的稳定性，调节各种情感的能力）
  - 自我导向（包括追求连贯且有意义目标的能力，亲社会行为标准以及自我反思的能力）
- 人际功能：
  - 同理心（包括理解、欣赏他人经历和动机的能力），接受不同观点的容忍度及理解自身行为对他人的影响

- 亲密度（与他人联系的深度和持久连接的能力，渴望并且具备建立亲密感和互相尊重的能力）

你可以使用 LPFS-BF 2.0（人格功能水平量表简短形式 2.0）来提高评估的准确性，特别是对于表现出严重受损且可能有个性障碍的来访者（Weekers, Hutsebaut and Kamphuis, 2018）。

9. 禁令

请勾选适用项，并简要记录你的诊断依据：

- 不要存在
- 不要做自己
- 不要亲近
- 不要有归属感
- 不要重要
- 不要成功
- 不要像小孩
- 不要长大
- 不要健康
- 不要思考
- 不要有感觉
- 不要做任何事

10. 被动性

请勾选适用项，并简要记录你的诊断依据。通常被报告出来或观察到的被动行为（包括关于被动表现的一般评论）是：

- 不作为
- 过度适应
- 焦虑不安
- 无能为力 / 暴力行为

11. 症结

- 一度症结（包括形成冲突的关键对话）
- 二度症结（包括形成冲突的关键对话）
- 三度症结（包括形成冲突的关键对话或核心主题）

12. 心理地位

- 我好，你好
- 我好，你不好
- 我不好，你好
- 我不好，你也不好

13. 主要脚本信念

____

14. 需要去困惑的备注

____

Part 4

第四部分

签订合约

47

为治疗任务和目标签订合约

现在有大量研究表明，在合作设定目标时的明确性和共识能够提升心理治疗的效果（Tryon, Birch and Verkuilen, 2019）。具体来说，治疗双方如能在早期（在开始的几次会谈中）就治疗的任务和目标达成协议，可能会对工作联盟的发展起到促进作用，从而对治疗的积极结果作出贡献。来访者通常对其总体的治疗目标有一定的概念，这种目标通常与症状缓解有关。许多来访者也意识到，可能要完成相当程度的内心及人际重新构建才能解决他们所面临的问题。对交互沟通分析师来说，难点在于如何通过协商签署一份清晰的合约，同时又灵活地为将来的可能性留有余地。如果我们假定来访者于治疗之初处于相对固定的脚本位置，那么任何明确的目标都可能受到来访者自主状态的限制。来访者陈述的目标也可能受脚本驱动，与个体脚本的进一步发展可能有关。TA 人本主义价值基础认为，在某些层面上，来访者的确需要这种知识，虽然它起初也许是相当隐蔽的。哈加登和希尔斯（Hargaden and Sills, 2002）认为，在理想状况下，一个好的治疗合约应有意识地增加选项，而不是治疗之初就承诺一个确定的结果或行动路线。这种更侧重相互关系的合约签订方法，与注重合约细节的 TA 方法形成对照（Stewart, 1996, 2007）。

为治疗任务签订合约

作为参与治疗过程的一部分，治疗师向来访者提供信息，说明治疗如何进行以及他们将在治疗室内、外参与的活动（如行为任务合约），这是一种良好的实践。给来访者提供关于如何参与自我反省过程的指导也很有帮助，这个过程可能探讨来访者对治疗目标和任务的期望，以及先入之见——因为可能与治疗师的期望有很大差异。库珀－诺克罗斯偏好量表（Cooper and Norcross, 2016）等工具不仅可以识别来访者的期望和偏好，还可以引发关于治疗过程、治疗师工作方式、可能使用的技术与方法的讨论。签订任务合约还包括在治疗中具体、持续地就处理某个特定的问题征求来访者的同意。例如："这听起来很重要。您现在想讨论这个问题吗？"或者"好的，我听说您感到 ×××，我们可以稍后再讨论这个问题吗？"这类表述标志着将自然出现的问题作为进一步探讨的切入点。

签订与治疗关系相关的任务合约

与来访者明确约定，他们将在治疗中讨论与治疗和治疗师相关的感受，这是一种明智的做法。这种合约涉及利用治疗关系和处理移情的任务。建议措辞如下：

> 人们对治疗和治疗师的感受常常至关重要。我发现，通过关注这些感受并共同探讨，我们可以深入了解人们的问题、观点、思维模式，以及他们是如何与他人建立关系的。
>
> 治疗提供一个独特的环境，正是为了实现这一点。例如，有时人们可能会感到些许焦虑、莫名的羞耻感，或者甚至开始担心我是否会对他们进行评判。所有这些感受都是重要的。虽然一开始会感觉有点奇怪，但我鼓励你分享你心中的任何想法，尤其是那些与"来这里"或"来见我"相关的想法，无论它看起来多么奇怪或者不理性。您愿意这样做吗？

为治疗目标签订合约

寻求治疗的来访者通常想了解从治疗中能获得什么。治疗师可以借助许多 TA 的资源，帮助来访者明确与目标相关的治疗合约。正如 Berne（1966/1994）指出的，合同是"双方的"，需要来访者和治疗师的共同同意。治疗师也会有自己的一套内隐目标，即他们对"理想"或"治愈"的概念。这些目标会潜移默化地影响治疗过程，并指导治疗师的干预。因此，治疗师只有意识到他们的整体治疗目标，才能从一开始就让来访者参与到这些目标的讨论中，使来访者能在知情同意的立场上决定是否进行治疗。这可以减小治疗受内隐意图干扰以及在非合约基础上操作的可能性。在确定治疗师自己隐含的理想目标时，治疗师可以反思以下几个问题：作为治疗师，对他们来说什么是重要的？他们认为来访者通过治疗能够做出的最重要的改变是什么？例如，可能是生活选择、资源的增加，或是增强处理关系的能力。了解自己的总体治疗目标的治疗师可以与来访者就这些目标进行讨论，从而使来访者能够在更具知情同意的前提下进入治疗环节（或决定是否接受治疗）。

48

以目标为导向和以过程为导向的 TA 治疗

正如第 47 个关键点所述，符合伦理且有效的心理治疗需要在合作过程中明确治疗目标。虽然合约制定确实是交互沟通分析治疗初期的关键部分，但重要的是不要牺牲建立工作联盟和在心理上“接触”来访者的必要性。艾德丽安·李对此进行了简洁而优雅的总结，她提醒我们“接触先于合约”（Lee, 1997: 101）。艾德丽安·李建议治疗师使用她所说的过程合约，这种合约邀请来访者参与到当前的接触、探索和实验过程之中。过程合约从治疗型询问开始，然后利用对询问的回应来决定下一步行动。然而，需要注意的是，过程合约和以目标为导向的合约可以同时使用。实际上，形成关于治疗任务和目标的合约（见第 47 个关键点）通常需要两者结合。作为治疗任务合约的一部分，我建议使用一种开放合约，邀请来访者对他们的治疗体验给予反馈，这有助于治疗师根据反馈调整其工作方式。这与当前关于治疗师响应性在促进积极结果中的重要性的思路相一致。建议措辞如下：

> 我们先见几周面，并在每次治疗中互相检查我们的进展如何以及我们是如何一起工作的。你觉得这样怎么样？当然，如果在任何时候你有任何感受或想法，请随时告诉我。

关注建立工作联盟和过程合约并不会妨碍关注来访者的目标和确立治疗的明确方向。我发现，在我们第一次接触时，要求来访者思考他们的治疗目标是很有帮助的。在我的接待表格中，我要求来访者列出三到五个治疗目标，或三到五件他们希望从治疗中获得的成就。在我进行这些工作的几年里，每一位来访者都能至少确定一个，通常是几个明确的目标，而无需额外的引导。我们随后在初期治疗中讨论了这些目标，并在必要时进行了澄清和细化。将目标分解成一系列更容易实现的小目标，这种做法非常有用。实现一个较小的子目标可以显著增强来访者的动机，并给予他们鼓励，让他们相信可以实现更大的目标。这对于那些感到沮丧、气馁或绝望的来访者尤为有帮助。获得前进的动力和方向感能给来访者带来希望，从而对整体治疗效果产生积极影响。此外，已知目标的实现会刺激多巴胺的释放。由于多巴胺与动机和学习密切相关（除了给予奖励和愉悦感之外），这有助于进一步推动变化，支持来访者的变化过程。

沃拉姆斯和布朗（Woollams and Brown, 1978）提出的治疗计划将治疗合约的发展视为治疗的一个具体阶段；而治疗合约之前，还有两个初始步骤：动机和觉察。他们建议治疗师在这两个阶段中，采取一种“轻触式”的合约制定方法。当然，来访者通常会为治疗提出需求或目标，对此，治疗师可以接受并在后续阶段进行调整。尽管沃拉姆斯和布朗（Woollams and Brown）模型以一系列线性阶段呈现，但在现实中，动机、觉察、合约通常会在治疗初期阶段同时形成。善于察言观色的治疗师会调整他们的工作方式，在这些不同的治疗任务之间来回切换。

49

使用标准书面商业合约

在初次会面时，向所有来访者提供一份标准的书面商业合同（Berne, 1966/1994; Steiner, 1971），可确保治疗安排、管理事务以及治疗条款和条件清晰明了。书面合约很有用，因为很多来访者常常在首次与心理治疗师会见时极度紧张或者情绪化，很容易忘记有关商业合约的重要信息。提供书面合约不仅将可能出现的混乱最小化，也是符合伦理的良好实践。所有管理心理治疗实践的专业组织以及交互沟通分析组织都建议成员在签订合约时尽可能明确。伦理上的合约签署要求从业者关注治疗中清晰度的缺失可能导致问题的诸多领域。合约签署通常出现在治疗过程初始，所以治疗时长等细节可能还无法被确定下来。然而，从业人员会指出工作的期待模式，比如短程或者长程。另外，鉴于上述可能出现的问题以及一些额外的要点，我建议在书面商业合约中明确以下事项。

文件标题或名称

来访者通常对“合约”一词感到些许担忧，因为它可能会让他们觉得自己正在签署正式法律文件。我会向来访者解释，“合约”在这里不是法律意义上的用词，它只是一个技术术语，指我们的工作协议。我也会解释说，合约的目的在于确保清晰明了，同时也让来访者能够在知情同意的情况下进入治疗（实际上，我有一个较长的知情同意文件，还有一个简短的合约，其内容主要关乎我的工作方式、对来访者的期望、来访者可从我这里期望得到什么等等）。

合约涉及以下重要的问题：

- 费用
- 取消规则
- 保密性
- 治疗录音
- GDPR（《通用数据保护条例》）合规性隐私声明

费用

每次治疗的费用是多少？ 费用支付的安排是什么？

取消规则

对于取消治疗的通知期限和错过治疗的费用支付，你的规则是什么？

保密性

保密的界限和限制是什么？可接受的条约是：“如果我认为你和他人有可能受到伤害，我不会继续保密。在这种情况下，在将其公开之前，我会与你讨论我的理由和计划。”这一条款涵盖了各种可能性，不用具体细节限定治疗师，但明确了风险管理的保密界限。有关保密、保护正接受药物治疗或有精神病史的来访者的特别条款可能包括：

> 如果你正在接受药物治疗，我与你的医疗提供者保持联系是有好处的。通常，我会以信件的形式进行联系，并且会与你讨论那封信的内容。我不会泄露我们治疗的具体内容，而只是做一些一般性的评论。

这有助于与医疗提供者就服药来访者的管理进行专业讨论。

重要的是澄清临床督导中的案例讨论范畴。建议条款如下：

> 根据伦理规范和专业实践，我定期与临床督导讨论我的案例。任何关于你的讨论都将被匿名化，以确保你不会从讨论材料中被识别。

实习生还需要提供明确的声明，说明如何在论文和案例研究中使用来访者的材料。建议措辞如下：

> 有时，我可能会在我正在进行的专业培训相关的作业中提到我们的工作。所有案例材料将被匿名处理，并以不会使你从材料中被识别的方式呈现。

未经来访者许可，就把来访者素材写入作业中的做法是不符合伦理的。如该条款被纳入普遍的商业合约，建议治疗师要求来访者签署文件的副本，由治疗师保存。此外，实习生还应向他们打算撰写详细案例研究的来访者寻求具体同意。

培训者和督导也需要解释教学过程中来访者素材的暴露。我在合约中使用的条款是："在心理治疗师和咨询师的教学过程中，或在专业期刊、教材中，我可能会使用这部分材料，同样，任何辨识性细节都会被模糊处理，确保你不会在任何材料中被辨认出来。"

治疗录音

如果你对你的治疗工作进行了录音或录像，你需要附上一个声明，明确录制的用途（如"被选择的五分钟片段用于督导、监控和评估我的工作"）、录音的保存方式与录音销毁的程序。在英国，建议治疗师将数字录音保存下来以形成电子记录，因此要求治疗师在数据保护机构登记注册。

我们也建议督导人员制定一份书面商业合约，在涵盖上述内容以适应督导情况的基础上，同时也涉及诸如紧急电话督导安排、被督导者资质核准、宣传材料使用规范、督导报告的提供、与培训机构/培训师的联系、督导频率的安排、影响工作的道德准则以及任何针对团体督导的特殊安排等细节。

GDPR 合规性隐私声明

按照欧洲法律的要求，治疗师需要提供符合 GDPR 的隐私声明。推荐使用以下措辞：

隐私声明

保护您的个人隐私对我来说非常重要。我确实需要从您那里收集一些信息，例如联系方式、姓名和地址，以及与您的个人经历和所面临的问题相关的敏感数据。这些信息用于为您提供心理治疗/咨询服务，以及质量保证和统计目的——这些都是合法权益范畴。

所有记录将在为您提供服务所需的时间内以及保险要求的时间内予以保存。您有权查阅您的记录。如果记录有不准确的地方，请告知我。

我在 GDPR 下注册为“数据控制者”。我在信息专员办公室的注册编号是（提供你的注册编号）。

使用和保留个人信息的其他目的

我会存储和使用你的个人信息：

- 为了与你进行交流；
- 为了以匿名方式与我的督导或其他相关专业人员进行讨论；
- 如果你是通过第三方（如工作单位）转介来的，他们可能需要这些信息。

50

与不确定的来访者订立合约

在治疗时，来访者感到困惑、不确定为何有这样的感受，对如何解决问题感到迷茫，这种情形并不罕见。但是所有来访者都有一个共同点，即希望被理解、接纳。大量研究表明，治疗师的温暖、同理心、无条件的积极关注，对有效治疗至关重要（Norcross and Wampold, 2019a; Wampold, Norcross and Lambert, 2019）。如果治疗师忽视这些要素，在未能为来访者提供足够协调的“创作空间”（Winnicott, 1971）之前就追求合约的签订，可能会被认为无法提供足够的“支持性环境”（Winnicott, 1960b/1965b）。

此外，来访者在治疗之初设定的目标很可能是由他们的心理脚本决定的。例如，来访者明确表示，他们的生活目标是找伴侣、结婚。但是在治疗过程中可能发现，来访者有强烈的观念，认为应该结婚，这是基于婚姻的文化重要性、社会与父母的期望，认为不结婚就是不完整的人。最终，来访者可能会将目标调整为拥有是否结婚的自由选择权。

明确合约目标，对于那些自我感尚未发展及有自我障碍的来访者来说（Masterson and Lieberman, 2004），可能尤其困难。对于这些来访者，以及其他一些来访者，初期的工作合约往往变成了“寻找合约”（Steiner, 1974）。交互沟通分析师弗朗西斯·汤森（Frances Townsend）提了几个问题，帮助带着模糊的探索性合约来治疗的来访者将目标具体化。例如：“你希望发现什么？”“这些内容将如何改变你？”或“从这些发现中你将做出什么改变？”

治疗师可以向犹疑不决的来访者建议在某些领域订立普通合约。这些有效的领域可能包括：增强自我意识、提高情绪调节能力、改善人际关系、增强动机、洞察心理模式及其根源等。实际上，良好的治疗往往会涵盖大部分甚至全部建议，因此无论来访者确定与否，可以将这些建议作为适用于所有来访者的实践标准，在治疗中聚焦于这些潜在的领域。

比较棘手的是勉强来治疗的来访者。例如，听从他人建议而非主动寻求治疗，在家庭医生或家庭成员的催促下来治疗的来访者。在这种情况下，建议治疗师与其讨论其对治疗的矛盾心理、想从治疗中获得什么，并进行几次广泛探索合约的治疗——这种做法比较明智。

最后，虽然交互沟通分析治疗师在治疗之初询问来访者是否有特定目标或想讨论的内容是很常见的做法，但一些人会觉得不舒服。当然，有些来访者确实有想法，但对于其他来访者，治疗师可以根据先前讨论的内容建议可能的讨论领域，然后在治疗中确认对方是否对建议的重点感到满意，这样做是有价值的。实际上，在治疗过程中询问来访者对治疗的进展是否满意、是否希望以不同的方式进行治疗，或者是否希望增加或减少某些内容，这都是良好的职业道德实践，并且与研究证据相符。研究表明，治疗师的回应能力以及根据来访者的反馈调整治疗方案有助于取得积极的治疗效果（Miller et al., 2016; Norcross and Wampold, 2019b）。

51

应用作业和行为合约

设计和引入行为合约，特别是针对两次治疗之间的行为或活动（作业），是一种常见且备受推崇的策略，广泛应用于交互沟通分析治疗。在交互沟通分析中，行为合约式的作业有着良好的实践基础。伯恩和高登都利用两次治疗之间的作业来促进或巩固改变（Berne, 1966/1994；Goulding and Goulding, 1979；McNeel, 2010）。作为一种治疗策略，它与认知行为疗法有许多共同之处。来访者对此的反应各不相同，一些来访者积极寻求（并完成）合约，另一些则想要合约但未能完成，还有一些则明确表示不想要合约。有一些研究，主要由认知行为治疗师开展，表明合约及其完成给治疗带来显著益处。

“元分析显示，作业的安排和作业的完成度与心理治疗结果呈正相关。”（Tryon and Winograd, 2001: 387）他们进一步指出：

> 给予来访者作业并检查完成情况的治疗师，比那些不要求来访者在日常生活中应用治疗中学到的内容的治疗师，取得更好的治疗结果。最近的研究（Schmidt and Woolaway-Bickel, 2000）表明，决定治疗效果的并不一定是作业的数量，而是完成作业的质量。
>
> （Tryon and Winograd, 2001: 388）

每次治疗中，我个人通常会给每位来访者布置“作业”任务（如果遇上对“作业”持消极态度的来访者，我会代之以“发展活动”或“改变助推器”）。这些任务通常关乎当前来访者所关注的问题、已确定的具体治疗目标，或启动下一步治疗计划的改变过程。我解释说，心理治疗每周只有 1 小时，所以他们如何利用剩下的 167 小时至关重要。我还会说，研究表明，那些积极参与治疗过程并完成合约的来访者，通常能获得更好更快的治疗效果。布置作业之前，也往往是在与来访者的初次会面或第一次治疗中，我们会谈论来访者对治疗之间任务的期望，询问他们实际可能投入多长时间。我告诉他们，布置的任务通常需要每天用 90 秒到 20 分钟完成。我也告诉他们，每天完成这些任务并不现实，可以用五天完成任务，如果这也有困难，每周用三天时间完成任务足以保持改变的动力。我还说明，有些任务会很快见效，其他任务可能需要时间、坚持，才能看到整体效果。

心理治疗中，要确保来访者不感觉任务是被强加的，而是经协商确定的——这一点非常重要。所有设定的行为合约都应与来访者的个案分析、核心脚本有某种关联，并需要整合到连贯的治疗计划中。至少，治疗师需要明确了解他们为什么要推荐某种特定的行为策略。

我建议治疗师将任务写在索引卡或便条纸上，让来访者带回去以免忘记。我鼓励来访者使用智能手机上的应用程序提醒他们要完成的任务，将任务融入日常生活中有助于任务的完成。然后，与他们讨论何时将任务纳入日常生活（例如，午饭后进行呼吸或放松练习，或将写感恩日记变成睡前习惯）。我还建议治疗师在记录中保存任务合约的副本，以便在后续的治疗中跟进任务的执行情况。在之后的治疗中讨论任务时，建议治疗师避免采取家长式的立场对待来访者（尤其当来访者未完成任务时），而是认可他们完成的任务，再邀请他们讨论对任务的体验和反应。在有持续进行的任务的情况下，鼓励来访者坚持完成任务并持之以恒也是被推荐的做法。

52

处理对作业及行为合约的阻抗或不配合

有时，即使“作业”合约经过仔细规划、协商后达成，来访者仍然未能完成任务，或者回应说任务没有帮助。这种情况往往是以下情况导致的：来访者不喜欢某个特定任务、来访者个人情况（比如，太过繁忙或生病）、来访者未理解任务或任务与自身的关系。在某种程度上，可以通过与来访者讨论拟定的合约任务加以预防，确保他们理解需要做什么，以及任务的相关性和目的。

任何合约都需要与来访者的治疗目标、当前治疗的重点领域以及治疗的预期轨迹（治疗计划）清晰地联系在一起。合约任务通常源于治疗的内容，例如，治疗师可能会根据正在讨论的内容建议一些自我觉察、自我反思、自我观察的任务，或者推荐一些已被验证的技术（如，针对焦虑来访者的放松练习，或针对抑郁来访者的正念练习），或是建议参加某项特定活动以支持或强化来访者在治疗中所做的一项改变工作（例如，对于社交焦虑或退缩的来访者，通过做一项之前一直回避的活动，如参加社交活动，来面对他们的恐惧）。当任务与来访者的改变过程相关且对他们而言感觉可行时，来访者完成任务的可能性会大大增加。在要求来访者完成任务时，要确保任务内容的现实性——这点非常重要。向来访者解释，一个有效的任务需要一定程度的挑战或努力，但不能不切实际，然后协商出力所能及的任务，这种做法行之有效。

最常见的未完成任务的理由是来访者说他们“忘记了”或“没有时间”。治疗师如何处理这一点非常关键，因为我们需要考虑来访者的忙碌程度以及他们休息和放松的需求。在这个过程中，我们需要支持任何朝向改变的行动，同时也要敏锐地面对任何他们没有好好照顾自己的迹象。对于健忘的来访者，可以鼓励他们使用智能手机上的提醒应用程序，或者寻求家人或朋友的支持来帮助提醒他们。对于那些反复说没有时间完成已商定作业的来访者，明智的做法是确保布置尽可能简短或者不需要太多时间或精力来完成的作业，例如，“练习 90 秒的呼吸放松技巧”或进行自我观察 / 自我反思的任务，如“仅仅注意你对自己进行批评并为某事苛责自己的情况的出现时间及频率”。采取放松的态度并避免以父母式的姿态回应未完成任务的情况是至关重要的。如果来访者感到被“责备”或认为治疗师不赞成他们的行为，这将对治疗关系造成压力，可能会导致联盟破裂（参见第 24 和 25 个关键点）。

仅使用“作业”一词便能在我们的儿童自我状态中引发强烈的反应，这可能会触发叛逆反应，这种反应与一系列的个体童年经历有关，这些经历可能和父母、老师相关联。尽管探索这种反应可能很有成效，但找到一些替代“作业”的词汇以避免这种反应可能是更为谨慎的做法。“实验”或“发展练习”可能更容易被接受，且能避免触发这种抵触情绪（参见第 51 个关键点）。

一些来访者具有很高的心理抗拒水平（Brehm and Brehm, 1981）。这意味着有些人对感觉自己的选择自由受到威胁、被控制、被迫做某事或有人为他们做决定的情况非常敏感，作为回应，他们会感到一定程度的愤怒，并变得抗拒、叛逆或固执。像所有威胁经历一样，这种反应极其迅速且自动，涉及认知、情感、行为、关系和动机成分（Steindl et al., 2015）。例如，我有高反应性，如果有人告诉我“应该”或“必须”看某部电影 / 电视节目，或去某个地方等，我会立刻感到恼火，马上会激活我那所谓“去你的”驱动。然而，如果有人说“哦，我想你可能会喜欢……”或“如果你喜欢巴塞罗那和马德里，我想你也会很喜欢里斯本”，那么我会更容易接受这个建议。

交互沟通分析术语中，我们称这种抗拒为强烈叛逆的适应型儿童自我状态。这通常很容易确定，因为具有高抗拒水平的来访者会说自己叛逆，或与权威人士相处有问题，或在任何被控制的感觉中挣扎，或者在遵循指示、被告知该做什么的方面存在困难（特别是当他们不赞同或不理解任务背后的原因时）。与他们进行关于如何最好地处理两次治疗之间的任务的对话，是明智的做法。对于具有高抗拒水平的来访者，最好在治疗中采取更具反思性、非指导性的方法，甚至完全避免使用作业任务（Beutler, Edwards and Someah, 2018）。换另一种方法，可以这样说：“我不知道这对你是否有效，但有些人发现（任务的简要说明）很有帮助。”然后让来访者自己思考、决定是否要参与这项任务。

确实，对于大多数人来说，自我中有个部分渴望改变，但也有另一个部分遵循既定脚本、强烈抵制任何改变。这种矛盾心理可能使治疗双方都感到困惑。然而，一旦理解了这种矛盾心理，我们就可以在治疗中加以处理和应对。如果我们认为所有的脚本都在关系背景下发展起来，这些脚本代表用以维持依恋关系的一种方式，确保我们被接受，或是为了保护我们，或以某种方式满足我们的需求，那么我们就可以更清晰地理解上述的矛盾心理。在这些例子中，某种程度上来访者可能在无意识中害怕改变，因为他们认为改变可能会威胁到与其内在客体/关系（对父母的依恋）的联系，抵抗是一种生存手段。儿童自我的逻辑可能是，“如果我坚持这个脚本信念，真正相信它，并按照我的脚本行事，我就可以确定自己会被爱、被接受和被理解”。在这种情况下，改变会引发深深的焦虑和对抛弃的恐惧，而这种抵抗背后可能有多种原因（例如，阻碍的出现）。治疗师应保持探究、好奇和接纳的态度，请来访者探索他们的矛盾心理。矛盾心理或抵抗不太可能在一次治疗中得到解决，往往需要在整个治疗过程中多次回顾。对于有复杂问题、有人格障碍或有性格特质问题的来访者，尤其如此。

通常，假设所有来访者在某种程度上对改变感到矛盾是合理的。可以这样提问：“大多数人对改变感到有些担忧、保持谨慎，甚至觉得有些矛盾。尽管我们需要改变一些事情，但付诸实践可能会让人望而生畏。我想知道在这方面你有什么担忧？”或者在来访者需要作出改变，放弃某些东西（例如，过度饮酒）的时候，我们可以这么说：

> 我知道情况已经失控了，你也意识到这正在损害你的健康，但不可否认，这些年你从饮酒中获得了一些享受，或者喜欢其中的社交元素。或者，可能你在情绪低落时，饮酒提振了情绪。我想知道，你可以采取什么措施，从更健康的事情中获得同样的益处。你认为可以做些什么，既能给你带来这些好处，又不会损害你的健康呢？

我强烈建议所有的交互沟通分析治疗师都熟悉动机访谈的基础知识。动机访谈是一种有证据支持的治疗方法，专门用以处理来访者在行为改变方面的矛盾心理（Miller and Rollnick, 2013）。动机访谈中使用的提问方法和方式很容易融入交互沟通分析的实践中，并且非常契合交互沟通分析的合约式方法。

53

“足够好”的合约

有时我们与来访者达成的合约并不像我们期望的那样严谨或界定清晰。因此，我们需要定期回顾与来访者之间的整体治疗合约，查看他们在实现治疗目标方面的进展、是否希望改变方向，或者在现有合约较为宽泛的情况下，制定一个更具体的合约。

在制定合约时，切勿做出或设定你无法兑现的承诺。如果治疗师表示愿意为来访者做某事，或者设置特殊安排，即使是暂时的，也必须做好长期坚持的准备。这包括但不限于治疗之间的电话联系、增加治疗频率、延长治疗时间等等。相比于提供这些延伸服务然后又反悔，完全不提供反倒更为妥当（Benjamin, 2006）。

合约的制定方式和过程本身就具有修复性。寻求合作与澄清需求，邀请来访者自行思考并设定优先事项，这些都体现了对来访者的尊重，进而可能促使他们自我重视。在制定合约时，不必拘泥于“做对了”或尝试创建完美的合约。与来访者发展治疗合约通常是通过几个特定性阶段逐步推进的。每个合约阶段都会在治疗过程中被重新审视和发展。例如，来访者可能会表现出严重、长期的抑郁。在治疗开始时，来访者可能会陈述他们的治疗目标是“不要感到抑郁”。建议制定一个类似于“我会感到内心幸福”的合约，可能在这个阶段显得不切实际且过于遥远，因为这与来访者当前的自我形象形成了强烈的对比，来访者可能不会认为这样的合约是可行的。此外，如果没有花时间建立诊断，治疗师可能无法清楚地了解来访者的预后，因此提出这样的合约可能是不道德的。在这种情况下，建议治疗师提出一个合约，即治疗将从探索来访者的行为模式和问题结构开始。与此同时，建议探索改善情绪的方法，或者可以在日常生活中帮助管理情绪的方式。经过一段时间的治疗，重点放在提高自我觉察上，合约可能会转变为“不要对自己那么苛刻”。在进一步的治疗过程中，重点放在来访者不再进行内在的自我批判上，合约可以重新协商为“接受自己”，这可能最终会演变为“爱自我”。在这个例子中，合约与来访者的诊断（抑郁的严重程度和希望的丧失）相关，细化合约成为治疗师持续治疗计划的一部分。在每个阶段，合约都是“足够好”的。随着治疗的进展和来访者的觉察和视野的提升，这些合约也可以逐步被细化，包含更具体的、可观察的变化或行动（Stewart, 2007）。以这种渐进式合约的方式工作还应允许治疗提前终止。例如，来访者可能会认定他们现在已经做得足够了，并且可以协商未来如果需要就再次回到治疗中。除非来访者希望长期接受治疗，或者他们觉得继续治疗可以获得足够多的利益，超过了所涉及的时间、精力和成本，否则没有必要长期留在治疗中。实际上，对于许多来访者来说，长期治疗是一种他们无法负担的奢侈品。我主张人们在需要时可以间歇性地进入、退出治疗，并有效地利用而非依赖治疗。

根据我的经验，大多数来访者实际上更愿意留在那种被拆成较小阶段且有望取得成功的治疗中，而不是留在时长不确定的治疗里，或在收效甚微的情况下离开。如果治疗之初就建立了一个较宽泛的合约（如上述抑郁的例子），并打算在治疗后期进行推进、细化，那么治疗师需要定期检查现有的合约，与来访者讨论合约修订细节。

54

合约：为冲突与负向移情做好准备

订立合约能够铺平治疗的道路，并明确来访者希望在这条路上经历什么样的体验。从伦理角度看，治疗师有责任引导来访者自主选择是否要开始一段治疗，其中包括与来访者协商并做好在改变的过程中经历波动的准备。尽管我们可能无法完全让来访者为治疗过程中内在和人际关系上的动荡做好准备。然而，我们可以预先提醒来访者可能会发生的波动和改变的冲突属性。我认为这样的提醒既是伦理要求，也能够为来访者提供处理这类问题的基础。在我的经验中，以此合约作为治疗的开端，能够为处理问题提供清晰的框架。在来访者经历剧烈的转变或冲突，或对治疗感到不适时，合约可以为他提供指导。这项准备工作通常会在来访者经历困难时被想起，并可以防止来访者由于对改变带来的冲突感到不适而过早地终止治疗。

有时，来访者会带着一些不切实际的期望进入治疗，认为一旦被“治愈”，他们将过上完全和谐的生活，永远不会再遇到冲突。“痛苦、模糊、矛盾和冲突是生活中不可避免的，在深入的心理治疗中它们是必要的，最重要的是，这些经历可以成为充满活力的生活资源。”（Cornell and Bonds-White, 2001: 81）并且，坦诚告知来访者，治疗过程可能对他们生活中的其他关系带来出乎意料的影响，这也是非常明智的。来访者在治疗期间终止一段友谊，或是暂停一段关系，导致亲密关系变得紧张，这并不少见，因为所有人都需要适应来访者的变化。有时，这些改变恰好完全符合来访者的期待，然而有时它们也十分惊人，让来访者措手不及。

正如提前警示来访者，治疗过程可能会扰乱他们在治疗外的关系是谨慎且符合伦理的，同样，讨论治疗中可能出现的联盟破裂或痛苦及负性移情也是明智的。我个人的方法是在最初几次治疗的适当时机，向来访者说明类似下面的内容：

> 虽然我不会故意说任何伤害你感情的话，但没有人是完美的，我们有时可能会无意中让他人感到不安或失望。如果你因我说的话或做的事而感到受伤或失望，重要的是你能告诉我，这样我们可以一起谈论它。这本身往往具有很大的治疗作用，因为对许多人来说，这已经是一种很大的改变。双方都能坦诚相待时，治疗效果最好。我可能不会总是说你想听的话，有时我可能会真正地挑战你，但如果我这样做了，那是出于最好的意图。如果你感到困难，请告诉我，我们可以一起解决。
>
> 治疗关系中，来访者的感受往往非常重要。治疗的部分方式是建立一种与我们常见关系不同的关系，其中一个重要部分就是公开讨论我们对彼此的体验。这包括对任何愤怒或受伤的感受保持诚实，这样我们可以将它们摆到台面上，理解它们。此外，你可能会发现，有时候你不想来参加治疗，或者你觉得不愿意或太尴尬而无法告诉我一些事情。在这种情况下，告诉我你有这些感受通常非常重要。我们不一定要谈论让你感到尴尬的事情，但仅仅是对这些感受保持开放和诚实，将极大地帮助你从治疗中获得最大的收益。我明白如此坦诚和诚实可能非常困难。我可以向你保证，我会认真对待你的感受，但为此，我需要你告诉我你的感受。你觉得这样如何？

通常情况下，来访者会对这些陈述做出积极回应，尽管他们在想到如此坦诚并直接处理冲突时，往往会表现出一些不适或不安。并且，很难想象一个你一直认为支持你的人，可能会成为你感到愤怒的对象。在这种不和谐中，十分有必要探索来访者的不适感。我的经验是，在这种情况下，来访者通常会表达出对冲突和管理不愉快的人际关系感到的不安。治疗师可以将表达困难情绪和学习管理冲突引入治疗过程，并建议将其作为一个潜在的改变领域，通过进一步的合约来帮助来访者实现改变。

Part 5

第五部分

治疗计划

55

比较治疗序列模型

治疗序列模型在交互沟通分析实践中被广泛使用，是理解来访者与治疗师在治疗旅程中可能经历的阶段和相关任务的概念框架。在实践中，许多交互沟通分析师会将两种或更多的序列结合起来，以理解治疗工作的不同阶段。尽管这些模型表面上看起来有所不同，但它们包含许多相似之处，即它们都识别出治疗的初始阶段是建立工作联盟，然后在治疗后期进入更深层次的重构工作。大多数情况下，它们假设在去困惑之前，先进行去污染，尽管这种治疗观念最近受到了许多交互沟通分析学者的挑战，尤其是那些来自关系取向的学者，他们认为去困惑的过程发生在治疗的开始阶段（Hargaden and Sills, 2002）。这些模型可以帮助治疗师感受到治疗的进展，培养他们在等待来访者准备好进入治疗过程的下一个阶段时的耐心，并帮助治疗师理清如何促使来访者进入下一个阶段。然而，这些模型也可能带来不利影响，甚至限制性，因为它们可能给人一种印象，即治疗是一个线性过程，来访者是按顺序通过各个阶段的，而实际上，治疗更像是一个循环的过程，或者更准确地说，是螺旋式展开的。如果将治疗概念化为一个流动的和逐步展开的过程，那么这些模型可以通过提供一个“路线图”来帮助理解自己在治疗中的位置，以及接下来可能需要做些什么。表 55.1 列出了四种序列，交互沟通分析治疗师可以从中选择，或将这些序列结合起来，创建自己的“治疗路线图”。

表 55.1　治疗路线

伯恩（Berne, 1961/1994, 1966）	沃拉姆斯和布朗（Woollams and Brown，1978）	克拉克森（Clarkson，1992）	都铎和威多森（Tudor and Widdowson，2001）
建立工作联盟	动机	建立工作联盟	建立工作联盟
		初始合约	初始合约
去污染	觉察	去污染	去污染
	治疗合约	（治疗合约）	（治疗合约）
去困惑	去困惑	去困惑	情绪能力
		内在抚育型父母	内在抚育型父母
		情绪能力	去困惑
	再决定	再决定	父母自我状态工作
		父母自我状态工作	再决定
		儿童再生	
		再定位	再定位
再学习	再学习	再学习	
结束	结束	结束	结束

56

制定个性化治疗方案

制定有效的治疗方案是交互沟通分析师的一项关键技能，然而，目前关于如何为来访者制定个人治疗方案的交互沟通分析文献并不多。通常，个性化治疗方案的制定基于督导过程，或基于对来访者及其问题的反思。这里介绍的方法是我向学员和督导对象传授的方法，已经被证明是简单有效的。

第一步

如果你认为有必要的话，可以在后续治疗过程中把你的想法与来访者分享。治疗师首先要反思两个问题：“我认为这位来访者需要做什么？他们需要做出哪些改变？”请凭直觉作出回答，并以任何你喜欢的措辞写下答案。回答不需要太精确，可以包括宏大、全局的变化，也可以是小小的改变。请将两者都列入清单。如果你现在与来访者在一起，我鼓励你立刻就为你的每位来访者作出这番操作，亲自体验这种简单、有效的治疗计划制定方法。在这个阶段，由治疗师单独生成这些目标改变，这种做法完全可以接受。你可以在稍后的治疗中与来访者分享你的想法，以验证这些改变是否对他们有作用。这里列举一些对这两个问题常见的回应，你很可能在未来的工作中经常遇到。

- 内化自我价值感。
- 学会在家人面前自信地表达。
- 停止试图讨好每一个人。

- 停止对自己的不完美感到内疚。
- 停止对自己现实或想象中的不足过分苛责。
- 学会放松，不再拘谨。
- 学会管理、调节自己的情绪。

第二步

将清单上的每个项目与交互沟通分析的概念相联系，看看如何理解这些特定的改变。以上述示例为例：

- 对脚本信念作出再决定，从“我不够好”到“我足够好”；
- 能够接纳、主动寻求并给予自我积极的安抚（提升自我价值感）；
- 对“不要重要”的禁令作出再决定；
- 运用积极的控制型父母的自我状态互动，在适当的时候设定界限；
- 停止在取悦他人方面的夸大倾向，不再漠视自己的需求和感受；
- 停止过度适应；
- 阻断并改变父母自我与儿童自我之间的批评性内在对话；
- 发展出更具自我抚育型特点的父母自我状态；
- 认可自己的成功，自我安抚并庆祝自身优势；
- 形成对自我的现实评价，而非寻找验证脚本信念的“证据”；
- 停止制造那些会验证脚本信念的情境和游戏；
- 运用成人自我状态的资源，识别何时停下来休息。

现在你已经为来访者制定了一个初步治疗计划的基础框架。

第三步

现在，将目标改变的清单与来访者的治疗目标、呈现的问题进行比较，标注出任何不一致的部分。任何与来访者的治疗目标不明确相关的目标改变，或明显与来访者预期变化方向相关的目标改变，如果要成为治疗的一部分，需要建立合约。如果你觉得适合在某个阶段与来访者讨论这些问题，也可以建立合约。其余的问题已经涵盖在你现有的合约中，因此可以成为你治疗方案的一部分。此时，你应思考如何促进这些改变。如果你的来访者在进入治疗过程中完成了库珀–诺克罗斯偏好清单（C-NIP），你可以用它来指导你的干预计划。

第四步

从你所编制的清单中，挑出三项最为重要或应先达成的目标改变并着重标记出来。通常这些优先改变的部分可能会引起其他的改变，这是一种心理催化反应。以上述示例为例，三个最重要的目标改变可能是：

- 对脚本信念作出再决定：从“我不够好”到“我已足够好”；
- 对“不要重要”的禁令作出再决定；
- 阻断并改变父母自我与儿童自我之间的批评性内在对话，代之以富有同情的、抚育型父母的内部对话。

这三个改变出现之后，其他改变更容易出现，或者可能自发产生，但也可能，其他改变会更早出现。例如，这里，关于“不够好”的脚本信念可能是一个非常深刻的问题，只有经过大量治疗后才能再决定。通过运用成人自我状态，评估情境并积极避免确认脚本信念的情境，或者识别并改变正在发生的这些情境，将削弱潜在的脚本信念力量，因此这可能是首先被追求的更切合实际的改变。花些时间来确定哪些改变可以先进行，或者哪些改变在治疗过程中是活跃的。在督导中探讨你可以采取哪些干预措施来帮助促进每个目标改变的实现。

第五步

在你的清单上标明哪些目标改变是短期的、可以很快解决；哪些是长期目标改变，需要持续关注，更适合在治疗过程的后期引入。至此，你已为来访者制定了一个个性化的治疗方案。

57

检验和修订治疗方案

一旦你确定了来访者的改变目标并制订出了个体化的治疗方案，你需要定期回顾并对其进行修订。理想状态下，你需要在每次咨询结束后检查你的治疗方案，然而我建议你至少每个月回顾一次每一位来访者的治疗方案。持续检验、回顾和追踪来访者的改变进程是非常重要的。

最高效的方式是根据每个来访者个体化的治疗方案画一个进程表。在改变过程中，通常核心的改变比较缓慢，附加的改变会不断产生，可以通过记录“目标改变”来完成此项工作。在一张纸上画一个表格，在治疗会谈一栏记录都发生了哪些改变。请记住，很多改变需要不断重复，问题才能真正得到解决。根据第 56 个关键点提到的案例，我们可以设计成表 57.1 的“追踪”表。

在每一次与来访者见面前，先花一些时间来阅读你的治疗方案，以便熟悉方案的内容。使用上面的格式记录来访者的改变。在每次咨询结束后，只需要记录来访者已经达成哪些变化，这可以帮助你追踪来访者的改变进程。当改变完成时，可以将其从表格中画掉，并根据咨询进程增添新的内容。在此过程中，不断确认三个首要目标，并记录当前的状态。我通常会在每位来访者的记录首页贴上一张便笺，上面写着当前需要改变的优先目标、治疗重点，以及我想要再次提及的任何问题，或者是来访者与我讨论过的下一步关注点。同时，跟踪来访者变化的结果测量数据（见第 31 个关键点）也非常有用。我还会在来访者记录的前面贴上一张便笺，标明他们在 CORE-10、PHQ-9 和 GAD-7 上的初始得分和最新得分，以便跟踪来访者的进展，并将这些因素纳入我的短期治疗计划中。

表 57.1　治疗计划“追踪”

目标变化	日期	日期	日期	日期	日期	日期
将关于“不够好”的人生脚本再决定为“足够好”						
安抚经济学——能够接纳、主动寻求并给予自我积极的安抚（自我价值）						
对“不要重要”的禁令作出再决定						
支持使用积极的控制型父母的自我状态互动，在适当的时候设定界限						
面质在取悦他人方面的夸大倾向，不再漠视自己的需求和感受						
面质过度适应						
阻断、改变父母自我与儿童自我之间的批评性内在对话						
认可自己的成功，自我安抚并庆祝自身优势						
形成对自我的现实评价，而非寻找验证脚本信念的证据（去污染）						
对制造“能证实”脚本信念的情境进行心理游戏分析						
运用成人自我状态的资源，识别何时停下来休息						

58

考虑创伤的影响

相当一部分寻求治疗的来访者曾经历过创伤（Anderson, Howard, Dean et al., 2016；Kessler et al., 2017）。这一现象并不出人意料，尤其是我们考虑到大多数成年人至少经历过一次足以引发创伤后应激障碍（PTSD）的创伤性事件（Breslau and Kessler, 2001），以及普通人群的不良童年经历（ACEs）普遍存在（Felitti et al., 1998）。事实上，许多来访者在治疗中提出的问题，都与创伤有关。因此，以创伤知情的方式进行治疗被认为是最佳实践。

以创伤知情的方式工作需要对“常规”治疗方式进行调整（SAMHSA, 2015；van der Kolk, 2015）。首先，创伤知情要求我们提出这样的问题（无论是含蓄还是明确）：“你经历了什么？”而非“你怎么了？”这种非病理化的立场与交互沟通分析的理念完全一致。在该理论中，我们将来访者呈现的问题和症状视为他们生活脚本的表现，这些脚本是他们在应对生活经历时所形成的。毕竟，创伤症状是一种对异常情况的正常反应（Courtois, Ford and Cloitre, 2009）。

创伤性事件是情感上令人难以承受的经历，个体认为这些经历会危及生命或构成重大威胁，又或者是个体目睹他人受伤或死亡，或是得知所爱之人的此类经历。人类大脑的主要作用是确保生存，而它实现这一目的的方式之一是依据过往的经验来躲避危险。威胁和危险通常伴随着强烈的觉醒，使大脑能够快速评估未来可能存在的危险情境。创伤性事件或长期的压力实际上会重新校准大脑的危险反应系统，使其或多或少进入永久激活状态。一旦激活，这种状态将起主导作用，使个体难以启动有意识、理性的反应（Mobbs et al., 2009）。从交互沟通分析的角度来看，与创伤幸存者工作的关键是安抚其儿童自我，以激活其成人自我。

创伤知情意味着采取切实可行的步骤，尽量减少再创伤的可能。可能导致再创伤的做法包括（但不限于）：错误地将来访者的症状归类为疾病，而不是创伤性应激反应；对来访者表现得过于权威或严厉；过度使用面质方法；将治疗附加于来访者必须遵从治疗师的信念和定义；将治疗附加于来访者必须遵守一项全面的不伤害协议；最小化或忽视来访者对创伤或虐待经历的报告和体验的重要性；以及未能意识到创伤对个人生活的影响（对此，我强烈建议所有治疗师深入了解创伤的长期影响，特别是不良童年经历对心理健康的长期影响）。创伤知情的治疗师通常会在接诊过程中对所有来访者进行创伤筛查（见第 31 个关键点）。重要的是让来访者放慢节奏，在确保他们足够稳定之前，避免他们表露任何创伤的细节（见下文）。以下是创伤筛查的一些对话建议：

- 现在我要直接问一些可能会让你觉得不适的问题。我不需要详细的回答，只需你回答“是”或“否”，这样我可以了解我们正在处理的是什么。
- 你曾经经历过什么可能被认为是创伤的事情吗？
- 你在童年或青少年时期是否经历过任何可能被认为是虐待的事情？
- 是否有人曾以暴力或侵略性的方式对待你，让你感到非常害怕？
- 你是否曾经历过不愿意、被迫的性行为，或者因睡着、醉酒或药物作用而在无法同意的情况下发生性行为？

我还建议治疗师要求所有新来访者在就诊过程中填写一份不良童年经历问卷。

朱迪斯·赫尔曼（Judith Herman, 1992）提出的三阶段模型已经成为创伤治疗的黄金标准，因此在处理创伤时应作为基本的治疗方案。简而言之，三阶段模型包括：

1. 确保来访者的安全和稳定化（即确认来访者不再处于危险之中，并且他们能够管理和耐受强烈的情绪）。
2. 创伤处理 / 记忆重现与哀悼。

3.（重新）整合（加强人际关系并促进社会再联结）。

稳定化包括为来访者提供有关创伤性质及其影响的心理教育（见上文），并教授来访者情绪调节技巧，以便他们能够应对强烈的情绪（见第 68 和 69 个关键点）。帮助来访者识别和利用他们自己的优势，有助于稳定化过程。仅进行稳定化就已被证实对创伤治疗非常有效（即使不使用创伤处理技术）（Eichfeld et al., 2019）。在来访者开始讨论创伤事件的细节之前，确保他们能够有效调节情绪是非常重要的。创伤细节的表露需要慢慢进行，并在整个过程中确保来访者保持在他们的“耐受窗口”内（Siegel, 2020）。这说起来容易做起来难，因此建议采用谨慎的表露方法（或将来访者转介给接受过创伤治疗培训的治疗师）。虽然三阶段模型被描述为一个线性系列的阶段，但实际上，整合阶段通常贯穿于整个治疗过程。由于交互沟通分析在处理人际关系方面有丰富的模型，因此大多数交互沟通分析治疗师擅长帮助来访者丰富他们的关系、设立边界并重新建立社会连接。

关于创伤处理的详细讨论超出了本书的范围。此外，由于大多数心理咨询和治疗培训仅提供关于创伤的基础和一般介绍，因此强烈建议进行进一步的培训和持续专业发展（CPD），以更好地处理创伤相关的工作。

59

经验性证伪的治疗计划

在我的研究（Widdowson, 2013）中，我发现了一种之前未被命名的过程，这种过程在与那些疗效最佳的来访者合作时被治疗师们广泛使用。我将这种过程命名为系统性经验性证伪（Widdowson, 2014）。我认为这是促进再决定的最快捷、最简单的方法。当然，作为一种技术，它在建立了坚实的治疗关系的背景下效果最佳，也就是在治疗任务和目标达成一致，并且治疗双方之间有足够好的情感联结时，这种方法才能发挥最大效果。再决定的过程本质上是重新评估并放弃或改变某种脚本模式，例如与他人的相处方式、行为模式或典型的情感表达。如果我们将生命脚本视为一系列信念、态度、价值观、隐性规则和期望组成的网络，这些网络指导着我们如何生活、如何与他人以及世界建立关系，那么脚本信念一旦形成，就相对稳定。有些信念会在生命过程中发生变化，受到成熟、教育、新的人际关系、新环境的影响，或者因坠入（或走出）爱河、心碎、工作成就、苦难等经历而改变。而另一些信念，尤其是个体最核心的信念，则通常保持相对不变，并且可能因为多年持续验证其有效性而变得更为坚定。

我将系统性经验性证伪的方法与记忆再巩固（Ecker, Ticic and Hulley, 2012）相结合，因为记忆再巩固提供了一个基于研究的现有框架，能够促进内隐情绪学习和核心信念的改变。作为交互沟通分析师，我们认识到，来访者具备一系列复杂的机制来维持他们的脚本，并过滤掉任何挑战他们脚本的内容。这种机制帮助他们保持内部的平衡感或稳定状态。他们来治疗时很脆弱，希望寻求帮助；他们之前的应对方式对他们已不起作用，因此他们（至少表面上）对帮助持开放态度。幸运的是，现在大多数来访者已相当了解治疗过程，知道治疗师很可能会挑战他们的思维方式，指出有害或不利的行为。于是，与来访者达成证伪的合约变得更简单。在治疗早期，我常对来访者说，治疗进入某个阶段时，我会请他们去做一些看起来似乎适得其反的事情，我会要求他们在此时“相信我”，尽管他们可以质疑我的做法。这是治疗计划的一部分，不是我心血来潮。

记忆再巩固已经发展为“一致性治疗法”（Ecker, Ticic and Hulley, 2012）。作为一种建构主义的治疗方式（类似于交互沟通分析），一致性治疗法认为，来访者的所有症状在其历史的某个阶段都是有意义的。例如，当我们发现某位患有社交焦虑的来访者与他人交谈的恐惧来源于她被霸凌的校园经历时，这种症状就显得合情合理了。曾经对她友善的人在某天加入了对她的欺凌行列，而教师们没有干预阻止时，她对他人的恐惧感就产生了。识别来访者问题的历史原因，做出明确、合理的推断，是每位交互沟通分析师每天至少会使用一次的工作方式，因此这种思维方式完全符合交互沟通分析的理念。

关于记忆再巩固的发现——基于神经科学和心理学的研究——表明，当记忆被激活时，它们会变得可塑，容易被改变。这一点特别重要，因为我们大多数来访者的症状和困扰确实保存在他们的内隐记忆系统中。在交互沟通分析治疗的评估阶段，我们会识别出一系列“简略”陈述，以总结来访者的脚本，包括禁令、脚本信念等等（参见第35和79个关键点）。这些叙述之所以经得起时间的考验，是因为它们识别出了儿童自我状态在应对痛苦、困惑以及需要维持依恋关系时可能产生的典型反应。

在治疗中使用记忆再巩固的方法首先是识别内隐学习（或脚本信念、禁令等），并将其带入来访者的意识中。来访者需要能够与我们传达的信息产生共鸣（或以禁令的形式表达出来）。如果他们能够产生共鸣，那么我们实际上已经揭示了一些来访者的内隐学习（这些学习在当时是有意义的），而这些学习现在在他们当前的问题和症状中发挥着核心作用。记忆再巩固发生在一个人将内隐学习带入意识的同时，经历了一个证伪其信念的体验（Ecker, 2018）。由于人生脚本在很大程度上设定了预期的模板，这种不匹配就会触发一种预期误差和期望违背的机制；随后，会触发一个过程，即旧的信念 / 学习被更新或替换为新的学习。需要注意的是，只要证伪的体验违背了预期和 / 或内隐情感学习，即使这种体验相对细微，在信念处于意识中的情况下，旧的脚本信念就会被改变或被再决定。

在制定治疗方案时，可以邀请来访者在每次治疗结束后反思他们已识别出的脚本信念和禁令，并特别关注这些信念和禁令在通常情况下如何对他们产生负面影响。邀请他们注意自己通常的脚本预期是什么，以及实际发生的情况。当然，以这种方式进行时，过程可能不是特别有针对性，因此可能缺乏我们在针对性记忆再巩固中所看到的那种精准性。经常询问来访者对自己、他人、情境的预期是什么，这是有意义的。询问他们想象中会发生什么，以及他们最终会感受到什么。建议他们在面临这些情境时，保持初始预期在脑海中，但也愿意进行实验，以查看他们的信念是否仍有依据。当经历与他们的信念不符，预期与现实之间出现不匹配时，预测误差就会发生，旧的信念会得到更新。每当你和来访者识别出新的脚本信念时，也可以用同样的方法来处理。

来访者告诉你一些与他们的脚本不符的事情时（通常是在他们描述自己一周的经历时），无论这些经历是偶然发生的还是有计划的，在治疗过程中抓住这些内容很有价值。将来访者的注意力引向这些不符之处，让他们在注意这些经历及其如何与脚本相矛盾时，保持专注几分钟。这样做是为了阻止他们惯常的漠视（discounting）机制，这些机制曾阻断他们过去对信念的证伪，从而维持了他们的脚本信念（见第 88 个关键点）。从这个意义上说，处理与脚本信念相矛盾的内容可以作为一种潜在的策略，随时保持“在议程上”，成为更广泛治疗合约的一部分。

来访者通常会有几种极具限制性的脚本信念，这些信念可以被视为维持整个脚本结构的关键。我鼓励你思考一下，来访者可能会经历哪些矫正性的体验，这些体验可能会证伪这些信念。一定程度上，很多来访者的脚本信念会在治疗关系中温和而隐晦地持续被挑战。例如，一位觉得自己没有价值且持有“不要重要”禁令的来访者，在治疗过程中会经历与脚本信念不符的体验。治疗关系提供了这种不匹配，可以在关键时刻利用这种不匹配来实现记忆再巩固。

例如，杰西是一位易焦虑、高度尽责的来访者，她的自尊感极低。在早期的一次治疗中，我问她上一周的作业完成情况时，她变得情绪激动，眼含泪水。她说，她没有完成作业，因为她的女儿刚从大学回来一周，她的丈夫生病了，无法分担家务。她补充道："我猜你一定对我很失望，很生气，因为我没有遵守约定，浪费了你的时间。我希望你不要认为我没有足够努力，而把我赶出治疗。"对此，我温暖地微笑着说："杰西，请看着我的脸几秒钟。你看到任何失望或愤怒的迹象了吗？请告诉我你看到了什么。"她在座位上稍微动了动，说："不，你看起来并没有生气。"我点了点头，说："我一点都不生气，也没有对你感到失望。我知道你对治疗是认真的，你一直都认真完成合约。这个星期对你来说有点特殊，你优先处理了家庭关系，花时间陪伴女儿、照顾了丈夫。我觉得这听起来很不错，我相信你特别享受和女儿共度的时光。"接着，我请她详细谈谈她幻想中我的反应。我随后问她，她对我的实际反应有什么感受，这是否与她的预期相符。她表示并不相符，但她仍然觉得自己让我失望了（杰西熟悉让他人感到失望的感觉）。然后，我们稍微谈了一下她强烈的感受——如果她不完美，就会让人失望——这是极可怕的。我停顿了一下，问她是否认为我上次治疗迟到十分钟是件可怕的事。她说："哦，不，一点也不。你遇到了交通堵塞，而且提前通知我你会迟到。这种事常发生。"我说："也许有人会认为我做了一件很糟糕的事情，或者我可能让你失望了。""不，我并不感到失望。"她说。我评论道，似乎她对待自己和对待他人有两套准则，对他人宽容，对自己却非常严格。我继续思考，为什么她对自己如此不公平，不用同样的标准来对待自己。我接着说："所以你内心有一个部分认为你必须总是准时，而且必须一切都做到完美，否则后果会很糟糕；但你也有这样的体验：上周我并不完美，但实际上这并不糟糕。"我们接下来花了一段时间讨论有关完美、犯错的话题，还分享了一些自己犯过的小错误，惹得我们都笑了。她总结道："没有人是完美的。事情会发生。也许这并不是那么可怕。"[另一个使用记忆再巩固的案例可以参考阿拉斯泰尔的案例（Widdowson, 2014）。]

有时候，仅仅一两个证伪的体验（然后在治疗中讨论并让来访者保持对此的觉察）就足够了。然而，那些根深蒂固的脚本信念、那些来访者多年来一直深信的信念，可能需要多次的证伪体验，才能削弱它们对来访者心理的影响。在规划如何让来访者寻求证伪体验时，务必要考虑到他们的“耐受窗口”。如果证伪体验过于强烈，来访者可能会漠视它，因为此时对脚本的挑战过于沉重。特别是在治疗的早期阶段，轻微的、相对温和的证伪体验就足以开始为来访者的生活脚本齿轮添加一些润滑，让它开始转动。即使只是让来访者开始质疑脚本，这样的改变也比没有改变要好。

值得注意的是，研究表明，治疗后 4 ～ 5 小时的时间段对巩固治疗中的学习成果至关重要（Pedrera, Pérez-Cues and Maldonado, 2002）。这是因为在治疗期间，来访者的神经网络会发生神经学上的变化。在这个“黄金机会窗口期”，来访者的记忆系统和突触仍然非常具有可塑性，可以继续处理治疗内容。因此，我通常建议来访者考虑在治疗后做一些“减压时间”安排，鼓励他们在这段时间内专注于身心健康活动。这可以是安静地度过一段晚间时光，读书而不看电视，做一顿营养丰富的晚餐，会见一位支持自己的朋友或散步，这些都是确保巩固期得到最佳处理的好方法。我还鼓励来访者在接下来的一天里“善待自己”，像对待自己关心的他人那样，给予自己耐心和理解。

60

处理“刺”与“弯曲的硬币”

伯恩以其一贯富有创造性的写作风格，提出了许多比喻和隐喻来解释人类问题的产生、维持和治疗。其中两个是他的“刺”比喻（Berne, 1971）和“弯曲的硬币”隐喻（Berne, 1961/1986）。作为概念，这些比喻不仅帮助我们和来访者理解他们为何处于当前的境地，也鼓励我们发展出解决这些问题的方法，使来访者能够迈向更好的健康状态。

作为一种模型，交互沟通分析非常重视考虑个体的发展，以便理解其人生脚本的形成（进而理解他们呈现的问题）。伯恩使用一叠硬币的比喻来代表心理的发展——每天都在这堆硬币上增加一枚新硬币，随着时间的推移，这叠硬币会变得越来越高。伯恩邀请我们想象，创伤、逆境中的童年经历等会导致一枚弯曲的硬币被加入这叠硬币中。一枚弯曲的硬币会使整叠硬币倾斜，而重复的创伤或失调等导致的大量弯曲硬币则会使整叠硬币变得不稳定。因此，治疗师的任务可以被视为一种心理上的“叠叠乐”（Jenga）。在治疗过程中，我们通过隐喻的方式识别出哪些硬币是弯曲的（通过识别早期经验），小心地将它们取出，将它们敲平，再放回去，而不使这叠硬币倒塌。这需要通过精心调整、恰当的判断以及适时的、有深刻见解的干预来实现。

如果我们将这个隐喻应用于评估和治疗计划的制定，伯恩的意图是明确的。他建议，作为交互沟通分析治疗师，我们的任务是持续思考来访者的“弯曲硬币”在哪里，以及我们如何将它们敲平，以增强来访者这叠硬币的稳定性。这一方法可以应用于治疗计划的制定，特别是基于每次治疗的安排。因此，在治疗前和治疗过程中，请考虑你的来访者，并问自己："他们的弯曲硬币在哪里？我将如何帮助他们将这些硬币敲平？"

在他的"刺"比喻中，伯恩（Berne, 1971）用了一位病人因背痛而看医生的例子。无效的医生会开止痛药让病人离开，而有效的医生则会注意到病人在走进他的办公室时轻微地跛行，要求病人脱掉鞋袜，并注意到病人脚上有一根刺。医生会简单地拔掉刺，开一些药以减轻炎症并预防感染。病人随后会发现，由于能够自由、平衡地行走，背痛问题得以解决。如果我们将这一比喻与心理治疗联系起来，那么我们的任务就是找到心理上的"刺"并将其拔除。然而，这说起来容易做起来难。对于心理病理学（或许创伤是个例外），来访者的问题通常不存在单一明确的原因。"刺"的比喻假定只有一根刺，而现实中，可能有许多根刺。最新的心理病理学研究表明，一系列小的变化开始相互作用，彼此放大，最终自我维持（网络理论）。我们还必须考虑潜在的遗传易感性、来访者的气质及其与环境的互动，可能还包括结构性压迫的影响。此外，我们还需考虑人类大脑优先处理负面信息并得出结论以促进依恋和生存的倾向。

在考虑多根"刺"时，哈维（Harvey et al., 2004）提出的跨诊断过程表明，所有形式的心理病理学都涉及注意力、灵活性、刺激的感知和解释、记忆、预期、推理、思维过程、情绪调节和行为方面的扭曲或障碍。我们有理由假设，来访者在这些领域中的多个领域，甚至全部领域中都有"刺"，而这些"刺"与他们的脚本有着内在联系。

例如，大多数障碍在某种程度上都涉及负性情感。努力帮助来访者促进情绪调节（例如，减少负面情绪并增加积极情绪）将有助于转变来访者的整体情绪。如果我们将这些努力与帮助改变他们的负面预期、负面记忆偏差和负面事件解释方式结合起来，我们就不仅帮助来访者改变他们的脚本，还帮助他们调整整体的参照框架（Schiff et al., 1975），使其朝着更灵活、乐观和现实的方向发展，促进他们向健康迈进。通过寻找并识别多根"刺"，治疗师可以构建一个全面的治疗计划，揭示来访者的心理过程和行为表现互动的复杂性，系统地解决他们的脚本问题，并激活其内在生命力，有助于支持其心理健康与身心成长（Berne, 1971）。

61

觉察、自发、亲密、自主性和关系依存性

在交互沟通分析中，自主性被视为一种能在不受个人脚本约束的情况下自由选择生活方式的能力。据说已故的佩特鲁斯卡·克拉克森曾诙谐地评论道：“自主性就是即便父母赞同某件事，你也要（按自己的意愿）去做这件事。”伯恩认为自主性表现为三个能力的释放：觉察、自发、亲密（Berne, 1964）。斯图尔特（Stewart, 2007: 34）将TA治疗师的角色概括为“对抗脚本，邀请自主性”。在处理来访者的脚本问题之外，TA治疗师会积极使用一些方法来提升来访者的觉察、自发和亲密，增强这三种能力可以作为一种替代治疗方法，其核心在于关注健康而非病理（Cox, 2000），其也可以与挑战脚本的方法结合，作为一种双进程模式同时使用。在当代的交互沟通分析中，我们也看到促进关系依存性被视为来访者改变过程的一个关键部分。

觉察

在伯恩的描述中，觉察类似于现象学的方法，它涉及：悬置——搁置自己的假设、偏见和成见；描述——保持最初和简单的描述，解释清楚问题，而不是偏离主题去推测，进行过于复杂和理论化的解释（奥卡姆剃刀原则）；平等化——给予每个描述成分同等的价值和重要性。真正的觉察如现象学一样，关注的是所体验的现实内容以及如何体验（Nutll, 2006）。需要全然的察觉——此时此刻对新体验毫无保留地开放和关注。觉察可以通过多种方式提升，包括专注当下、觉察意识流动的正念技术，还有支持来访者摆脱旧有的人生脚本，增加体验“现实本来面貌”的能力，打破扭曲现实的漠视机制（Widdowson, 2021）。

自发

自发是一种将世界看作持续不断更新的每个瞬间并体验的态度，它充满了好奇心和冒险精神（Cox, 2000）。但这绝不是冲动的行为或缺乏计划的生命。这意味着愿意尝试和体验新事物和新方法的开放状态。在治疗过程中，精心设计使用创造性实践会有效发展来访者的自发性。来访者期待通过治疗摆脱其脚本的限制性和束缚性。因此，鼓励他们以不同的方式回应可能会带来兴奋和解放的感觉。对于治疗师来说，在治疗过程中保持自发并不容易，因为我们必须保持对自己的冲动进行持续反思，而不是直接表达出来。对体验和全面觉察保持开放，并审慎地尝试觉察和对刺激的不同回应方式，或许会增加来访者对自发的体验。此外，帮助来访者发展体验开放性的人格特质干预，也有助于增强自发性。同时，这种不可预测的自发性也许会激起来访者的不适和焦虑。因此，引导他们接纳不可预测性，抱持好奇心，培养对新体验的开放态度。同样地，鼓励来访者体验并突破他们的焦虑，可以支持他们进入更高水平的自发状态（Gentelet and Widdowson, 2014）。

亲密

亲密关系渗透于治疗关系当中。治疗师的真实、温暖、诚实以及在关系中的可信赖感，有助于亲密关系的增强。同时，治疗师有责任与来访者在关系中保持坦诚，并适当地使用幽默。我们也愿意体验自己的脆弱，并接受自己在人际关系中的不完美和创伤表现等，这都有助于亲密关系的建立。慎重地自我披露以及坦率地披露反移情，且不将治疗师个人的经历或问题加诸来访者，也能加深亲密。此外，治疗师持续使用允许、保护（Crossman, 1966）和能力（Steiner, 1968）的策略也有助于促进发展更深层的亲密关系。

关系依存性

TA 理论的最新发展引入了“关系依存性”这一概念，以平衡对“自主性”个体化潜能的过度强调（参见第 9 和 17 个关键点）。为了促进更强的关系依存性，干预措施应支持和增强来访者与他人的关系能力，并促进更高的依恋安全感，这些方法可能会有所帮助。此外，帮助来访者培养对世间万物相互关联（如生态系统的微妙平衡）的感知，以及体验共享和共同人性的感受，也能促进关系依存性。同样，加深对人类是社会性动物的认识，即我们无法独自生存，只有通过关系和社会合作才能茁壮成长，这种干预措施也能支持关系依存性。

Part 6

第六部分

避免常见陷阱

62

正确对待治疗时长

我曾评论过，在许多情况下，交互沟通分析培训似乎主要是在教白人中产阶级为其他白人中产阶级提供长期治疗（Widdowson, 2022）。这一观点基于我的观察，即交互沟通分析社区中的许多人似乎持有一种错误的假设，认为长期治疗优于短期治疗。除了少数例外，这一观点并没有得到研究证据的支持。需要明确的是，我并不反对长期治疗——毕竟，长期治疗确实有其作用。然而，我反对将长期治疗视为更优且默认的选项。我同样反对在涉及预期治疗时长的签约中存在的不良做法。

多年来，大量关于心理治疗“剂量－反应效应”（即需要多少次治疗）的研究表明，短期治疗是有效的。我自己关于交互沟通分析心理治疗对抑郁症疗效的研究发现，只有 16 次的治疗也可以是有效的（Widdowson, 2013, 2016）。剂量－反应效应的研究表明，大约一半的来访者在第 20 次治疗时（通常在 13 ～ 18 次治疗之间）已实现了他们的治疗目标。当然，这也意味着另一半的来访者仍在挣扎，可能需要 35 ～ 52 次治疗才能有所改善（Hansen et al., 2002）。这些研究结果得到了卢茨等人（Lutz et al., 2021）的元分析的支持。该分析发现，在有临床症状的来访者中，50% 在 21 次治疗后变化显著，75% 在第 35 次治疗后变化显著。斯代尔思、巴克汉姆和惠勒(Stiles, Barkham and Wheeler, 2015)的一项研究基于超过 26000 名来访者的数据，他们的平均治疗次数为 8.3 次，60% 的来访者在治疗结束时（大多数治疗少于 25 次）达到了临床上的显著康复指标，另有 19% 的来访者达到了“改善”指标。

大多数来访者的治疗轨迹比较常见：在治疗初期变化迅速（然后逐渐减缓），有些人会稳步改善，还有一些人在整个治疗过程中表现出起伏不定的变化。剂量－

反应效应通常表明，对于大多数来访者来说，治疗改善速度在 18 次治疗后会减慢，这表明大多数可能发生的变化在此时已经发生。常规性地使用结果测量，可以帮助治疗师通过监测来访者在上述时间框架内实现的临床显著变化，来评估自己的临床效果。

长期治疗在人格改变方面具有优越性的观点也经不起推敲。我们希望的人格彻底重构与改变很少发生，因为改变通常仅发生在具体特质上。事实上，大多数人并不希望自己的人格发生巨大变化，即使这种人格给他们带来了问题（Tyrer, 2018）。大量研究表明，人格特质在相对较短的时间内就可以发生显著变化，甚至可短至两到十周（Allen et al., 2018；Steiger et al., 2020）。具体而言，相关研究表明在短期干预与完成每日治疗任务的情况下，情绪稳定性、外向性（包括积极情绪的增强）、尽责性、开放性等特质都发生了显著变化。

在没有与来访者明确约定，将以长期开放式心理治疗这种形式开展治疗的情况下，就让来访者接受这种治疗，这是不良做法且不符合伦理道德。虽然完全预测治疗所需的时间是不可能的，但可以根据来访者问题的类型、持续时间和严重程度，给出一个大致的估计。在我的实践中，与来访者签订的合约通常最多不超过 20 次治疗。如果在治疗过程中发现来访者可能需要更长时间，我会在第一时间与其讨论这个问题。根据上述剂量 - 反应效应研究，与大多数来访者签订合约时，通常可以预计治疗次数会长达 40 次。

当然，也有一些情况需要更长时间的治疗。例如，因长期严重的童年虐待而承受复杂创伤后应激障碍（WHO, 2019）或解离性身份障碍的来访者，可能需要大约两年（甚至更长）的治疗时间。患有进食障碍、有精神病史，以及寻求治疗酒精或药物成瘾的来访者，也可能需要更长时间的治疗，但这种治疗应在来访者的精神科医生同意的情况下进行（在成瘾治疗的情况下，来访者需先完成医学监督下的戒断治疗）。患有人格障碍的来访者通常也需要较长时间的治疗（Castonguay, Constantino and Butler, 2019）。

总而言之，来访者的问题持续时间越长，所需的治疗时间就越长。同样，来访者功能受损的程度越高，所需的治疗时间也会越长。事实上，一些功能不佳的来访者可能需要（也希望）长期的支持性治疗。

63

治疗方向与避免治疗漂移

方向性是一个源自存在主义的概念，它认为人类天性中具有目标感和方向性（Cooper, 2019）。交互沟通分析认为人类内在有一种与生俱来的“自然力”，这种力量驱使我们内在自我成长与治愈，类似于其他人本主义心理学中提到的“实现倾向”。实际上，许多人本主义治疗师认为，只要为个体提供合适的环境，他们必然会自然地成长和治愈。然而，这种观点在某些方面可能存在问题，因为它假设人们能够轻松摆脱长期形成的、根深蒂固的、具有限制性或有害的行为模式，甚至有时即使我们知道该做什么，但仍然会自我受限，阻碍自己改变。尽管如此，在心理治疗中，方向性的概念仍然是有用的思考工具。表面上来看，来访者寻求心理治疗是为了在比喻或象征意义上“达到某个地方”。然而，特别是在长期治疗中，也存在一个真实的风险，即治疗漂移，陷入一种实际上没有积极进展的“停滞”状态。

当然，治疗需要有一个明确且界定清晰的结果，同时也存在一些例外情况。例如，有些来访者希望接受长期的探索性治疗，并乐于拥有一个定期进行反思的空间，以及与一位非常了解他们的治疗师保持舒适的治疗关系。在某些特定情况下，长期支持性治疗是必要的。如那些成人自我状态较弱的来访者，或几乎没有显著改善的来访者，生活非常艰难、难以维系日常功能且几乎没有社会支持的来访者。对于上述情景人群，支持性心理治疗主要在积极的移情领域中发挥效能，着眼于建立温暖、富有同理心的关系，采取非结构化、非目标导向的立场，以支持来访者的自尊、情感功能作为目标，避免探索无意识冲突（Grover et al., 2020）。短期支持性心理治疗对丧亲的来访者非常有帮助，这些来访者往往只需要一个充满同理心、支持的空间，与愿意倾听并认可他们悲伤的人分享他们的情感。

治疗过程中出现漂移或停滞有多种原因（Waller and Turner, 2016）。首先，可能是来访者未能充分投入治疗，虽然每周参加治疗，但在治疗之间没有投入足够的时间和精力来支持其改变过程。其次，可能是治疗师缺乏足够的技能或知识。虽然我们都需要提升自己的能力，但治疗师应寻找机会持续成长、提升专业技能、丰富专业知识。有时，治疗师对治疗抱有浪漫的看法，认为仅凭直觉和良好的意图足以促成最终的改变。这种观点往往带有拒绝参与心理治疗研究和循证实践的态度，理由是他们和他们的来访者是特殊的，或者认为研究不适用（我确实听过有人以此为由不参与研究，虽然这些人拒绝阅读研究结果，也就无从判断这些结果是否真的适用，然而这种说法的合理性仍然令人困惑）。再者，治疗师对自己的临床效果缺乏了解，并对自己的能力有不切实际和过度夸大的评价（参见第 90 个关键点）。我也听过一个理由，即允许无意识过程有足够的时间展开。虽然这一论点有一定的道理，但似乎忽视了一个可能性，即无意识过程从治疗一开始就一直存在并发展。

在伦理和道德层面上，治疗师有义务对实践活动进行批判，并不断检查自己是否真的对来访者的生活产生了影响。如果发现治疗出现漂移，那么就有责任以某种方式解决问题：将来访者转介给其他专业人士，或者治疗师本人需要额外参加培训、督导，进一步阅读，或者可能需要与来访者重新签订治疗合约、审视合约的目标和治疗任务，或甚至转为长期支持性治疗。长期支持性治疗或探索性治疗都是完全可行的选择，且对许多来访者来说是最佳选择，但这些需要在合约中作出明确约定，清晰地说明其目的、目标和预期结果。

64

降低医源性羞耻感风险

医源性疾病是由医疗手段引起的。Wordnet（译者注：一个英语词汇数据库）认为它“由治疗师的语言或治疗本身引发”。这个定义比较接近我们这里要讨论的内容。

许多来访者的核心问题与羞耻感以及基于羞耻感的身份认同相关（Cornell, 1994; De Young, 2021; Erskine, 1994; Nathanson, 1994）。对于这类来访者，治疗的目标之一是减轻和消除羞耻感。不幸的是，治疗师如不留意自己使用的方法，可能会引发或加剧来访者的羞耻感。有时候，TA 治疗师也会因为语言的使用、行为、态度等无意中引发来访者的羞耻感，它们尽管很细微，却强有力地向来访者传达了“我很好——你不好”的心理地位。如此，即使治疗师的用意是正确的，来访者仍然受到脚本和内在心理过程的影响，体验到这些互动是“不好”的（无论治疗师如何传递这些信息）。很多时候，由于一些治疗理念的应用，医源性羞耻感可能会在不经意间被激活，然而在 TA 治疗中，医源性羞耻感的产生在大多数情况下是对以下概念或工具的不熟练应用引起的。

订立合约

在咨询的初期，尤其是在来访者尚不确定治疗效果、对治疗过程感到未知且目标不明确的情况下，订立合约容易被过度使用（详见第四部分）。过于急于设定具体目标可能让来访者感到不适，因为他们可能并不清楚自己真正想要什么，或者虽然知道自己应该有某些变化，却不明白如何实现这些改变，或者不知道如何获得自己想要的结果。过于强调行为合约也可能导致来访者产生退缩情绪。如果由于某些原因，行为合约未能完成，来访者可能会感到羞耻。事实上，“有时候，订立合约的过程本身就会让来访者觉得他们不好”（Lee, 1997: 99）。修复这种紧张感并不容易。来访者来咨询的初衷通常是自我改变，但过度强调“你必须改变”的观点，可能会让他们感到自己必须经历某种转变，才能变得“更好”。格式塔（完形）治疗师将这种现象称为“改变的悖论”（Beisser, 1970），即在接纳自我与真实面貌的过程中，才会释放改变的潜力。采取一种促进自我接纳并改变无效部分的治疗态度，有助于降低合约设定过程中引发羞耻感的风险。

去污染

通过劝诫（Berne, 1966/1994）或过度“教育化”的方式实施去污染，可能使来访者体验到家长式说教（尽管治疗师坚信自己在“传递成人自我的信息”）。这类方法虽偶有疗效，却无法培育来访者的自主性与心理自由。尤其当他们仅仅在认知层面理解劝诫内容，却无法完成内在重构或调整自身行为予以内化适应时，这种方法更易诱发来访者的“渺小感”“愚钝感”或屈尊体验。

游戏分析

心理游戏被定义为一种无意识的过程。对于旁观者来说，心理游戏通常是显而易见的，但对于参与其中的人来说，却往往难以察觉。指出来访者正在进行心理游戏可能会让他们感到羞耻。事实上，“心理游戏”这个词通常被用来描述那些有意识的操控行为，虽然这些行为通常会被当事人坚决否认。当我们揭示来访者的游戏时，如果仅仅为了让自己感觉聪明、满足，而让来访者因为自己的愚蠢或操控行为感到沮丧或羞愧，这并不是什么美德。如果提出关于次级收益的观点，可能会加剧来访者的羞耻感，因此需要小心、谨慎地处理，并且应该随着治疗的进程逐步展开。避免将游戏分析变成“指责风暴”，即让参与者互相推诿、责怪对方。

漠视

漠视，按照其定义，是一种无意识的过程（Schiff et al., 1975），因此无法通过有意识的思考立即加以改变。当治疗师指出对方“在漠视”时，往往会遭遇否认，或者引发羞耻感，这可能进一步强化来访者的脚本信息，例如“我真是太愚蠢了”。然而，识别来访者在何种方面表现出漠视可能具有很大的启发性。事实上，避免直接面质漠视行为，可能会揭示大量关于来访者防御模式的深层信息。针对漠视行为的质疑需要谨慎进行，以避免让来访者接收到“你错了，应该按照我的方式思考”的信息。任何形式的诊断性声明，即治疗师依据交互沟通分析理论直接告诉来访者他们在做什么，都可能将交互沟通分析的概念当作武器，进而引发来访者的羞耻感。

过度乐观主义（pollyanna-ing）

希望安抚来访者、急于让来访者感觉好些、想要“做点有用的事”，以及对深入探讨深层痛苦情感的潜在恐惧，可能会诱使治疗师防御性地过度关注积极面或提供简单的答案。实际上，面对并包容来访者痛苦的深度和广度是非常困难的。当治疗师漠视一位情绪极度低落的来访者内心深处的精神痛苦时，来访者可能会感受到共情的缺失。这种认知失调在使来访者感到孤独的同时，可能强化其负面脚本信念，从而导致羞耻感。

尽管这份清单并非详尽无遗，但它旨在为从业者提供一些示例，说明在未能熟练且敏感地运用交互沟通分析工具时，可能会造成伤害而非疗愈，这与治疗中的“不伤害”原则相违背。

治疗师应留意任何可能表明来访者正在经历羞耻感的迹象，并在整个治疗过程中多次与来访者确认感受。例如，如果治疗师要对来访者提出疑问，可以询问：“我只是想确认一下，我刚才说的话是否让你感觉受到了责备？”如果来访者回应说他们有这种感觉，治疗师应道歉并缓和语气。养成每次治疗时与来访者核实感受的习惯是非常有益的，这有助于了解来访者对治疗的感受以及治疗是否达到了恰当的平衡。

分析互动可以有效帮助减少医源性羞耻感。触发羞耻感的刺激可能来自治疗师，且通常极为微妙，可能超出治疗师的意识范围。有时，这些刺激源自治疗师的回应，可能与来访者的内隐记忆产生某种共鸣。明智的交互沟通分析治疗师应愿意毫无防备地审视自己与来访者的互动，并承认自己在这些刺激（及其后果转变）中所起的作用。若治疗师拒绝承认自己在这一过程中所扮演的角色，可能会无意间向来访者传达一种心理信息，即来访者在某种程度上是“错误的”，而人际问题的根源完全在于来访者。这样的过程可能会强化来访者关于“自我”和“他者”在人际关系中如何互动的负面心理脚本信念。

总之，治疗师需要关注自己与来访者的互动方式，并考虑自己的沟通方式对来访者的影响，从而尽量减少医源性羞耻感对来访者脚本强化的负面影响。

65

避免扭曲的“好”的心理地位

交互沟通分析初学者通常会很愿意接受“人是好（OK）的”这一哲学理念。他们本着“好的”理念和态度积极待人，并质疑那些他们认为以“不好”的行为或观点对待他人的人。虽然这确实可以使世界变得更加美好，开启人本主义治疗态度，但如果不加批判地机械使用，可能会带来很大的问题。

问题的原因在于我们倾向于漠视自己的情绪以及对他人的情感反应中令人不愉快的方面，即在追求“好”的心理地位的过程中，我们否认或忽略“阴暗”面的引诱。为了“无论如何都要保持好”的心理地位，可能会形成“扭曲”。如果我们将“扭曲”定义为用一种替代的、被允许的情感来掩盖一种被禁止的情感（English, 1971），那么“好”有时确实可以被视为一种“扭曲”。

在“扭曲的好”的情境下，交互沟通分析的初阶从业者在过度追求“好”的热情驱使下，可能会大幅漠视（Mellor and Schiff, 1975）那些多多少少令人不愉快或不舒适的情绪，或并非 100% 积极地应对来访者的情感。这种漠视显然加重了问题的严重性，因为排斥这些情绪意味着排斥了对治疗双方都可能极为有用的资源。我们对扭曲的理解是，个体掩埋了被否认和禁止的情绪，并用不真实的情感加以掩盖 [参见 Widdowson（2016）对此的讨论，以及将“扭曲”概念重新命名为“次级情感”]。关于扭曲 / 次级情感的传统观点是，这一过程与个体的脚本有关联，而扭曲 / 次级情感强化了个体脚本中的重要方面。如果是这样，那么“好”如何会变得扭曲呢？克拉克森（Clarkson, 1992a）描述了“反脚本治疗”，即“飞向健康”作为一种潜在的转化手段，其中来访者（这种情况下指交互沟通分析受训者）表面上看似采取与其脚本相违背的立场，但在某些方面实际上是采取其脚本的修改版，是对另一种内在投射的适应。例如，个体通过埋藏自己的“我不好”的感受，寻求归属感——归属到 TA 社群，使自己适应一种外部环境，与适应父母的过程类似。我猜测，这对于那些带着“我不好——你好”心理地位的人来说尤其具有威胁，因为他们相对容易将他人视为好的，并希望通过重复这一口号，来真正相信自己也可能变好，从而实现一种魔法般的转变幻想。

扭曲的“好”的立场也可以用哈加登和希尔斯（Hargaden and Sills, 2002）的自我概念解释，允许个体识别 A1+ 自我同一性系统，在这个过程中否认和压抑他们对自己或对他人的“不好”的情绪。个体维持着对“好”的积极认同，保持一种脆弱的身份感，即“我是好人中的一员”。

我提议，作为交互分析师，我们应在教学和实践“好”这一概念时，发展出一种更现实的立场，并考虑到负面和不愉快情感的存在。温尼科特（Winnicott, 1946/1987）在他的开创性论文 *Hate in the counter transference* 中，为治疗师提供了一条路径，使其能够允许自己体验对来访者的那些“不愉快”和“不友好”的思想和情感，并视之为治疗中的一种正常现象，甚至可能是治疗的一个核心部分。莫拉德（Maroda, 1994/2004）进一步扩展了这一立场，敦促治疗师将自己对来访者的情感反应作为一种强有力的治疗工具。莫拉德主张，治疗师应定期但谨慎地披露自己对来访者的情感反移情，即使这些情感是不愉快的，不过要谨慎选择披露时机、斟酌措辞。

投射性认同是一种特殊的移情现象，它会在治疗师内心引发一系列令人不愉快的感受和想法。在投射性认同中，人们认为来访者会将某些难以忍受的感受投射到治疗师身上。这样一来，治疗师就能为来访者处理、消化、化解并转化这些感受，而后来访者便能重新接纳它们。奥格登（Ogden, 1982）指出了 4 种基本的投射性认同功能：①防御对不被接纳的、被否认的自我部分的体验；②沟通的手段——如果一个人的情感被他人体验到，这会产生一种深刻的被理解感；③与他人建立和维持关系的方式；④心理变化的方法——情感被他人改变，同时我们也学会了新的、更有成效的方式来转化和容纳我们自身的不可忍受的情感。从这个角度来看，投射性认同可以被视为具有巨大的潜力。

> 患者有需求时，治疗师必须具备相应的能力。换句话说，当患者需要防御各种不可接受的情感时，治疗师必须能够容忍这些情感的存在——至少能够容忍自己拥有这些情感。治疗师必须能够（为来访者）做到自己尚未能为自己做到的事——治疗师必须有能力面对坏情绪，而不需要否认它们。
>
> （Stark, 2000: 274）

不承认可能被投射出的不愉快情绪，并不意味着这些情绪对于来访者，或实际上对于治疗师来说并不存在，但是意味着这些情绪无法在治疗关系中被重新塑造。通过采用扭曲的“好”的状态，并坚持将自己视为有无尽耐心、宽容和理解的人，我们可能会剥夺来访者重新整合以前无法容忍的情绪的强大机会。事实上，治疗师对这些情绪的否认，很可能在无意识层面上强化来访者的信念，即这些情绪本质上是危险的，因此应该被否定、忽视并投射出去。对于那些将自己视为本质上“不好”的来访者来说，与自认为扭曲的“好”的治疗师相处时，可能会感到极度孤独和隔离，并且这会在无意识层面上强化来访者的脚本信念——认为自己本质上是坏的或不配的。莫拉德（Maroda, 1994/2004）也警告治疗师避免采用扭曲的“好”的心理地位。他指出当不良情绪被否认时，它们会在无意识层面对治疗师（以及对来访者）施加强烈的压力，并可能表现为破坏性的行为，尽管治疗师有保持“良好”立场的愿望。

伯恩意识到这些“不良情感”的重要性，并强调承认其存在的必要性：

> 假装这些力量不存在的人，会成为它们的受害者。他的整个脚本可能就是在展示自己摆脱了这些力量。但由于他很可能并未真正摆脱，这实际上是在自我否认，也因此否认了他选择自己命运的权利。
>
> （Berne, 1972: 270）

邀请交互沟通分析治疗师为自己的不愉快情感留出空间、允许自己体验所有的情绪——无论它们多么不令人愉快。接受负面情绪，并将其视为有用信息的来源，既是一个挑战，也是成为一名高效交互沟通分析治疗师过程中的一个重要的成长步骤。

66

避免过度的“棉花糖式”关怀

许多前来接受心理治疗的来访者会表现出很强的内部“安抚过滤”机制（Woollams and Brown, 1978）；他们会漠视正面的安抚、不相信它们，或者以某种方式重新定义它们以使其失去效果。这种安抚过滤的顽固性以及它们对简单安抚和反驳的免疫力，可能会让人感到相当吃惊。正面安抚可能会遭遇来访者的抵触，当来访者只看到自己的负面状态，并且在其人生脚本中有一套消极信念系统时，情况尤其如此。

一些经验不足的交互沟通分析治疗师可能过度地安抚来访者，仿佛安抚能以某种神奇的方式改变对方。然而，过度使用安抚的方式，在来访者看来可能显得不真诚，部分原因是这种方式在文化上可能显得不合适（Steiner, 1974）。过度安抚还可能显得虚伪、居高临下，甚至可能给人一种将来访者婴儿化了的感觉，来访者也可能会有这种体验。这与旨在增强和促进成人自我状态功能的初衷相矛盾。此外，过度的安抚还可能促进共生关系（Schiff et al., 1975）。我遇到过一些因感觉治疗师“过于友善”和“过度宽容”而终止治疗的来访者。几乎在所有这些案例中，来访者说，他们觉得治疗师的安抚方式显得虚假或不现实、治疗师不愿意直面问题。对于具有依恋型或回避型人格的来访者来说，安抚过度可能使来访者固守于原有脚本中，依赖治疗师提供配额安抚，而不是挑战其内在的需求。这种共谋式的关系不利于治疗上的改变。

确保来访者感受到治疗师的温暖、接纳，给予他们鼓励、赞扬以支持变化以及反馈给他们治疗师的体验，这虽然很重要，但安抚的强度必须匹配来访者当下能够承受的限度。最佳的做法是给予来访者一种温和的“拉伸”，力度不要太大以免被完全拒绝，也要足以支持来访者突破自身惯有的模式。在给予来访者安抚时，可以有效地询问他们是否“真正听到”这个安抚，并观察他们的反应。可以接着问来访者是否真正接受了这个安抚，或者是否用其他方式处理了这个安抚。这种方式不仅能让来访者反思安抚对其的影响，还能帮助他们逐步突破原有的脚本限制。

来访者有时会直接或间接寻求治疗师的安慰。由于渴望展示自己的理解和接纳，同时也受到“要有用”的欲望驱动，经验不足的治疗师可能会屈服于这种诱惑，向来访者提供他们渴望的安慰（即，接受来访者的“游戏邀请”）。有时，不给予来访者安抚可以促使来访者意识到自己对认同的需求或渴望。通过不提供安抚，使来访者的需求浮现出来，这使其易于改变，而不是被埋藏在无意识中，继续驱动来访者的行为和与他人的互动方式。这种方式可以促进治疗的改变，因为它使来访者能够正视自己未满足的需求，而不是逃避或忽视它。这也是一种帮助来访者突破依赖性或寻求过度安慰模式的有效方法。

案例

一位来访者在讨论她的小团队中一位男性同事的问题，该同事经常表现得轻蔑，来访者觉得他不理解自己对他的帮助。接着，话题转到了来访者对她老板（男性）的恐惧以及面对处于权威地位的男性时缺乏自信。整个会谈的气氛变得紧张，来访者接着说：“我觉得他认为我很笨。事实上，有时候我也这么想，我觉得我很笨。”房间里的紧张感几乎可以触摸到。她的治疗师（男性）觉得来访者最后一句话的心理层面信息是“你认为我很笨——告诉我我不是”。经过长时间的停顿，来访者慢慢地、小心地说：“有时候我觉得你认为我很笨。”在这一刻，治疗师很容易就可以给予安抚，反驳这种信念。然而，治疗师用共情的方式回应：“你一定花了很多的时间来寻找认可和支持，这一定非常难。”这句话触动了她，来访者点头表示同意，随后哭了几分钟。治疗师默默坐着，见证着来访者的痛苦，最终他说：“听起来我说的话触及了某种真相。听到这句话对你来说是什么样的感受？”来访者点头，意识到自己心理层面的信息后说："我其实是想让你说你认可我，认为我很聪明。"治疗师回答道："如果我说你很聪明，你会相信吗？"来访者回答："不会，我不会相信，至少不是真心地相信。"

治疗师不直接提供来访者最初寻求的安抚，从而创造了一种氛围，使来访者被认可的需求浮出表面。通过这样做，来访者寻求但不相信正面安抚的机制就被直接引入了治疗过程中。

毫无疑问，安抚在治疗中占有一席之地。我们或多或少都需要安抚。来访者、督导对象、受训者、同事都需要安抚，我们当然应该提供安抚。然而，有时候，"少即是多"。

Part 7

第七部分

治疗技能精要

67

平衡挑战与支持

治疗师很容易在挑战和支持两者之间倾向于某一边，这通常与他们自身的个性和需求有关。然而，这种偏好可能会显得很刻板，从而不适用于大部分的来访者。挑战与支持可以被看作统一体，治疗师应调整这两者的比例来适应每一位来访者的需求。对于那些情绪深受影响、正经历痛苦过渡期或正在面对压抑情感浮现的来访者而言，高水平的支持尤为重要。然而，当支持过度或不恰当时，高水平的支持也可能引发问题，从而削弱治疗师的影响力，并使治疗关系变成一个舒适但共谋的空间，导致改变很少发生。低水平的支持可能有助于增强来访者的心理韧性，并引导来访者运用成人自我来承担责任，但是也可能被来访者误解，认为他们的需求没有得到足够的支持，感到咨询环境不够安全，无法探索更深层次的情感，从而导致咨询个案流失。

挑战同样需要仔细协调。低度挑战可以创造舒适的环境，同时也有可能无法带来足够的变化。如果挑战程度过高，来访者会感觉受到伤害，从而极有可能产生医源性羞耻感。这在治疗早期尤为明显，特别是治疗师过度使用面质或漠视策略时（Schiff et al., 1975）。大多数前来寻求治疗的来访者意识到一定程度的挑战是必要的，很多人欢迎治疗师将挑战作为一种改变的催化剂（至少在社会层面），前提是这种挑战能与足够程度的支持达到巧妙平衡："治疗师的任务是挑战来访者的习惯性假设和关系模式，创造足够的扰动来促进新结构的生成。"（Holmes, 2001: 17）

68

发展情绪觉察和情绪细分

交互沟通分析治疗的目标之一是解除儿童自我状态的困惑（参见第74个关键点）。“儿童自我状态的困惑”这一术语由伯恩提出，但他从未就此明确下过定义，或给出过解释。需要注意的是，尽管交互沟通分析使用的语言看似普通，但其用法和意义往往不同于通常的字典定义。这个术语中的“困惑”不是认知上的迷惑或不解，而是一种情感上的体验。我认为，儿童自我状态的困惑发生在以下两种情况之一：儿童体验到极其强烈、无法调节的情绪，无法有效处理；或者儿童认为或相信他们体验到的情感、冲动、欲望等在其家庭中不被认可或接受。这些被否认或压抑的情绪导致所体验到的情绪与可接受的情绪以及所表达的情绪之间，出现不匹配。这种过程（基于动态压抑的心理动力学概念）导致儿童自我状态的困惑，削弱了全面理解和表达个人情感状态的能力。

现在越来越多的研究表明，无法识别自己内在情绪状态的能力受损是许多精神障碍的特征。此外，大量研究证据表明了提高情绪感知能力的益处。而且，研究发现，促进情绪细分——区分不同情绪并识别情绪体验的细微差别的能力——有益于心理健康，因此可以作为有效心理治疗的重要组成部分（Lazarus and Fisher, 2021）。

在治疗初期的几次治疗中，将帮助来访者发展情绪觉察和情绪细分的治疗工作和心理教育融入治疗计划中，特别有助益。根据我的经验，情绪觉察更强且情绪词汇更丰富的来访者，在治疗中进展更快，解除困惑时，也比情绪觉察能力较低的来访者更加顺利和迅速。

一种支持情绪觉察的简单干预方法，是邀请来访者思考不同的情绪，并提出不同的词汇来描述每种情绪的强度变化 [我建议使用保罗·艾克曼（Paul Ekman, 2004）列出的六种核心情绪：愤怒、悲伤、恐惧、快乐、惊讶和厌恶]。例如，在英式英语中，愤怒的程度可能从感到烦躁或气恼，直到盛怒或大发雷霆。这通常是一个有用的课间作业任务，有些人发现这是一项可以与朋友和孩子共同完成的有趣任务。

一种专门为情绪细分设计的模型是情感环状图（Feldman Barrett, 2006; Lindquist and Feldman Barrett, 2008）。该模型以双轴维度系统量化情绪体验：一条轴表示情感效价（愉悦－不愉悦），另一条轴表示激活水平或情感强度（高激活－低激活）。该图可用于帮助来访者区分情绪状态中的微妙差异。例如，来访者可能说“整个星期都感到抑郁”，使用该模型，可能会识别出他们是感到悲伤、无聊还是疲倦，对应模型测量，可能是处于不愉悦－低激活状态。

另一种有助于促进情感觉察的模型是情绪轮盘（Willcox, 1982）。尽管它最初发表在 *Transactional Analysis Journal* 上，但作为一个受到全球许多治疗师欢迎的模型，该图示已被广泛传播，并且可以轻松在网络上找到。我通常会在治疗室中准备多份彩色打印件，并经常在最初几次治疗中使用，特别是对那些我认为可能从培养这些情绪管理技能中受益的来访者使用。

在向来访者介绍这一图示之前，我通常会先解释发展情绪觉察和情绪细分的重要性，并确认他们是否有兴趣将其作为治疗工具。如果来访者同意（从而我们达成了关于情绪觉察工作的合约），我会展示该图示，指出内圈代表较大的情绪，而外圈则使用不同的词汇来表明“较大情绪”的变化。我请他们注意自己当前的感受，并选择尽量多的词汇来描述这些感受。情绪轮盘或情感环状图还可以用作课间作业任务。例如，可以邀请来访者每天至少问自己两次，最好是多次，“我现在的感觉是什么？”通常，简单地命名情绪会使其感觉更容易管理，并可能减弱其强度。它还可以用来识别调节情绪的内隐行动，例如，当来访者清楚地标记了自己的情绪后，可以请他们问自己“我现在需要什么？什么能帮助我应对这种感觉？”这种方法不仅有助于增强来访者对自己情绪的觉察，还能在日常生活中培养更好的情绪管理技能，从而促进他们的心理健康。

69

用情绪调节技术安抚儿童自我

心理治疗师在实践中遇到的最常见的问题都涉及情绪困扰：抑郁、焦虑、创伤、悲伤、关系问题等。帮助来访者制定调节情绪、管理困扰的策略，可以迅速产生积极效果，并显著推动来访者的变化过程。

许多来访者在初次开始治疗时所经历的痛苦是如此强烈，以至于如果不找到方法来减轻他们情绪的强度，治疗进展可能会非常缓慢。最有效的治疗工作是在来访者处于适度情绪唤起状态时，在他们的“耐受窗口”内进行的（Siegel, 2020）。如果情绪唤起过低，治疗工作将主要在认知层面；如果有太多情绪唤起，来访者会感到不堪重负，无法处理他们的经历并清晰思考。适度的情绪唤起能够促进体验性的认知－情感处理，而最有效的改变工作正是在这种过程中发生的（Widdowson, 2016）。从交互沟通分析的角度来看，情绪困扰会使成人自我状态失效，儿童自我状态占主导地位。因此，我们需要在进入成人自我状态之前，先安抚儿童自我状态。幸运的是，有许多简单易用的情绪调节技术可以融入你的治疗方法。但在治疗过程中介绍这些情绪调节技术时，务必要在治疗期间进行示范。

在示范和解释技术之后，应重复进行示范并邀请来访者参与操作，同时温和地指导他们如何正确使用这些技术。这将有助于来访者在治疗过程中切身体验这些技术的好处，并确保他们在治疗结束后能够熟练应用这些技术，从而避免在治疗间隔期出现不使用这些技术的情况。在示范技术并指导来访者使用之后，合理的做法是与来访者讨论他们对该技术的实际体验和使用后的感受。同时，还应探索来访者在治疗之外可能使用该技术的不同情境。

许多情绪调节技术基于副交感神经系统，即“休息与消化”系统的激活，这又会降低交感神经系统，即“战斗与逃跑”系统的激活水平。有两种这样的技术，我称之为“安抚节律呼吸”和“自我安抚触摸”。安抚节律呼吸包括通过鼻子吸气四秒钟，暂停一秒钟，然后通过嘴巴呼气六秒钟，再暂停一秒钟后再次吸气（使呼气时间长于吸气时间是激活副交感神经系统的关键）。有呼吸困难或心血管疾病的人在使用此技术前应咨询医生或专业护士。自我安抚触摸则是将一只手掌放在上胸部，另一只手掌放在腹部的腹腔神经丛/膈肌区域，静静地让手掌在那里停留一会儿。几分钟后，你可以引导来访者注意到从他们的手掌开始向胸部和腹部扩散的舒适温暖。如此，来访者的儿童自我将很快得到安抚，进而成人自我状态会被重新调动起来。这两种技术可以根据个人需要频繁使用，我通常建议来访者每天练习两次，每次90秒，以降低痛苦的基准水平，并培养在需要时自我安抚的能力。

用于稳定情绪和情绪调节的常见技术是“5，4，3，2，1”。这个技术通过将注意力引导到感官信息上，以便“扎根于当下”。从困扰中分散注意力也是其调节情绪能力的一个重要因素。此技术的指示是：“注意五样你能看到的东西……（暂停）……四样你能听到的东西……（暂停）……三样你能通过皮肤感觉到的东西……（暂停）……两样你能闻到的东西……（暂停）……一样你能尝到的东西……（暂停）”如果你在治疗中指导来访者进行此练习，建议让他们在已经注意到指定数量的感官信息时点头或示意。例如，有时来访者需要几分钟才能注意到不同的声音，所以请耐心等待。有时，人们可能会对识别气味或味道感到困难。在这种情况下，引导他们嗅闻自己的衣物、皮肤或头发可能有所帮助。即使来访者无法确定特定的味道，他们总能尝到自己唾液的味道。持续关注当前的感官信息通常足以自动激活与调动成人自我状态，并减少不愉快的情绪。

撰写感恩日记是一种经过充分研究的干预措施，用于增进积极情绪、促进社交联结（Kirca, Malouff and Meynadier, 2023）。保持写感恩日记的习惯，每晚只需花几分钟时间写下三到五件令自己感激的事情，最好是当天发生的。注意、感受并保持对感恩的感觉可以使这一活动发挥其最大效果。从交互沟通分析的角度来看，保持写感恩日记似乎能够将负面认知偏向的参照框架（Schiff et.al., 1975）转向更积极的方向，这最常见于抑郁和焦虑中。记录感恩日记的效果并非立竿见影，而是会在数周内逐渐积累，随着参照框架重新调整为关注世界上的美好事物，其积极影响也会逐渐显现。

70

深化情感

大部分参与治疗的来访者寻求的是调节自己情感状态的方法，他们的情绪常常强烈且难以承受，或者他们对自己以及他人的情绪感到疏离和困惑。利德（Leader, 2008）认为，有一种文化上普遍存在的模式，即个体避免任何强烈或令人不安的情绪，并且这些不愉快的情绪应被“用药消除”。他探讨了人们是如何试图生活在一个经过净化、没有痛苦的世界里，而不是去学习关键情绪技能。这种对困扰的躲避有可能会让人们失去这些情绪所带来的活力和丰富体验。治疗师的部分工作就可以被视为激发活力和恢复生机，促进对情绪的健康接纳和表达。事实上，对于一些来访者而言，帮助他们提高对痛苦情绪的耐受力是一项重要的治疗任务。

深化情感并不等同于宣泄或宣泄性的方法，尽管这种深化很可能会对来访者产生积极的宣泄效果。借助促进情感的深化，情绪的强度可能会刺激症结出现。TA 再决定学派采取增强法（McNeel, 1976），以期达到该目的。增强法加深了这项工作的情感力度，促进了再决定的引发。

在治疗过程中情感的深化可以促进情感素养的发展（Steiner and Perry, 1999）。对于情感素养非常低的来访者，治疗师可以帮助他们用语言表达其内在体验，并解码成情感的语言。这个过程有助于情绪细化的发展（Steiner and Perry, 1999）。在某些方面，这个识别、解码情感体验的过程类似父母在孩子发展过程中所做的（Stern, 1985），尤其对那些没有得到父母有效解码情感体验的来访者很重要。治疗师在此承担的后续涵容（Bion, 1970）及情感调节功能，可能构成治疗进程的关键部分。这个过程甚至可能会刺激神经通路，特别是大脑中有关情感调节的眶额皮质区域。

申瑞提出了情感讨论与情绪表达之间的区别：

> 讨论是关注在时空上远离当前的事件，包括在早期治疗会谈中所进行的讨论。这通常是一种回避的策略。描述是理智处理感情的方式。由其成人自我告诉治疗师其儿童自我的感觉是什么，描述中并未呈现儿童自我本身的真实情况。这常是一种借由消遣来逃避的方式。表达是有关此时此地感受当下情感的直接表述，这种表达可能是冒险的，也可能是亲密的。治疗的目标是亲密性表达。
>
> （Swede, 1977: 23）

深化情感会带来许多潜在的治疗成果。任何促进更大程度的体验觉察和现象学探索与处理的疗法，很可能引发洞见并提升成人自我觉察。深入处理情绪问题时，可能会激发自然的疗愈力量，来访者体验到一种生理性厌恶感，自发地寻求再决定，比如使用增强法。同样，保持联络，在情绪高度激活期间展现同理心与回应，能够促进来访者重新处理治疗关系中移情方面的能力（Fowlie and Sills, 2011）。

在心理治疗过程中，系统性地深化情感体验，并促使其在安全的环境中得到有效和恰当的表达，进而对这些情绪体验进行分析和处理，可以提升个体的情感耐受力。这一过程尤其适用于来访者以开放、接受和正念的态度对待其情感，而非单纯为了情绪宣泄。在涉及情感问题时，治疗师应避免过度照顾或过早介入试图解决情绪问题，因为这样做不仅无助于提升来访者的情感耐受力，反而可能导致来访者的退行化和依赖行为。来访者的儿童自我状态需要通过体验式学习来发展：他们需要体验和适当地表达强烈的情绪，同时学习如何在自我和他人之间容忍这些情绪体验。最有效的治疗变革通常在适度的情感激发中发生。如果情感强度过大，来访者可能会感到不堪重负，或缺乏足够的成人自我状态来整合这些情绪体验。如果情感强度不足，治疗则可能缺乏效果，或仅成为一种智力上的探讨，而难以带来实际的情绪变革。

一些学者提倡“趁热打铁”的策略（Luborsky, 1984），即在治疗过程中选择来访者交流中情感负荷最重的部分，尤其是那些与治疗关系相匹配的部分，进行深入讨论和干预。此方法旨在通过情感负荷的强化，建立来访者不同情感自我状态与其现有经验之间的情感连接。这样的干预能够最大限度地减少来访者理智化的可能性，进而促进情感的深层整合。然而，这一策略并非普适。另一些学者建议“趁冷打铁”的方法（McWilliams, 1994；Pine, 1985；Yalom, 2001），即在来访者情绪平静且处于其他情感状态时，再引入相关讨论。这种方法更适合有较严重精神困扰的来访者，例如人格障碍患者，或者那些在强烈情绪体验中可能将治疗师的干预视为羞辱或批评的来访者。

禁忌证

治疗师在无法为来访者提供足够的容纳和保护时，不应使用深化情感的干预手段。对于那些情感耐受力较差的来访者，需要逐步完成与情感表达相关的工作。快速或强烈的情感加强可能使来访者感到难以承受，从而无法提供充分的保护。这尤其适用于那些在情感调节方面挣扎的来访者，例如患有边缘型人格障碍的个体，他们需要促进情绪调节和控制的治疗方法，而不是单纯提升情感表达。对于有创伤史的来访者，在接触深层和强烈情感之前，先进行一段稳定化的过程也是必要的（见第 58 个关键点）。

有时，深化情感或促进情感表达可能导致“脚本反弹”，这是因为来访者在打破某种无意识规则后，其症状可能加重或经历某种内在攻击。在这种情况下，为了保护来访者，治疗师在试图深化情感强度的干预措施前、过程中和之后，都需要仔细考虑这些措施对来访者内在心理的影响及其无意识的意义。

深化情感的干预措施包括在来访者表达情感、叙述或讨论过去经历的情感时，进行共情回应和探询。一条恰到好处的解释也可以加深情感，特别是那些被来访者隐藏或防御的情感。例如：“我理解你感到悲伤。我想知道，你是否也感到愤怒。”

71

促进情绪的健康表达

按照传统，TA 分析师对“扭曲感觉”要么不予安抚、不予承认，要么直接面质（Steward, 2007）。这种做法预设了“治疗师最了解情况”并且能够确切识别某种感觉是否扭曲。然而，在实践中，这种当下的觉察能力并不容易，也未必有助于忽视一种感觉或面质来访者可能正经历的特定情感。此外，传统的 TA 情感模型将“真实”的情感限制为四种情绪：愤怒、悲伤、恐惧和快乐。情绪心理学和神经科学的发展明确表明，人类拥有更广泛的普遍基本情绪。确实，伯克利大学的一组研究人员（Cowan and Keltner, 2017）识别出了 27 种情绪，每种情绪都有其独特的神经活动和生理反应模式。保罗・艾克曼的六种情绪——愤怒、悲伤、恐惧、快乐、惊讶和厌恶——易于记忆，并且足以在治疗中探索来访者如何体验和表达这些情绪。

当来访者来做治疗时，他们寻求的是一个可以探索的安全空间。来访者表露情感时，初期需要的是所有感觉被接纳和理解——理解来访者的参考框架，并明白为何他们会有那种感觉。作为治疗师，我们需要牢记，这一过程对来访者来说可能是痛苦、困难和令人畏惧的，他们可能从未表达过如此深度的情感脆弱。一旦这些初步呈现的情感得到了共情与接纳，来访者就会有足够的安全感去探索更深层的情感。在这一过程中，我们需要小心谨慎，因为这些更深层的且以前被压抑的情绪表达，可能在某种程度上让人感到不可接受或是被禁止的。很可能在无意识层面上，来访者的儿童自我状态会因为表达这种情感而害怕违背父母自我状态。

> 来访者在拥有足够安全感而想进一步深入治疗前，需要在这个“扭曲”层面上感到自己被倾听。起初重要的是回应来访者感受到的意义……最终那种共情纽带有可能使来访者在“未思考”的层面上感到足够安全，以唤起未满足的需求和被压抑的发展需求。为了让她感到这么做是安全的，她需要发自内心地信任治疗师能理解她最深层的情绪状态（Clark，1991）。
>
> （Hargaden and Sills, 2002: 33–34）

这种持续的共情和情感验证的过程，结合提升更深层的觉察、情感细化和表达的工作，将有助于并可能催化去困惑的过程。

根据斯坦纳的情绪觉察量表（Steiner and Perry, 1999），促进情绪健康表达，这种做法通过跨越语言障碍，摆脱麻木不仁、身体感受和原始体验，提高情感区分和归因能力，在此，个体可以识别情绪状态并确定其来源（见第 68 个关键点）。临床经验表明，很多来访者害怕情绪表达，将其等同于“失控”，这可能反映了来访者在某种程度上因其早期生活经历而产生的内在混乱，以及他们对被压抑情绪如汪洋般感受的觉察，而这些情绪可能会通过去困惑过程呈现出来。一个常见的例子是，人们体会到的恐惧常与愤怒关联，而愤怒常与攻击性混淆。敏感且渐进的再教育工作，邀请来访者觉察两种状态之间的差异，并且强调个体对情绪表达的责任感，这可能会带来缓解。

在处理这个问题时，治疗师可以询问来访者是否对某个特定情况或事件感到愤怒（可能夹杂在其他更容易触及的情感中）。治疗师可以验证来访者的愤怒，并与他们探讨如何以适合情境的方式表达愤怒。这可能包括提供有关情感的一般信息，或发展自我主张技能。

情绪的表达在某种程度上受到文化因素的制约。有些文化强调并鼓励情绪控制以及将情感反应最小化，而其他文化则注重强烈、夸张的情绪表达。在治疗过程中，我们需要意识到来访者的文化背景和情境对其情绪表达水平的影响。

汤姆森（Thomson, 1983）强调了情绪在适当时间框架内的问题解决功能，并指出，尽管这些情绪令人不适，但应受到欢迎且应给予空间以自然解决。莫伊索（Moiso, 1984）从信息角度分析这种情感：恐惧告诉我们目前面临的危险，愤怒说明已造成的损害，悲伤表达的是失去，快乐显然表明喜悦。每种情绪都有一种本能行为及社会要求：恐惧要求人们逃避危险或从他处寻求帮助和安慰；愤怒的行为是攻击或保护，并要求环境或他人发生变化；悲伤要求将能量收回到自我身上并从他人那里获得安慰和同情；快乐使我们与人交往，分享我们的喜悦（Moiso, 1984）。

交互沟通的基本分析非常有助于促进情绪的健康表达及其后续情绪问题的解决，因为人们常常无意中以不明确的方式进行沟通，因而得不到周围的积极回应。然而，治疗师可以促进正面、恰当、清晰的交流，并利用自己对来访者的情感反应（社交诊断），从而帮助来访者以更有助于成长和更亲密的方式与他人互动。

72

实时追踪来访者何处开放、何处防御

威尔顺序（Ware, 1983）是一种常见的 TA 理论，它因简便、系统并为治疗师提供干预指导而广受欢迎。然而，它在实际应用中的有效性存在一定的局限，并且在我看来，它可能对治疗过程产生阻碍。有关威尔顺序和人格适应模型的详细批判，请参见都铎和威多森（Tudor and Widdowson, 2008）的理念。在此，我提出一种替代威尔顺序的方法，采用相同的治疗技巧，但以逐时逐刻追踪来访者过程的方式进行。

将来访者的经验分为思维、感受和行为，实际上是一种错误的“三分法”（Tudor and Widdowson, 2008），它未能考虑到来访者体验的复杂性和多面性。在任何特定时刻，这种体验都会同时包含思维、感受和行为。仅仅关注来访者体验中的单一方面，可能导致忽略来访者每一时刻展示的多重现象。

此外，根据预定的顺序来设计干预措施，会极大地限制治疗师的灵活性、创造性及与来访者的共鸣。有人认为，跟随一个特定的流程会限制治疗师使用觉察力、自发性和亲密度的能力（Berne, 1964）——这些正是自主性的核心能力，也是治疗师在治疗中需要使用的能力。

威尔顺序的三扇“门”包括：开放之门——来访者沟通接触之地；陷阱之门——来访者最为防御之地；目标之门——最可能发生改变之地。如果治疗师遵循某个特定的顺序，会极大地限制治疗师调适来访者的能力。我发现，考虑来访者在此时此刻的开放之门、陷阱之门以及目标之门，是最有益的做法。对这些接纳和防御领域的分析将揭示，只有某些与特定事物相关的思维和情绪才受到限制。这些配置在治疗进程中，甚至在单次治疗中都会不断变化。

在某些方面，可以认为情绪始终是“开放之门”，因为我们接收到的所有刺激最初都通过杏仁核和情感驱动的边缘系统进行处理。我们在涉及认知之前，首先会处理情绪层面的问题。然而，情感和认知并不容易分开，因为它们在个体内同时运作。所有的情绪体验都通过认知进行评估，所有的认知都是负载着情绪并受情绪驱动的（O'Brien and Houston, 2007；Stern, 1985）。在任何时候，个体都会体验到情绪，即便是对情绪具有很强防御力的人也会在某种程度上感受到情绪。无论这些情绪多大程度上被掩盖或压抑，治疗师的一个关键任务就是调适它们，并且将其以共情互动或解释的方式融入治疗中。

要做到共情并保持同步（Erskine et al., 1999），需要我们放下对来访者及其经历的所有先入为主的观念。因此，很关键的一点是，完全适应来访者，摒弃任何意义上的预设、限制，以及固有的咨询流程。

73

鼓励写日记以促进自我觉察和自我反思

写日记是一种广受欢迎的个人发展活动，可以用来支持治疗过程。在治疗中，询问来访者他们是否已经有写日记的习惯，或者是否愿意尝试这样做是非常值得的。在交互沟通分析治疗中，有几个过程可以通过书写技术得到有效的增强。定期反思可以发展来访者的反思能力、增强心智、促进对其自身内在过程的觉察。这可以包括对自我状态之间内部对话的更深层次的意识。此外，反思性写作还促进了有节制的情感表达和情感分析（Yalom, 2001）。书写技术可以在治疗的任何阶段使用，并可以澄清、深化、加速各种过程，例如：聚焦来访者的目标和愿望的合约制定、去污染（来访者可能会在没有治疗师干预的情况下识别并挑战隐含的污染）、情绪素养（情绪觉察、情感表达和分析）、去困惑（对压抑情绪的识别）、再决定的强化，直至帮助处理治疗即将结束时的情感。

反思性日记

在治疗中使用书写的最简单方法是邀请来访者坚持写日记。我常常在第一次治疗中建议来访者为此准备一个笔记本。我建议他们每周一到两次，每次留出 15 ～ 20 分钟，用于写日记。日记可以用来记录他们的情感，并反思他们为何有这样的感觉，也可以用来捕捉他们在治疗之间的特定洞察，或作为提醒，记下他们希望在治疗中讨论的材料。此外，日记还可以用来记录特定事件、情况、人际互动以及当时的感受和触发的反思。

詹姆斯·彭尼贝克（James Pennebaker）是将写日记作为治疗工具这一方法的首创人。在一系列研究中，他发现，连续四天写日记记录痛苦事件的做法，明显地减轻了痛苦的感受（Pennebaker, 1997）。他的发现已在多个后续研究中得到了验证，这些研究都表明写治疗性日记是一种可靠的方法。该技术简单明了，也容易向来访者解释。将这种方法纳入治疗计划之前，重要的是确保来访者具备足够的能力来管理和调节因这一练习而产生的情绪。同时，建议来访者从较为可控的事件开始，即不要直接触及生活中最具创伤性的事件。

彭尼贝克对写治疗性日记这一方法的指导如下：

- 选择并写下一件令你痛苦的过往之事（这件事发生在六个月以前会更好，从而确保与你有足够的“距离”）。
- 连续写 4 天，每天写 15 或 20 分钟。
- 尽可能详细地描述事件，包括当时的想法和感受，写满整整 15 或 20 分钟。如果不到 15 或 20 分钟就完成了，重新开始写，直到用完整个时间段，不要中断。

邀请你的来访者在下次治疗时就他们的体验给予反馈。

写反思性日记是大多数心理治疗和咨询培训课程的关键组成部分——这是有充分理由的。定期、结构化的日记书写将促进反思能力的发展，以及你作为治疗师的职业成长。这些日记可以用来反思自己的生活、特定治疗中的反应或反移情，也可以通过识别多个来访者治疗中的关键学习点用于专业发展。我特别喜欢的一种反思性学习方法是由达里尔·乔（Daryl Chow, 2022）开发的。他建议治疗师每周留出 15 分钟回顾自己的日记，反思本周进行的每一次治疗。下一步是从这一周中识别出一个学习点。这个学习点可能来源于某个成功的或有良好结果的事情，也可能是从一个失误或错误中获得的。他建议提供一些简要的背景信息，并保持日记条目简洁，大约 100 ～ 140 个词。他还建议每个条目最好有一个标题，编上序号、标明日期，以便治疗师定期回顾他们的学习。条目标题能帮助跟踪主题或将案例中的学习连接起来。

74

去污染和去困惑的差异

去污染和去困惑是交互沟通分析师时常讨论的治疗过程，这两个过程与再决定共同构成了交互沟通分析治疗的“支柱”及核心任务。去污染和去困惑是两个各自独立又常常相互联系、相互重叠的过程。交互沟通分析治疗的初学者有时会对这两个概念及其涉及的过程感到困惑。从结构上讲，去污染是处理成人自我状态（A2）的工作，而去困惑是处理儿童自我状态（C2）的工作。

伯恩独自发展了成人自我状态的观点，其研究进程与认知治疗的诸多发现是并行的（Schlegel, 1998）。成人自我的污染是指个体错误地把儿童自我或父母自我的部分内容当作成人自我的内容（Steward and Joines, 1987）。一个最好的佐证是，一个未经挑战的、没有理论基础的信念，在理性审视和对话中崩塌。因为污染的形成发生在整个个体的情景中，所以很可能会出现双重污染，也就是父母自我和儿童自我对成人自我的双重污染。比如，父母会反复告知孩子，说他们很愚笨，孩子也毫无异议地接受这一说法，而且相信事实如此（也许还会把他们差劲的拼写当作愚笨的证据）。这种信念常处于内隐、前意识层面，TA 治疗师试图揭示这些内隐信念，密切观察来访者，并挑战这些信念此时此地的有效性。

交互沟通分析师所描述的去污染过程与认知治疗方法有许多相似之处。去污染可以在许多方面被视为一种认知治疗过程，的确，许多认知行为方法可以成功地用于去污染。然而，重要的是，要认识到成人自我状态不只是一个理性数据处理器：成人自我状态是适用于此时此地情境的自我状态，因此，引用全然觉察此时此地的方法，如许多格式塔或正念的疗法（Kabat-Zinn, 2001, 2004），也可以成功地用于去污染。

另外，伯恩明确地表明去困惑是一个心理分析过程（Berne, 1961/1986）。因此，去困惑的过程更可能类似于通常在心理动力治疗中使用的过程，包括如移情分析（Hargaden and Sills, 2002; Moiso, 1985）等方法。

> 去困惑是治疗师用以促使来访者与其内在儿童自我连接并把经验、情感和感知……带进治疗关系……治疗计划取决于治疗师在理解她的反移情回应中体现出来的关注、思考和技术能力……去困惑方法论包括结合治疗师对共情沟通的使用和对移情的分析。
>
> （Hargaden and Sills, 2002）

> 去困惑的目标是把无意识过程中有关自我的古老的、休眠的和冲突的部分转换成更有意识的、充满活力的、成熟的动态。
>
> （Hargaden and Sills, 2003：188）

思考去污染与去困惑两者差异的另一方法涉及脚本决定的发展过程。在TA中，我们把脚本信念形成的概念大致总结如下：儿童若有一次经历，而且他体验了与该经历有关的情感，为了理解这些经历和情感，他会编织幻想或得出结论，这些幻想或结论就成了个人的“事实”。

经历 → 情感 → 幻想 / 结论 → 事实

如果我们按照伯恩的原则，即去污染先于去困惑，那么相关脚本决定的过程（治疗方向）可被看作与此相平行，但方向正好相反。

经历 → 情感 → 幻想 / 结论 → 事实

去困惑 ← 去困惑 ← 去污染 ←去污染

该图示展示了去污染与去困惑之间的关系以及脚本决定发展过程的不同方面，但这种线性方式未必代表实际的去污染和去困惑过程。一些 TA 学者认为这一过程是渐进的，去污染是早于去困惑的治疗阶段（Clarkson, 1992a；Woollams and Brown, 1978）。然而，最近一些学者提出一个观点，即去困惑可以从治疗双方会面之时开始（Hargaden and Sills, 2002）。在许多方面，这与我的经验相符，因为治疗关系的形成有赖于对来访者情感状态的某种容纳，而重点在于共情互动（Clark, 1991）。使用共情互动不可避免地会涉及一定程度的去困惑，因此，将这两者区分为遵循固定顺序的线性过程，并不完全代表治疗的实际情况。TA 治疗师的工作有可能在经历、情感、幻想和认知理解等多个方面不断流动。

重要的是，治疗师要清楚自己在任何特定时刻主要与哪个自我状态进行工作，并明确他们的意图是促进去污染还是去困惑，以及他们选择干预的理由。

75

证明脚本信念不成立

人生脚本旨在对生活及经历赋予意义。它是心理上的结论、信念、期望和原则的集合，其形成本质上是一个学习过程，尽管这一过程存在缺陷。这是因为人生脚本的发展不仅是内在、个性化且通常内隐的过程，而且它基于个体在形成任何特定脚本结论或信念时所具备的心理能力。因此，脚本影响的不仅是我们感知、理解和解释事件的方式，还影响我们的记忆，并给关于事件的记忆蒙上一层滤镜。此外，我们会寻找、关注、解释和记住与脚本信念一致的信息，这一过程被称为确认偏误。不一致的信息或挑战脚本的信息往往会被漠视、忽视、拒绝或搪塞过去，因此脚本得以延续。

个体的脚本信念通常被证实为显而易见且真实可信的。即便面对反对脚本信念的逻辑论证，这些信念也往往会持续存在。脚本信念的改变是在交互沟通分析中被称为再决定的过程中发生的。可能最有效的再决定方法是经验性证伪（Widdowson, 2014）。这意味着治疗师需要关注来访者在治疗中所描述的经历，或者利用或创造一些经历——无论是在治疗中还是通过特定的、被选择的合约活动——以某种方式证伪来访者的脚本信念。特别重要的是，要强调这种证伪或引起来访者的注意，并在一段时间内保持这一点，以减少来访者可能漠视这种经历的机会。

关于如何利用生活中的事件来证伪脚本信念，有一个来自我的来访者的例子。她有“不要重要”禁令，脚本信念包括“不够好”“不被喜欢或不值得被爱”。在一次治疗中，她顺便提到，上周六她的邻居为她的生日送了一个自制的蛋糕，而在周日，她和一位朋友在共进午餐时，发现还有其他几位朋友惊喜地出现在她身边。

我评论说，我认为这些都是她的邻居与朋友为她做的可爱的事情，他们显然花费了时间和精力去做一些让她感到自己很特别、被欣赏的事，这也许意味着他们真的喜欢她。她的回应是："是的，他们是好人。他们可能只是出于友好才这样做的。"我问她是否认为这些人会为一个他们不喜欢的人付出这么多努力。她沉默了几分钟，似乎在努力找理由来否定我所说的话。我随后说，过去她曾告诉我，给她惊喜的朋友中的两个人以"直言不讳"和"直接告知别人自己对他们的看法"而闻名。她确认了这一点。我接着说，这一切似乎表明他们可能真的喜欢她，即使她认为自己并不受欢迎，但其他人显然认为她是受欢迎的，也许她可以在接下来的几天考虑一下这个问题。在接下来的几次治疗中，我注意到她提到了与他人的积极互动，于是告诉她这些证据似乎表明她并不像她所认为的那样不受欢迎。

另一种支持经验性证伪的方法，即询问来访者他们对即将发生的特定情况的预期或预测。通过让来访者明确陈述他们基于脚本的期望或预测，将其带入有意识的觉察中，从而使其更容易被挑战。然后，可以要求来访者以开放的心态接近该情况，以查看他们的期望或预测是否准确，并在下次治疗中报告发生的情况。这涉及一个被称为预测错误的过程（Papalini, Beckers and Vervliet, 2020；Winkler et al., 2022）。

在阿拉斯泰尔（Alasir）的治疗中，可以看到刺激预测错误从而触发了经验性证伪的实例（Widdowson, 2014）。阿拉斯泰尔从小被教导：夸耀不讨人喜欢，表现自豪的人会被他人厌恶。因此，长大成人之后的他无法表现出对自己的满意，也无法告诉别人自己的成就，这对他的职业生涯产生了不利影响。我请阿拉斯泰尔在接下来的一周内记住他认为表达自豪的人不受欢迎的信息。他照做了，在一次工作会议中，他注意到一位受欢迎的同事公开并且非常自豪地谈论他自己出色的工作情况。阿拉斯泰尔意识到，表达自豪感并不一定会导致被厌恶，他通过表达自己为公司节省了大量成本的工作，来验证他学到的"新能力"。因此，他不仅因工作表现受到广泛赞扬，而且还为此获得了一笔丰厚的奖金。这些经历为阿拉斯泰尔提供了足够的经验性证伪，挑战了他对夸耀或表达自豪感以及害怕被厌恶的脚本信念，使他能够对这些信念作出再决定，取而代之的是更现实的观点。

由于许多来访者的脚本信念（至少从我们的视角来看）明显缺乏任何形式的支持性证据，我们往往能较容易识别出一些潜在情境，在这些情境中，他们可以有意识地检验其脚本信念或基于脚本的预期有效性，并通过经验性证伪获得与这些过时信念及预期的“真实性”相悖的新体验。

76

将关系破裂和修复用于“去困惑”

关系修复的过程始于识别关系的破裂。破裂可以通过识别破裂标识来确定——治疗师关注到并认为来访者的一些行为具有破裂迹象（见第 25 个关键点）。当关系破裂发生时，来访者会启动他们的“自我反应”——这是一种在预期某个基本需求无法得到满足时的典型反应模式，以及“他人回应”——来访者预期从投射或移情的父母那里得到的响应，这些都是他们应对策略的一部分。萨夫兰和穆兰（Safran and Muran, 2003）提出关系破裂的两种主要标识：退缩和对抗。对来访者而言，最终目标是表达内在被压抑的情绪和感觉——通常是那些在童年时期被压抑和禁止的情绪和感觉。因此，关系的破裂与修复构成了一种有效的去困惑方法，这一方法可以表达被压抑的情感，并逐步治愈与这些压抑相关的关系创伤。

不幸的是，来访者回应破裂的反应模式，实际上能微妙地引发其期待的“他人回应”——尤其是面质可引发治疗师的防御或拒绝回应，从而来访者证实了需要用敌意保护其脆弱性（见第 76 个关键点）。当退缩标识出现时，治疗师需要关注其背后压抑的任何愤怒、敌意，并微妙敏感地邀请其表达该情绪。对抗标识的情况下，目的是引导来访者表达隐藏在表面敌意之下的任何被压抑的脆弱感和受伤感。萨夫兰和穆兰（Safran and Muran, 2003）提供了两种不同的过程，每一种对应一类关系破裂。我在这里对他们的模型进行了调整，并将两个过程综合为一个。请注意，这不是一个具有明确阶段的线性过程，而是一个重叠且常常是循环的过程，其中不同部分可以同时得到处理，或者在修复破裂的过程中反复得到处理。尽管此模型使用了两种类型的破裂标识，每种都有特定的内隐情感，但重要的是要记住，实际上存在不止两种类型的破裂标识，任何破裂标识都可能有任何内隐情感。本文中呈现的破裂标识和被压抑的情绪只是常见的例子。

去困惑的过程可能是缓慢且逐步的。建议治疗师利用他们的反移情反应来了解可能正在发生的情况。通过使用元交流（Widdowson, 2008）（见第 77 个关键点）觉察治疗关系当下的互动，这可以深化这一过程。在此过程中，来访者将会接触到深层的情感痛苦，所以治疗师必须始终保持同理心和觉察力，并关注表面社交信息背后来访者内在可能正在经历的事情，以引导他们的回应。治疗师还需要考虑自己在行为中的角色，保持非防御性，且不从责备来访者的立场做出回应。元交流可以帮助我们保持在场感和联系，同时探索任何行为的意义。

为推进治疗进程，治疗师请来访者讲述更多有关他们对治疗师的体验。尤其是在关系破裂时，特别重要的是治疗师愿意听取来访者的反馈——无论对治疗师来说多么艰难。治疗师需要认真、共情地肯定来访者的经历，认真考虑来访者所说的话中的“些许真理”，并认真尝试承认自己在任何演绎中的角色。修复破裂并不一定要求治疗师的自我披露，也不要求治疗师完全承担问题的责任，但治疗师确实需要承认自己的疏忽和错误。对于这两种类型的标识，治疗师的任务是引导来访者充分表达其内隐的、被压抑的情感。萨夫兰和穆兰（Safran and Muran, 2003）认为始于退缩标识的来访者可能在这里开始表达愤怒或敌意的情感，但是常常“故意不出重拳”——表现为限制陈述或犹豫不决。

带有对抗标识的来访者被邀请去探索他们的敌意所掩盖的潜在脆弱感。同样，来访者很可能会对正在浮现的脆弱性进行防御。治疗师可以使用元交流咨询来突出当来访者从内隐情感表达中退缩时正在发生的过程。这里的另一种可能是邀请来访者进入觉察实验，治疗师邀请来访者更强烈地表达他们的情感（这些情感可能仍部分被压抑）——比如，作为实验，“您能尝试说‘我有点担心我在接下来的几周内如何应对’，看看感觉如何吗？”然后探索来访者的反应——如果他们参与，治疗师尝试探索来访者的情感；如果来访者拒绝，则探索他们勉强或焦虑的情感。请记住，来访者退缩或对抗的模式是为了防御某种痛苦而发展起来的，因此放弃这种模式可能是一个缓慢的过程。随着来访者表达其情绪及潜藏的需求，去困惑的过程会逐渐发生。这可能需要花费相当长的时间，并且在去困惑完成（或至少部分解决）之前，可能需要重复的破裂和修复周期。来访者此时的情感可能会被愤怒、绝望和对被遗弃的恐惧所笼罩，这反映了最初隐藏的痛苦情感。治疗师需要具有自始至终与来访者保持共情调谐的能力，特别是在来访者向治疗师提出要求，而治疗师无法或不愿满足时。

77

用元交流咨询

元交流基于治疗师对此时此地治疗中所发生的一切的主观感受。治疗师依赖于对来访者的直接观察，对其自己内在状态的持续觉察，以及对他们在互动交流中产生的主观感受的观察。治疗师随后邀请来访者对他们的体验、治疗双方之间的关系过程进行对话。例如治疗师可能注意到，来访者看起来很不安，双方都略为紧张，彼此有一种距离感，所以治疗师结合上述三种体验和观察进行陈述，将其提供给来访者以供双方进行共同分析。治疗师可能会说："我注意到你在房间内四处张望，我感到有点紧张。我感到我们之间有种距离感。这对你来说有什么意义吗？"

> 元交流是一种介入，它利用此时此地治疗师的反移情，结合对此时此地治疗过程的探索，并将它们用于与来访者的合作互动中，以探讨这些过程对来访者关系的意义……元交流咨询通常包含对过程的观察，也就是观察发生在治疗师和来访者之间的一个或多个不断展开的过程。
>
> （Widdowson，2008：58）

在许多方面，元交流过程直接介入，体现了自主性的特征：觉察、自发和亲密的能力。作为介入措施，体现了一种探索、好奇和协作的精神。在持续探索治疗关系的过程中，来访者和治疗师会获得有关来访者的主观自我状态变换、沟通（隐藏沟通）、心理游戏及其脚本等的重要信息。

构建元交流过程要求治疗师密切关注可直接观察的事件，诸如来访者姿势的变化，同样也要关注不太明显的变化，如治疗师和来访者之间微妙的能量变化、其关系亲近或疏远的感觉变化，以及来访者在任何特定时刻表现出的在关系上开放或封闭、退缩的变化。治疗师运用对会谈中能量流动的观察和直觉感受，评论自己的体验，并邀请来访者就他们的体验展开对话，探讨这些体验的意义和重要性。

元交流过程还可以指出一个正发生在治疗师和来访者之间的关系动态，诸如过分小心的感觉、竞争优势、归属感、安抚的亲密氛围。这就要求治疗师密切关注自己的情感状态，反复核查自己的“关系晴雨表”。为此，治疗师需要不断努力发展自我意识，特别是在与他人互动的过程中，还需要经过大量的对自身的治疗和督导，建立一个能够理清自身问题和投射与来访者之间关系的基础。所有这些都需要具备高度的诚实和开放的心态，对自己和他人（包括有时需要听取难以接受的反馈）都是如此。这有助于治疗师更好地运用自我和治疗关系来作为探索、改变和成长的工具。

78

“心理游戏”的治疗

在关系型 TA 术语中，联盟破裂可被概念化，表示治疗双方之间心理游戏发生的可能性。从关系角度进行治疗的治疗师，若把移情和反移情作为主要治疗工具的话，会认为心理游戏的上演本质上并不坏，而是一种不可避免的过程，由此来访者的无意识过程或核心冲突关系主题（Luborsky, 1984）在与治疗师的互动关系中显现，这种关系方法认为，问题不在于心理游戏的开展本身，而在于心理游戏的出现和开展为治疗双方提供了一个绝佳机会，可以重新处理心理游戏的来源背后的脚本以及脚本协议的问题。

作为治疗师，有两种主要方法来处理治疗室里上演的心理游戏：一是发现心理游戏并进行面质（在开场时）；二是对心理游戏采取接受态度，允许我们自己参与到来访者的无意识过程中。虽然在某些情况下，面质或中断游戏可能是有益的，但在TA应用的其他场景中，为心理游戏的出现创造空间，可能是TA深层治疗的一个关键点。有的TA治疗师建议，在治疗前期需面质或者避免心理游戏（Goulding and Goulding, 1979）。心理动力或者关系取向认为置身于心理游戏之外不是最佳的治疗态度，而且“面质或终止病人的心理游戏不是治疗性的”（Woods, 2000: 94）。唯一的例外是治疗师参与第三级心理游戏，所有派别的治疗师都同意这是反治疗的。的确，治疗立场是意识到游戏的存在并中断其进程，且在心理游戏抵达结局前处理隐藏的动机。在一些情况下，当第一级心理游戏的结果呈现之后，治疗师请来访者一起分析沟通、努力理解修复关系中的任何破裂。斯塔克说：“最优立场是半渗透性——治疗师允许自己受影响，但不完全被左右。”（Stark, 2000: 109）她描述治疗师如何需要对来访者的投射表示接纳，从而使来访者：

> 将自己全部投入到治疗室的体验中，且发现她和治疗师能够承受。治疗师必须允许她自己对来访者加之于她身上的角色作出回应，这样来访者才能有机会掌控她内在的恶魔。
>
> （Stark, 2000: 109）

另一位关系取向精神分析师凯伦·莫拉德（Karen Maroda）也描述了治疗立场及治疗师半渗透立场的重要性：

> 我了解到，我的功用不是拒绝以这种方式受刺激，而是帮助来访者理解他正在做什么，以及为达到该目的，允许自己通过回应参与到他的心理游戏中。治疗师的目的未必是感到与他人不同，而是治疗师可以比来访者的重要他人更具建设性地处理其情感。最终，这会让来访者意识到自己的情感和行为且为之负起责任。
>
> （Maroda, 1994/2004: 129）

从关系取向交互沟通分析视角处理心理游戏，要求治疗师在自身对游戏开展的影响方面采取非防御立场。用 TA 术语来讲，若没有两个游戏参与者，心理游戏是不成立的（Berne, 1964），因此，如果对游戏情境毫无影响，却说一个人（如来访者）独自正在与另一个人（如治疗师）“玩心理游戏”，这种观点既无益处，在理论上也不准确。治疗关系中，权力差异存在于许多方面（至少在情感层面上），这与来访者早期与父母的关系直接相关（父母在情感上比孩子更具权力）。严格来说，来访者很可能会承担上演心理游戏的责任，从而强化其脚本信念，例如关于“我不好”的信念。有效的治疗和对这种联盟破裂的修复要求治疗师对他们自己特定的关系脆弱感有自我意识，并参与治疗来解决这些问题。

治疗师也有无意识，并也可能主动发起心理游戏邀请，来访者会对治疗师的心理游戏邀约做出回应，并且由于治疗关系中的权力不平衡，来访者在某些方面会显得脆弱，亦受其影响。作为治疗师，我们尤其需要警惕自己的问题是如何在治疗过程中表现出来，并致力于持续的个人发展和进一步的个人治疗（参见第 26、27、43、96 和 97 个关键点）。遵循伯恩的建议，治疗师应该更明智地反思“我正在进行什么游戏？”而不是“我是否在游戏中？”（Berne, 1966/1994）

心理游戏是人类互动，包括心理治疗中不可避免的一部分。心理治疗师的职责不是完全避免心理游戏，而是设法理解心理游戏作为来访者独特的无意识状态，对当下的这位来访者意味着什么。同样，治疗师可以更有效地了解，这个心理游戏作为他们自身无意识的体现，对于他们自己意味着什么。最后，治疗师的职责是反思此时此刻自己和来访者的参与意味着什么，以及心理游戏是如何被共同创造出来的（Summers and Tudor, 2000）。

79

禁令治疗

禁令总结了存在于个人内在的禁止信息中的主题。禁令被认为是来访者脚本的前语言期、隐藏的部分：婴儿在回应主要照顾者的反应和行为过程中，逐步形成他们的禁令。在这种背景中，可以认为禁令源于人际关系，因为它们提供了一套个体需要遵循的规则，以维持关系，从而维持（脚本绑定的）“好”的感觉。霍姆斯从依恋理论的角度描述了这一过程：

> 从依恋角度看，防御的关键是它们是处理次优环境的人际策略。其目的与其说是保护面临冲突的内在驱动的个体的完整性，还不如说是在他们面临威胁、企图毁灭他们的关系力量时维持依恋关系。
>
> （Holmes, 2001: 25）

由此可见，禁令的作用在于，儿童自我发展出这些禁令以理解他们生存的世界，并制定相应的生活规则，以确保他们的依恋关系得以维持。它们起到“内部安全规则”的作用，这是个体能遵从的规则，这样可以把主要照顾者留在身旁。不幸的是，正如我们所知，这些禁令在今后的生活中起到了限制作用，更是我们试图在 TA 治疗中解决的个体脚本的精髓。

高登夫妇列出了十二条禁令，并提供了有用的简明概述，我们需要在对每位来访者使用时认真考虑：

> 因为十二条禁令的定义可能忽略了个体童年时期微妙且多样化的经

> 历和意义。鼓励来访者用自己的语言来表达脚本结论，表达自己“意义建构”的做法，在理论上是精确的，这在治疗上是有价值的。重要的是，不要把脚本分析仅限在负面、受限的决定上。
>
> （Cornell, 1988: 279）

尽管如此，禁令列表也可能是一个有用的工具。治疗师借此来理解来访者的内在过程和体验，以及一系列常见主题的使用。再决定治疗师及高登夫妇的同事约翰·麦克尼尔（John McNeel, 2010）将最初的禁令列表扩展到 25 种禁令信息。麦克尼尔慷慨地在他的网站上发布了他的工作。

禁令是个人脚本中顽固的部分，需要在隐藏和涉及人际关系的层面上反复处理，才能有效解决。高登夫妇研发出了详尽的再决定治疗方法，可直接处理禁令，然而所有有关再决定方法的 TA 资源，都强调持续强化再决定的必需性。重要的是，在对禁令的再决定过程中，治疗师要小心禁令所维护的依恋意图，以及处在儿童自我状态的来访者可能因不遵从禁令而感受到的极度恐惧。禁令的解决是一个涉及人际关系互动的、渐进的过程，是治疗师需要随着时间推移不断关注的过程。心理治疗过程本身常常直接挑战来访者的禁令。治疗师除了使用直接方法，还可以尝试间接地反复挑战来访者的禁令。

80

禁令和禁令信息治疗的干预和方法

约翰·麦克尼尔（John McNeel, 2022）将禁令信息的治疗明确置于支持性治疗关系的背景中，强调治疗师需要对来访者的经历和当前痛苦给予肯定（或验证）、接纳、共情（而不是尝试“修复”他人问题的对话），邀请来访者寻找新的、更有资源的生活方式。麦克尼尔还指出，禁令信息治疗的过程需要时间，并且需要显著的行为改变和对这些改变的强化。在许多方面，禁令治疗可以被视为一个持续的过程，因为单次治疗不太可能立即和永久性地解决禁令信息。考虑到禁令 / 禁令信息治疗作为嵌入治疗关系中的持续过程，以下干预措施作为示例提供，供治疗师用于激发自己创造性和个性化地处理来访者禁令的方法。

不要存在

在许多方面，治疗本身就是对这一禁令的强有力面质。通过共情的关系，来访者被提醒他们的存在，并且这种存在得到了确认。治疗师应承认来访者的痛苦，以及他们在生活中的挣扎。支持来访者参与生活，帮助他们识别那些能使他们充满活力、振奋精神并滋养他们灵魂的人、地方和事物。

不要做自己

鼓励和支持自我定义及个性表达。验证来访者的视角、独特性和历史。通过促进“连贯叙事”的发展（Holmes, 2001），帮助来访者发展和验证他们的自我感。

不要亲近

仔细关注与来访者之间的“感知亲密度”。敏感且温和地询问他们的体验。注意来访者如何在治疗中“回避”或惧怕亲密。支持来访者找到与他人交往的新方法，这些方法更加令人满意，并帮助他们建立、维持和深化最亲密的关系。

不要有归属感

理解双胞胎移情（Hargaden and Sills, 2002；Kohut, 1984）作为对“归属感”需求的表现。帮助来访者识别和庆祝他们与他人相似的方面。邀请来访者反思他们在治疗中如何感受到被接纳，以及他们注意到的使他们感到与你关系良好的暗示。探索来访者更广泛的社会关系。鼓励他们“找到自己的族群”，并允许自己体验归属感。

不要重要

这通常是一个很难处理的禁令，需要反复关注，因为服从和“不自私”的欲望在文化上得到强化。鼓励来访者让他人视他们为特别和重要的人（例如，可以考虑向他人赠送礼物，因为许多人喜欢让他人感到特别）。温和地面质来访者在治疗中“谈论他人”的行为，并询问他们在治疗中接受所有注意力的感受。支持来访者感受到自豪和自我满足。

不要成功

培养对目标的积极但现实的态度。对来访者的目标和兴趣表现出兴趣。鼓励来访者思考并努力实现短期、中期和长期的生活目标。庆祝任何成功或成就——不论大小。识别并在督导（以及可能的个人治疗）中处理你对来访者可能产生的嫉妒情绪。

不要长大

“不要长大”的另一种表达是“不要独立”。治疗师通过不断强调来访者的自主性、改变以及个体化的能力来挑战这个禁令。治疗师也要处理来访者对自主行为及对承担责任的恐惧。反复确认来访者确实已经成长，能够对自己的生活做出独立决策。

不要像小孩

这条信息的另一种表达是“不要依赖他人”。在我的临床经验中，“不要长大”和“不要像小孩”常常一同出现，使个体陷入双重束缚。要验证来访者的童年经历、理解世界的方式以及生存策略，但不要用“棉花糖”（“过于迁就”）或过于热情的方式。鼓励来访者保持玩乐和趣味。正常化对“他人主动”的关系需求。在处理这一禁令的治疗中，可能需要发展长期理想化的移情，并处理来访者的依恋需求。治疗师也需要在自己的治疗中开始审视自己的依恋需求。

不要健康 / 不要精神健全

安抚可以有效地解决问题，同时强调健康。通常，对健康或者理智的恐惧，主要源自害怕二者带来的责任感，或者害怕因身体健康而得不到安抚和照顾，因此请来访者认同以下策略：引导来访者识别自己想要被安抚与照顾的需求，并找到适合自己年龄的被照顾的方式。鼓励来访者进行问题解决，并参与积极的、健康的生活方式改变。

不要有感觉

在治疗室内营造一种宽容的氛围，让来访者的所有情感都能被接受。通过反复关注情感、共情互动和促进健康的情绪表达，温和地面质这一禁令。帮助来访者发展情绪调节技能。

不要思考

邀请来访者表达他们自己的思想和反思。有时，来访者可能需要与治疗师意见不一致，以发展他们自己的独立思维；在这种情况下，鼓励来访者自主思考。帮助来访者理解拥有不同的观点和看法是正常的。鼓励清晰的思维和明确的计划。支持来访者花时间解决问题、得出结论或找到答案。

不要做（任何事）

鼓励积极行动，摆脱拖延。庆祝自主性。

81

重新回顾“封闭逃生通道”

在 TA 文献中，直接处理悲剧脚本结局有两种相互关联但彼此不同的程式：封闭逃生通道和不伤害合约。封闭逃生通道（甚至受限于时间的封闭）与不伤害合约有着非常重要的差别。按其定义，前者是一个决定性过程，是“来访者为她 / 他自己做决定，治疗师做目击证人，本质上不可更改（无条件是决定的一部分）；不伤害合约与其他合约一样，经由来访者与治疗师协商确定，是可变更的”[I. Stewart, 2008（个人通信）]。

虽然定义表明两种程式之间有明显的区别，但这些区别似乎更多是语义上的，在实践操作中，两者几乎无法区分。事实上，在一篇常被引用为不伤害合约来源的文章中，其程序与封闭逃生通道完全相同（Drye, Goulding and Goulding, 1973）。封闭逃生通道是一个过程，来访者借此请治疗师做目击证人，对他 / 她自己做出承诺：无论事情多么糟糕，他们不会自杀或伤害自我，也不会杀害或伤害他人或发疯 [参见 Stewart（2007）的文献，可获得对此程式的详细诠释 ）。斯图尔特认为，封闭逃生通道对所有来访者来说具有潜在的治疗作用，但该过程必须在治疗的适当时机进行，不能在没有充分准备的情况下“为做而做”（Stewart, 2007）。

依恋理论为逃生通道的设置提供了一些有趣的视角，即来访者将自己的逃生通道视为内部的安全基地（Holmes, 2001）。根据此观点，来访者在内化新的安全基地之前，通常不会准备封闭他们的逃生通道，治疗师与其治疗本身通常是来访者新的安全基地。这强调了在考虑封闭逃生通道之前，建立良好治疗联盟的必要性。安全基地还有一个功能是为来访者提供内在自我安抚，并作为耐受强烈情感的方式。因此，除了确保在建立足够的治疗联盟之前不提及封闭逃生通道以外，治疗师还需要确保来访者已经开始发展出新的、积极的自我安抚方式，并具备耐受强烈情绪的能力。被广泛接受的学习情感耐受的主要方法是体验共情关系。如果来访者能够有效调节情绪并耐受痛苦，那么就没有必要寻求封闭逃生通道。

在治疗中提前提出逃生通道问题可能会引发来访者的恐慌和困惑。在治疗师提出逃生通道问题而没有明确与来访者讨论可能存在的风险的情况下（例如在初次接触时），来访者可能会对此感到恐慌，产生不必要的困扰。过于强硬或过早关注封闭逃生通道可能导致来访者适应治疗师，并只是“走过场”地进行封闭，而非在心理层面完成闭合。由此治疗师坚持封闭逃生通道不仅不合适，而且是极其糟糕的做法。

在我看来，封闭逃生通道和不伤害合约是存在严重问题的。首先，它们通常被治疗师作为对来访者可能出现的自杀念头的反应性措施。在这种情况下，采用封闭逃生通道作为解决手段并不能充分探讨来访者的自杀倾向。因此，这可能给来访者留下自杀思想不被接受且令人羞愧的印象，会加剧他们的困境（Ayres, 2006；Mothersole, 1996）。作为心理治疗师，我们的职责是包容来访者的痛苦，而不是推开这些痛苦或因害怕来访者的“阴暗思想和情感”而制造更多的困扰。如果来访者认为他们的自杀念头对治疗师来说是不被接受的，他们很可能会避免在治疗中讨论这些念头，从而使治疗师误以为来访者的自杀念头已经被解决，但实际上只是未被言说，并在过度适应的过程中被抑制住了（Schiff and Schiff, 1971）。

仅仅是来访者在治疗中口头声明他们不会自杀、伤害自己及他人或“发疯”，并不意味着这些情况会被防止，这种想法是荒谬的。如果来访者处于如此严重的困扰中，以至于这些选择对他们而言具有吸引力，那么他们可能无法具备足够的成人自我状态来坚持封闭逃生通道，这再次强调情绪调节和情绪耐受工作的适宜性。

有时，治疗师追求将封闭逃生通道或不伤害合约作为一种防御性举措，在来访者寻求悲剧性脚本结局时为自己提供某种保护。这种想法也是错误的；如果治疗师记录了他们与有风险的来访者进行了封闭逃生通道的干预，那么实际上，治疗师记录了来访者被认为处于风险之中，未采取任何行动，只是相信来访者会遵守不伤害自己的承诺。这样的情景不会保护治疗师免受医疗过失投诉，反而将成为疏忽的证据。

目前没有证据支持使用封闭逃生通道或不伤害合约（McConnell Lewis, 2007），实际上，还有一些证据表明这些方法可能适得其反，甚至增加自杀风险（Drew, 2001）。希望治疗师以循证方法对来访者提供保护并关注其安全，建议发展良好的风险评估和管理程序，并与来访者共同制定安全计划。幸运的是，网上有许多优秀且易于获取的安全计划指南。

82

来访者保护

治疗师需要考虑一系列问题，以确保他们能为来访者提供足够的保护，同时也是出于管理他们自己的需要。作为治疗师，为自己提供资源是保护的一个重要方面。获得充足且稳定的持续督导是确保治疗师获得支持和保护的关键，同时从质量保证和治疗师个案量的伦理管理角度而言，这对来访者也同样重要。坚持阅读、参加工作坊以及其他持续的专业发展培训也是治疗师资源获取的一部分，确保治疗师的技能和知识不断发展。

TA 治疗师通过个人治疗来获得资源，力求解决可能会阻碍其工作的那些个人脚本问题。治疗师的个人治疗也有助于他们发展体验、容纳和有效处理强烈、不愉快情感的能力。若一名治疗师无法触及或处理自己的愤怒或深切的悲伤，或成为他人强烈情绪的接受者，那么他们不可能为有类似强烈情感经历的来访者提供足够的支持与包容。

获取来访者的过去经历，尤其是任何关于自杀企图、自我伤害或暴力行为的病史，对治疗而言很重要。关于伤害自己、他人及冲动行为的病史，充分说明来访者可能无法控制心理治疗引发的强烈情感。对于具有此类病史的来访者，治疗师应寻求督导建议，决定是否与来访者继续治疗或转介他人。所有治疗师都有责任熟悉基本风险评估方法和策略，用于应对渐进或瞬间爆发的自杀或暴力风险。同时，治疗师需要确定每位来访者如何应对紧急困扰、控制冲动。不会处理强烈情感的来访者，很可能在治疗工作安全展开前，需要先发展调节情绪的能力、自我安抚策略或冲动控制策略（参见第 68 和 69 个关键点）。

治疗节奏和时机在为来访者提供保护方面也是很重要的。在治疗早期，深入探讨的冲动可能非常强烈。这种情况尤其见于：具有一定洞察力的来访者；正在与强烈情绪对抗而感到压力巨大，急于想“卸下担子”的来访者；有强烈欲望想讲出自己故事的来访者。按照我的经验，做事太过仓促，常常得回头重来。但是在治疗中，特别是在早期治疗中被掩盖的某个问题，再回头处理它会变得很困难。因此早期治疗中，我们必须在了解来访者及其病史与我们关注的内容，以及促进来访者在适应治疗的过程中对资源信息进行整合之间，谨慎地取得平衡（参见第 18 个关键点）。在一些情境下，对来访者造成威胁、让他们感到散乱或分裂的强烈情感出现时，提供一定程度的控制可能至关重要。知道何时放慢脚步，甚至阻止一些行为都是重要的治疗技巧，更是一种需要掌握的“艺术”，而不是容易培养的技能。罗斯柴尔德（Rothschild）在描述创伤幸存者的情境时也表明了类似的观点。她的原则是一个人应该“知道刹车在哪儿及如何使用，才能踩好油门”（ Rothschild, 2000: 79）。

诊断对于确定来访者保护方案也很关键。每位交互沟通分析师必须回答的关于来访者的最基本的问题是：“这位来访者有多少成人自我状态？”识别出破坏性行为的倾向以及准确评估任何重大精神病理学问题至关重要。花费时间检查诊断是很重要的，因为治疗师可以预见问题，且可根据来访者的诊断提供具体合约之类的方式来提供保护。斯图尔特（Stewart, 1996）也提醒治疗师，在明确合约、完成诊断并进行一些准备工作之前，不应使用戏剧化或宣泄技术。熟识精神障碍的特征及表现，同时识别潜在的情感快速升级（比如，从强烈的烦乱情绪到失能或暴力）的能力也至关重要（Schiff et al., 1975）。

83

能力和允许

能力（Potency）、保护（Protection）和允许（Permission）这“三个 P”（Steiner, 1968；Crossman, 1966）是有效、符合伦理的 TA 心理治疗实践的核心。在第 82 个关键点中讨论了来访者保护之后，下面我将重点讨论能力和允许。

能力

治疗师的能力在于遏制治疗师本身及来访者的绝望、不确定、怀疑、无意义感、仇恨、愤怒、羞耻和焦虑。能力也包括治疗师的情感和心理弹性。治疗中的能力与治疗师提供充足力量使来访者不遵从父母自我的禁令和脚本的能力有关（Berne, 1972）。治疗师能力的加强有以下两种方式：治疗师将培训、技能和知识应用于针对来访者的服务中；治疗师对自己为什么正在做当前的事情有清晰的意识（治疗规划）（Stewart, 2007）。持续进行个人和专业发展工作，工作之余能够定期休息、休假并关注个人需求，都是展示良好边界、自我照顾和进一步增强治疗力量的能力。作为治疗师，其能力也涉及对我们自己个人优势、资源的察觉和对自身局限性的接纳。在我的博士研究中（Widdowson, 2013），来访者明确指出了他们所体验到的治疗师能力的特征。每位来访者都表示，那些对自己的能力充满信心、具有好奇心、对治疗有明确方向、真实以及有幽默感的治疗师，被认为具有较高水平的能力。

允许

在治疗中，最基本的允许概念涉及治疗师创造一个氛围，使得来访者可以自由地表达那些难以言说的内容，包括恐惧、羞耻的想法、幻想和行为，能够表达自我并真实地存在。允许是一个有趣的概念，在我看来是一个需要认真、谨慎思考的概念。从过往来看，许多 TA 治疗师站在父母自我的角度，在会谈中常以言语形式给来访者允许。这种方法本身就可能存在各种各样的问题，尤其是带来使成年来访者退行的风险，假如来访者是极为负面与挑剔的，他会在多大程度上接受治疗师的正面语言信息也不明确。由此，直接给予口头允许可能会加剧来访者内在的不好的感受和孤独感。然而，我确实相信，在治疗中提供鼓励、支持、抚慰，用更积极的、有助于解决问题的信念替代消极且限制性的脚本信念是有意义的。然而，这种方式需要在督导中仔细思考和讨论，而不应该自动地向来访者输出积极的陈述，需要谨慎思考满足和提供允许的发展性和移情的影响。虽然有些人曾在成长过程中受到很多限制，渴望得到允许，并急需鼓励、邀请，开始以更灵活和开放的方式生活；但提供允许往往更多地满足治疗师，而非来访者的需求。

> 当我其中的一个督导评论说，我把每个人看成是饥渴的，因而面质我将压抑的问题投射到我所有来访者身上的倾向时，我开始能够区分哪些需要在情感上被滋养（“喂饱”），哪些需要被问及为何没能学会自己解决问题（“做饭”）。
>
> （McWilliams，1994：230）

在处理那些需要被问及为什么没有学会“做饭”的来访者时，TA 治疗师可以采用更具心理动力学倾向的方式。该方法不是直接给出允许，而是以一种符合 TA 哲学的方式来肯定来访者的自主性。具体来说，该方法包括注意来访者何时正在隐含地寻求允许，或者在某些方面需要允许，并试图放大来访者对允许的渴望，从而促进他们表达自己的需求。一旦这种渴望进入有意识的觉察，并且来访者以直接陈述的方式表达出来，治疗师可以邀请来访者探索请求允许的意义，以及他们如何阻止自己独立地获得允许。

84

症结理论的再探讨

症结是一个困境，其中有势均力敌的力量存在。使得当事人感到被卡住。高登夫妇在完成他们与皮尔斯（Fritz Perls）的合作后，首次详述了症结理论。后者系格式塔治疗的创始人，皮尔斯将内部冲突视为“优胜者”和“劣势者”之间的战斗（Perls, 1969）。高登夫妇借鉴这一理解，并应用 TA 结构理论将这种冲突理解为自我状态之间的冲突（Goulding and Goulding, 1979）。肯・梅勒（Ken Mellor, 1980）后来发展了症结理论，旨在创建一个和谐一致的模型（高登夫妇的模式结合了结构性、功能性自我状态模型），并融入了一些儿童发展理论。肯・梅勒对症结的概念化目前被 TA 从业者广泛应用（见图 84.1）。

对于 TA 的初学者而言，症结经常被误认为是来访者感到“被卡住”。尽管症结通常涉及这种被卡住的体验，但“被卡住”并不一定意味着存在症结。诊断症结时，需要注意冲突中是否存在势力均等、方向相反的力量。症结图示必须显示冲突的两个方面，因为症结常常与自我状态之间的内部对话混淆。描述三度症结的对话尤其具有挑战性，因为这些是普遍、令人印象深刻且发生在发展早期的冲突，往往是身体层面的体验。它们具有超越时间的特质，来访者常常描述为“总是感觉如此”。对这些症结的描述通常集中在一般主题上，比如围绕生存的三度症结，可能只有“死”和“我想活”的对话，或与抛弃、淹没等相关的主题（Gobes, 1985; Lee, 1997）。

症结的出现通常标志着来访者正向更健康的方向迈进。在治疗的早期阶段，来访者的内部心理过程常常受到父母自我状态“指令”的引导。然而，当来访者的儿童自我对这些父母愿望和期望产生抗拒，并且他们的儿童自我状态被激活时，症结

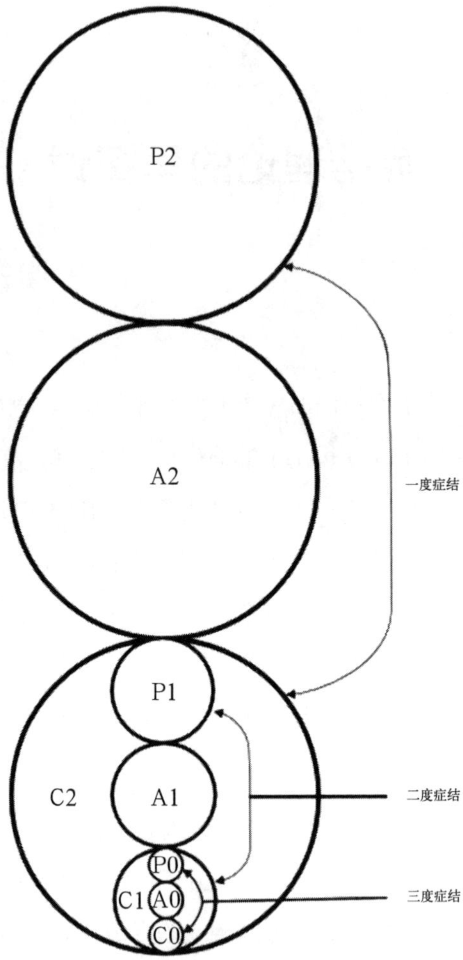

图 84.1　症结（Mellor, 1980）

就可能出现，因为相对立的双方产生了冲突。

近年来，TA 学者开始探索症结理论的关系维度，以及它在治疗中解释“被卡住”的点时所起的作用。彼崔格里利（Petriglieri, 2007）提出，症结是必要的静止和反思点，使困于症结中的个体能够在此收集他们的想法，并在意义构建的过程中重新设定这些想法。他建议将症结视为一个休息和反思的必要点，让经历症结的个体在创建意义的过程中收集和重新设定他们的想法。科内尔和兰代什（Cornell and Landaicher, 2006）则考虑了症结的人际因素，探索治疗如何处理最深层、无意识的症结，即三度症结（Mellor, 1980），以及治疗工作如何把治疗双方推向其关系边缘。

如今，许多交互沟通分析师在看待症结解决过程时的角度不同于高登夫妇，后者倾向于使用空椅技术解决症结问题（Goulding and Goulding, 1978）。当前的 TA 治疗更倾向于将三度症结的解决视为一个关系过程，并与“去困惑”相关联。治疗师们还对整合身体心理治疗方法以处理这些早期且通常基于身体的过程表现出极大兴趣。

一般来说，治疗师识别症结后会寻求快速解决。然而，根据我的个人经验，过早寻求症结解决会带来空洞、短暂的胜利：症结要么会原封不动地回到治疗中，要么以不同的形式重现。症结是复杂的内在过程，具有复杂的动态，大多不适合快速解决。我建议治疗师在与来访者澄清症结的过程中花大量时间，这种做法通常会导致症结的自发解决。治疗师和来访者在与症结“相处”的过程中可能会体会到极度的挫败感，但花时间有效地完成这个过程可避免日后需要重新处理，并可能为解决症结所需的整合提供空间。

近年来，我在实践中处理症结的方式发生了显著变化。我不再追求症结的解决，而是寻求对症结的接纳。首先，我避免抬高一方贬低另一方。治疗师通常会偏向来访者的儿童自我状态，从而在来访者的父母自我状态中创造出内部冲突，这往往使症结更加根深蒂固。相反，我会强调症结，承认这给来访者带来的困境，鼓励来访者接受这种内部冲突，并找到与这两种对立的内部力量共处的方法。我发现，一旦来访者接受症结，不再挣扎其中，症结往往会溶解，不再困扰他们。

85

在 TA 中使用双椅工作：一些准则

双椅工作技术在交互沟通分析中有着悠久的历史，特别常用于处理父母自我状态，促进父母与儿童自我状态之间困难的解决。这些方法是由高登夫妇（Goulding and Goulding, 1979）向弗雷德里克·皮尔斯学习后引入 TA 的。这些方法随后由许多 TA 学者进一步发展，其中包括约翰·麦克尼尔的父母自我访谈法（McNeel, 1976），最近做出更多贡献的是理查德·厄斯金（Erskine et al., 1999）。

双椅工作是一种高度活跃的体验性技术。本质上，在所有形式的双椅工作中，治疗师邀请来访者想象某个人（如家庭成员或学校老师）坐在房间中的空椅子上，然后，引导来访者与这个人进行想象中的对话，在椅子之间切换，变换“发言者”。

近年来，我注意到应用双椅工作的交互沟通分析治疗师数量有所减少，这确实令人遗憾。双椅工作方法极为强效，往往能成为治疗中的重要转折点。尽管从事双椅工作的 TA 治疗师数量似乎有所下降，但双椅工作方法在其他治疗中实际上越来越受欢迎。双椅工作是过程体验疗法、模式疗法和认知行为疗法（CBT）中的主要技术。这三种疗法是公认的循证治疗，且已有研究证明双椅工作的有效性，有令人信服的研究数据可以证实它在治疗中的实用性。

斯科特·凯洛格（Scott Kellogg, 2015）识别了五种主要的双椅工作类型：①外部对话；②内部对话；③梦境工作；④纠正性对话；⑤角色扮演。在交互沟通分析中，双椅工作通常用于外部对话或内部对话。

外部对话可以用来处理来访者与已故人士、已不再参与自己生活的人之间的“未竟之事”，或处理情感表达可能产生不良后果的情况（例如，向上司表达愤怒）。让来访者表达长期积压的痛苦和说出早就想说的话，可以帮助他们处理过去的事件，例如，表达愤怒、愤慨并解释施虐者或其他伤害过他们的人对其生活的影响，在心理上对这些过去的事件进行处理。同样，对已故人士表达哀悼及表达未说出口的想法和感受，可以促进对“停滞的哀悼”的处理，帮助个人在生活中继续前行。尽管“未竟之事”的表达严格来说是一种格式塔干预，而非交互沟通分析干预，但它似乎对自我状态的平衡有强大的影响，可以表征或促进来访者从生活脚本中走出来。外部对话在交互沟通分析中的另一个常见应用是父母访谈（McNeel, 1976）。在这种方法中，一旦双椅工作开始，来访者会移动到空椅子上，“像”他们的父母那样发言，治疗师则与来访者的父母自我状态进行对话。这几乎总是一个高度紧张的过程，来访者会表露大量的情绪，通常会对父母自我获得一些新的认识，从而有助于疗愈。此外，外部对话的使用还可以帮助来访者向他们的儿童自我表达同情、温暖和爱。尽管这个过程通常也非常情感化，但往往较为温和，就如同对待一个感到困扰或困惑的真实孩童一样。

内部对话双椅工作的主要关注点是表达来访者所经历的内在冲突，将冲突的每一方分别放在一把椅子上，并在治疗中来回切换椅子。通常在交互沟通分析中，这种冲突被视为来访者的父母自我状态和儿童自我状态之间的冲突，如在症结中所见（Mellor, 1980）。

另一种内部对话的使用方式是处理自我批评及攻击来访者的部分。通过切换椅子，治疗师支持来访者反击并反驳自我批评部分的论点。有趣的是，常常会发现自我批评部分（最初）的意图是积极的，例如希望来访者能够“融入”社会，或激励他们去做一些事情，如学习或做家务。如果能够确定一种积极意图，来访者就可以轻松地让自我批评部分知道它已不再被需要，来访者能够在没有它不断破坏思维过程的情况下应对自如。

启动双椅工作的方法

启动一段双椅工作通常非常简单。通常，当来访者开始谈论他们“希望能够对……

说些什么”时，无论是对已故的人还是对过去的某个人，都可以启动双椅工作。它也可以在识别出来访者内心两个冲突的部分时启动，或者当治疗双方认为有必要进一步探索来访者的父母内化部分时进行。在这样的时刻，我可能会指向治疗室中的空椅子并说：“你想对……说些什么？如果他们现在就坐在这里，能听到你说的话，你会说些什么？”在这种情况下，来访者通常会回应治疗师，不过经过一些鼓励，他们通常会很快进入双椅工作。我会说：“我邀请你回应，就好像他们现在就在这里，听到你说的一切。我意识到开始时你可能会觉得有些奇怪，但这种感觉很快就会过去……”这是一种基于意象和情感表达的技术。我在治疗的初始合约阶段会向来访者解释，我使用心理意象技术，如果我邀请他们使用这种技术，我会鼓励他们保持开放的心态，顺其自然，看看会有什么收获。我可能会再次指向椅子并说：“你愿意现在对他说这些话吗？”通常，这足以启动过程。并不总是需要使用空椅子——稍微修改方法也能达到相同的效果，并且对于某些来访者来说可能感觉更容易。那些可能觉得对空椅子说话很傻的来访者，可以被要求闭上眼睛，想象看到父母在他们面前。那些难以进行视觉化的来访者则可以被邀请想象听到对话。

促进过程的方式

如果可能，建议治疗师稍转向空椅子，中断与来访者的眼神接触，以鼓励来访者参与过程。鼓励来访者使用第一人称发言，做出明确的陈述，并使用提示语，如“告诉他你当时的感受”“告诉他和他一起生活是什么样的……”或“我想告诉你的是……”或“我需要你……”。为了保持工作的进展，每当出现明确的、情感上重要的或需要回应的内容时，简单地邀请来访者换椅子。“我想知道你是否愿意换一会儿椅子，并以你父亲的身份回应。”这通常会带来很大的启发。

要注意来访者对其父母的内在忠诚感，无论他们的父母如何虐待他们。引导来访者与父母自我状态对抗或“面质”可能对来访者造成极大的不稳定，并可能引发强烈的内在心理抵抗（Clarkson, 1988）。重要的是，父母自我状态不应感到受威胁，而应感受到尊重并有机会获得治愈。父母自我状态常常会自发地进入强烈的情感状态或透露个人的历史信息。这可能为父母自我的解决过程铺平道路（Dashiell, 1978）。

结束双椅工作

来访者做出重要陈述或获得一些洞察时，明智的是尽快结束双椅工作。此技术可能会令人疲惫，因此明智的做法是让它简短。可以简单地说“这似乎是一个好的结束点”来结束双椅工作。确保在使用双椅方法后留出足够的时间进行总结。总结还应包括关于这段经历对来访者来说感觉如何的讨论。

86

在 TA 中使用视觉化和心理意象

心理意象被认为是治疗情绪和焦虑障碍的有效工具（Skottnik and Linden, 2019）。它不仅可以生成短暂的情绪状态，还可以产生较持久的效果。近期研究表明，反复使用积极意象可以减少抑郁症患者的负面解读偏差（Blackwell et al., 2015），这表明意象的使用对个人的参考框架可能具有长期的治疗效果。

高登夫妇使用了不同的心理意象技术变体来处理创伤性早期情境（Goulding and Goulding, 1979），许多方法涉及对原始场景进行某种形式的改变或重新编排。意象重新编排是一种公认的创伤后应激障碍治疗技术（Bosch and Arntz, 2021）。在意象重新编排中，来访者回忆起令人痛苦的记忆，然后以一种想象的方式改变叙事。例如，让来访者的成人自我进入场景，与施害者面质并将儿童自我带到安全的地方（例如，一位来访者想象他的成人自我、我和一名警察施加干预，并将他的父亲从家里拖出去，从而保护他的儿童自我免受攻击），或者引入超级英雄（另一位来访者想象野蛮人柯南追赶一些学校欺凌者，然后回来带他去一个安全的地方）。

宁静场所技术最初是在眼动脱敏与再处理（EMDR）治疗中发展起来的（Shapiro, 2018），它可以轻松融入交互沟通分析疗法中，因为它在安抚儿童自我状态方面非常有效。在这一技术中，来访者会被引导识别出一个宁静的记忆场所，最好是他们曾经去过的地方。鼓励其描绘一个没有其他人存在的特定场景，并尽可能强烈地激活这段记忆，尽可能多地以丰富的感官细节重温这段经历。这项技术可以每日使用，作为一种情绪调节或放松的策略。那些容易做噩梦或遭遇不良梦境的来访者经常发现，在睡前使用这一技术显著降低了噩梦的频率和强度。

心理意象技术还可以帮助来访者发展更健康的控制型和抚育型父母自我状态（Lapworth and Sills, 2011），通过利用他们已有的经验和记忆来实现这一目标。其中一种程序是资源开发和安装（RDI）的变体，通常在EMDR治疗的稳定阶段对复杂创伤患者非常有效（Korn and Leeds, 2002）。在这个过程中，来访者会被鼓励识别出某种特定的品质、资源或个人力量，这些能够帮助他们应对当前的困难。这些品质可能包括韧性、自信、灵活性，或诸如情绪管理能力等资源。接着，要求来访者识别出其生活中的某个人或多个人（如家庭成员、朋友、邻居、老师、治疗师等），或榜样（如名人、虚构角色等），这些人具有他们所期望的特质。然后，引导来访者建立一个丰富的多感官心理意象，描绘出这个人以及他展现的特质，并让来访者感受到这些特质被吸收并充盈其全身。鼓励来访者在一定时间内保持这种意象和对特质的感觉，并根据需要重复这一过程。

通过回忆个人经历或创建一个综合的理想父母形象来构建积极的父母自我状态也是类似的。可以询问来访者："在你还是孩子的时候，谁对你产生了积极的影响？谁以关爱或爱护的方式对待过你？"请来访者回忆这些积极的互动，并激活关爱者存在的感觉。如果来访者确实无法回忆起任何积极的互动，他们可以基于自己从他人那里看到的或了解到的良好儿童照顾经验来想象这些互动。邀请来访者感受并发展这些积极互动 / 记忆 / 意象的存在。帮助他们在身体内定位这种感觉，并建立一个清晰的视觉意象，同时要求他们自己提醒自己，随时可以将这种感觉带回意识中。

87

以儿童自我解决创伤问题

经历过童年创伤的来访者，通常在其儿童自我状态中会有深深的创伤。来访者对情境产生强烈且过度的情绪反应时（甚至在预期可能会有情绪反应，或情绪反应合理的情况下，却没有情绪反应时），这种内向的创伤就会显现出来。交互沟通分析治疗师可通过多种方式处理儿童自我状态，以促进治愈，其中许多方法类似于缪里尔·詹姆斯（Muriel James, 1974/1981/2002）的自我再抚育。

一种方法是治疗性书写，即来访者以他们的成人自我状态给他们的儿童自我状态写一封信。其目的是让成人自我状态向儿童自我状态提供同情和疗愈性的纠正体验。治疗性书写可以在治疗中进行，但通常作为治疗间的合约时效果更佳。我邀请来访者以“亲爱的某某，我写信给你，因为我知道你很痛苦。我知道发生在你身上的事，因为我在场……”作为信件的开头。我鼓励来访者确认儿童自我的情感，并向儿童自我解释事情发生并不是他们的过错，他们应该得到保护和关爱。重要的是，这不能转变为责备，而是给内在的儿童传达一个简单的信息，即他们不再需要为他人的错误负责。邀请来访者对自己的儿童自我说出他们需要听到但从未被告知的所有事实：如他们值得被爱，他们足够好，他们比自己想象的更强大，事情可以变得更好。信件结尾，我建议来访者使用“我爱你，我永远不会离开你，因为我会将你永远藏在我心中”之类的陈述。

这个练习有许多其他变体。它可以作为双椅对话进行，也可以作为治疗中的心理意象工作来完成。此外，来访者可能会发现，在儿童自我状态和成人自我状态之间进行信件交换也是有益的。艾德丽安·李的镜像练习（Lee, 2003）是一种非常强大的技术，用于处理儿童自我状态。在此技术中，来访者被引导去想象自己看着一面全身镜，看到自己的儿童自我在镜中反射出来。治疗师引导来访者进行疗愈性的对话，让成人自我状态对来访者说出他们需要听到或知道的事情（类似于上述方法），然后练习以成人自我状态伸手到镜子里拥抱儿童自我，接着将儿童自我带到他们的心中，与他们融为一体。

那些在儿童时期经常感到害怕、因自然的玩耍和自发性受到惩罚，或报告缺乏养育关怀的来访者，可以被鼓励去做一些事情，并“带上他们的儿童自我”。最近，一位来访者发现，去公园散步、喂鸭子，然后买冰激凌（同时与他的儿童自我进行内部对话）是一次非常愉快和治愈的经历。另一位来访者通过改变意图和目的，将几次常规的电影之夜转变为治疗机会——她换上睡衣，带着毯子和零食坐在沙发上观看她小时候喜欢的电影，同时有意识地与她的儿童自我进行对话。

尽管这些技术可能看起来有些花哨和肤浅，但有相当多的科学证据支持使用它们。我们知道，激发同情和关爱的情感——包括自我同情——会触发催产素的释放，这种激素促进了平静、安全、信任和连接的感觉。研究还表明，专注于自我同情的心理意象可以降低血液中的压力激素皮质醇的水平（Rockliff et al., 2008）。通过激活来访者的儿童自我状态并提供关爱和同情的体验，很可能会体验到压力的减少和积极情感的增加，包括被关爱的感觉和社交感，从而减少童年创伤的持续影响。

88

重新审视漠视效应：将认知偏差融入 TA 理论

每个人根据自身的个体心理学并受其参考框架和人生脚本的影响，创造自己的主观现实。心理学研究的进展发现了认知偏差的普遍性，这些偏差是对现实感知或解释的扭曲。这些偏差与我们有限的信息处理能力以及快速决策的需求相关联。

据估计，在任何特定时刻，大脑都在处理约 1100 万条感官数据。在这些信号的喧嚣中，大脑必须确定如何优先处理和筛选某些信息，以便识别并对重要信息采取行动（如果相关），并丢弃被视为无关的数据。正是在对数据的感知和解释过程中，认知偏差会扭曲现实。关于认知偏差的科学与交互沟通分析理论中的漠视效应一致，通过将认知偏差融入交互沟通分析的漠视理论中，我们可以扩展和更新交互沟通分析对漠视效应的理解，并将其与大量认知偏差研究紧密联系起来，从而增强交互沟通分析理论和实践的证据基础。

漠视效应是指“无意识地忽视与解决问题相关的信息”（Stewart and Joines, 2012）。认知偏差不一定直接与问题的解决相关——实际上，它们可能是许多问题的根源。

“漠视的人认为或表现得好像自我、他人或现实的某些方面不如实际情况重要”（Mellor and Sigmund, 1975: 295）。类似地，漠视效应可能涉及对自我、他人或现实情况的某些方面的最小化或夸大（例如自大）（Schiff et al., 1975）。在此，我将讨论几种认知偏差，并简要解释它们的运作方式，希望读者能够看到这些偏差如何融入交互沟通分析思维中，并对如何在实践中应用这些认知偏差有更深的洞察。

我们每个人都有一种以自我为中心的偏差。这种偏差基于这样一个事实：我们只能从自己独特的视角了解世界。在许多方面，我们都将自己视为宇宙的中心。当然，由于我们忘记或未能看到我们并非其他人宇宙的中心，这种偏差可能会导致问题。我们的信念、思想、价值观等对我们而言是完全合理的，因为它们是自身思维过程的产物，天真的现实主义使我们假设其逻辑是不言而喻的，任何理智或理性的个体也会以相同的方式看待事物。由于我们是自己宇宙的中心，我们往往也认为他人对我们的关注比实际情况更多。例如，当我们走进餐馆时，注意到人们的目光投向我们（这可能是他们无意识的、生理驱动的反应，注意到环境中的移动和变化）。这种现象被称为聚光灯效应。而且，我们对自己内心状态的感知过于敏感——尤其是当这种状态令人不快时，比如当我们感到焦虑或羞愧时，会认为他人能够看到我们有多紧张，或看到“羞耻和内疚写在我们脸上”，这就是透明效应。

我们对熟悉的事物特别关注，这是一种注意力偏差；而对确认我们现有信念的信息给予特别关注，拒绝挑战这些信念的信息，这是一种确认偏差。还有一种倾向，即创造符合自己视角的故事或叙述，并漠视他人的意图和动机。最明显的例子可能是根本归因错误。面对这种认知偏差，我们将他人的行为解读为有某种负面的动机或意图。例如，如果我们的伴侣迟到了，我们可能会解释为他们不在乎或不尊重我们（当然，他们迟到的原因可能受到多种认知偏差的影响！）。在伴侣迟到的例子中，迟到的原因之一可能是规划谬误，这指的是人们经常低估完成任务所需的时间。当然，我们未能完成计划中的任务很容易加剧个人的脚本信念，或引发失望、烦恼或愤怒，这反过来可能引发各种心理游戏和无益的过程。

人类也具有负面偏见，即我们优先关注负面的信息，这影响我们关注的焦点、对事物和事件的解释方式以及对信息的回忆。这很可能是一种生存机制，因为记住负面或不愉快的事情相较于记住正面或愉快的事情，有更大的生存优势。此外，将信息负面化并将其视为潜在威胁也是一种明显的生存优势。然而，这种进化遗留下的偏见对我们感受到抑郁、焦虑的倾向及其他负性情感障碍有着显著影响。所有这些（以及更多）认知偏差相互作用，塑造并维持我们的框架和人生脚本。由于我们无法看到自己无法看到的东西，来自他人的清晰反馈可以帮助挑战和纠正这些现实扭曲。作为治疗师，如果我们意识到这些认知偏差及其在创建和维持人生脚本中的作用，我们可以帮助来访者识别它们，并找到新的，更具适应性、现实性和均衡的方式来感知、解释和记忆他们日常生活中的事件。当然，值得注意的是：我们自己也会受到认知偏差的影响，这不可避免地会影响我们在治疗工作中关注的内容以及对信息的反应。通过细致而诚实的自我反思、批判性思维的应用、个人治疗和督导，我们可以在一定程度上减轻这些偏差。然而，重要的是要记住，这些偏差是人类经验中普遍而持久存在的一部分，因此我们需要持续地保持警觉、小心。

89

面质

面质是一个含义颇丰的词，它会让人联想到训斥、愤怒、冲突等负面的含义，所以许多人包括治疗师们甚至一听到这个词，内心都会感到不安。尽管如此，敏感和正合时宜的面质还是一种强有力的治疗方法。在讨论是否需要进行面质时，从同理心和关爱的角度入手，马斯特逊推荐了下面的方法。

> 面质必须凭直觉和共情进行，而且必须与来访者呈送的临床材料“契合”，它要求治疗师从中立、客观、情感的角度出发进行面质，因为这是临床上所需要的，而不是出于愤怒或他（或她）自己的个人需要，例如：表现侵略性和自信心，要指挥、控制或训斥来访者。
>
> （Masterson, 1981: 136）

哈恩（Hahn, 2004）根据马斯特逊的方法提出，在治疗患有边缘型人格障碍的来访者时，需要在以下四个方面注意来访者的改变过程并面质病理扭曲：

（1）设定边界；

（2）现实检验；

（3）澄清非适应性想法、情感或行为的后果；

（4）质疑非适应性想法、情感或行为的动机。

这个方法与 TA 方法并不矛盾，因为 TA 治疗师总是面质第三级脚本 / 心理游戏（Stewart, 1996），有效的面质加强了现实检验和成人自我功能（Schiff et al., 1975）。加强成人自我功能也包括发展自主性、通过个人行为的动机和结果进行思考的能力。

面质也可能成为来访者贯注成人自我的一个强烈邀约。其面临的困难在于：即便拥有世上最好的愿望，面质也有可能被来访者看作父母自我状态的管教。在（或被认为是）父母自我状态的面质中，干预可能更无效。伯恩（Berne, 1966/1994）认为面质可以作为一种介入，应用于去污染的目的。伯恩又说，“当面质令你感到自己比来访者聪明时”，则不应使用（Berne, 1966/1994 : 236）。

伯恩建议，在治疗中，使用面质之后应该加以确认。确认是治疗手段之一，其目的是“进一步加强自我边界”（Berne, 1966/1994 : 240）。确认基本上加强了最初的面质，可阻止来访者倒退。同时，确认也加强了去污染：“确认因其逻辑力量，对成人自我状态起到了加强的作用。”（Berne, 1966/1994 : 240）

“在系统理论中，人们认识到制造危机的重要性，以便找到必要的动荡、干扰或解构，这是新成长和疗愈的来源。”（Clarkson, 2003: 53）的确，正如伯恩所描述的，在面质中“来访者会被扰动，心理状态会被打乱”（Berne, 1966/1994: 235）。在不同程度的面质中，取得适度平衡并非易事。对一些来访者来说，面质会引发极端反应，这可能是因为面质使来访者接触到了内在的空虚（Bateman and Fonagy, 2006）。治疗师在面对这种动荡时，明智的做法是保持警觉，并在治疗中提供机会，让来访者先处理并整合面质带来的感受，之后再继续其他的治疗。

我经常在治疗中使用一种相对温和的面质形式（我称之为“挑战”），即在治疗中询问来访者是否可以让我扮演“反对者”的角色。如果来访者同意，我们就建立一个使用这种面质形式的协议。随后我会提供一种观点来挑战来访者的思维、意图或对一种情境的结果的看法，然后告诉来访者我将退出反对者角色，并询问他们对我如此具有挑战性的发言的感受，以及他们对我所说内容的想法和感受。我发现这种方法可以减少治疗关系的破裂和来访者的防御，并使我能够暂时进入面质状态，然后再回到具有同理心的立场。

90

评估临床效度

人们成为治疗师，部分原因是希望帮助他人，我们都希望做好自己的工作。然而，不可否认的是，一些治疗师的疗效确实比其他人更为显著。不幸的是，证据显示，治疗师在评估自己的临床效果方面往往不够准确，倾向于高估自己的能力。这并不特别令人惊讶；邓宁 - 克鲁格效应（Dunning-Kruger effect）是心理学中的一个著名现象（Dunning et al., 2003）。这个效应指的是人们普遍倾向于认为自己的技能、知识和能力高于平均水平。一些精心设计的研究证实了邓宁 - 克鲁格效应在心理治疗师中是普遍存在的。在贝克曼（Bickman, 2005）的研究中，令人震惊的是 65% 的受访者将自己评定为最高等级，没有人自评为低于平均水平。当然，从定义上讲，这是不可能的，大约一半的治疗师应该处于平均水平。一些治疗师将多年的经验作为其治疗有效性的证明，但这并不能提供任何保证。许多研究表明，经验丰富的治疗师的表现并不比实习生更好。令人担忧的是，某些研究还显示，经验丰富的治疗师的表现不如新获得资质的治疗师（Goldberg et al., 2016）。

米勒、哈勃和乔（Miller, Hubble and Chow, 2020）确定了三项核心实践，认为这些实践为心理治疗师创造了个人“卓越文化”。这三项实践是：①建立有效性基准；②获得定期的、持续的绩效反馈；③在日常工作之外，投入时间进行专注的、系统的努力以实现提升。本节中将讨论前两项实践，第三项将在第 91 个关键点中讨论。

建立有效性基准需要对治疗结果进行衡量，实际上，这意味着在临床实践中常规使用结果测量工具（另见第 31 和 62 个关键点）。现有的大量证据显示，使用结果测量工具带来了诸多益处，包括增加积极治疗结果和减少治疗中途退出的情况

（Miller et al., 2007）。此外，使用结果测量工具能够让治疗师确定每位来访者在治疗过程中的进展和改善情况，并且通过系统地收集来访者改善率的数据，治疗师可以评估自己的临床有效性。这一过程可以通过使用简单的基准测试策略来实现，治疗师可以将自己的康复率与大规模研究中的数据进行比较。根据卢茨（Lutz et al., 2021）的元分析，治疗师应当以 50% 有临床症状的来访者在 20 次治疗内达到临床显著变化，75% 的来访者在 35 次治疗内达到临床显著变化作为目标。当然，需要添加一些注意事项：已知有多种因素会减缓进展和康复速度，包括（但不限于）初始功能损伤严重程度、共病和人格障碍。然而，有抑郁症、焦虑症（除慢性焦虑和高度负面自我归因者）、创伤、强迫症和关系问题的来访者通常在短期治疗（即 35 次治疗或更少）中表现良好。

在实践中，我使用 CORE-10、PHQ-9 和 GAD-7 进行常规的逐次治疗测量。这三个测量工具覆盖了广泛的症状，涉及各种障碍（大多数障碍都有一些抑郁或焦虑症状），CORE-10 涵盖全球性痛苦和功能障碍，PHQ-9 测量抑郁症状，GAD-7 则关注焦虑症状。可以在网上免费获得这三个工具，且它们易于施测和评分。大多数来访者可以在治疗之初快速完成这些测量，不会占用治疗的宝贵时间。这三种测量工具的临床界限点均为 10，得分高于 10 则属于临床范围，低于 10 则为非临床范围。严重程度分段以 5 为单位增加，得分 10 ～ 14 为轻度，15 ～ 19 为中度，以此类推。这三种测量工具的一致性使治疗师能够快速评估来访者问题的严重程度和每周的改善情况。治疗师需要关注的是每周得分的减少。在得分略有上升的情况下，治疗师可以与来访者核实是否在这一周内发生了任何可能导致症状恶化的事件。如果若干次治疗之后来访者的症状持续恶化或没有改善，治疗师需要就与该来访者的工作寻求督导，并与来访者讨论如何调整治疗以更好地满足他们的需求。

寻求来访者反馈被认为对心理治疗效果有积极影响。这可以通过多种方式进行；一种是非正式和口头的，即在每次治疗结束时与来访者沟通，询问他们对治疗的感受以及是否有任何希望改变的地方；另一种是通过使用反馈测量工具，如斯科特 • 米勒（Scott Miller）的治疗评估量表。积极寻求来访者反馈的好处会迅速显现。尽管对于大多数来访者，治疗进展顺利且反馈要求不多，但对于那些治疗进程不顺利、波动较大的来访者，获取反馈则可能带来显著的改善。

91

刻意练习以提升治疗技能

心理分析师通常会以录音的方式记录与来访者的治疗，尤其是实习心理分析师，他们可能希望获得适用于心理分析师资格考试认证的录音。听取治疗的录音往往有助于治疗师发现其语言模式及其干预方式，从而大幅度提升自己的技能。例如，初学者最常犯的错误是说话过多或进行冗长烦琐的干预。通过听录音，这些错误会变得显而易见。系统地使用录音进行个人反思与自我督导，以及在个人、小组督导中使用录音，可以显著提升治疗师的技能，并提升在行动中反思与在行动后反思的能力（Schön, 1983）。听自己的工作录音需要坚持、需要忍受某些令人尴尬的时刻，并习惯于自己声音的录音效果（由于骨传导的缘故，录音中的声音听起来与人们的预期有所不同）。

托尼·鲁斯马尼尔（Tony Rousmaniere, 2016/2018）开发了一种基于研究的以刻意练习为核心的治疗技能提升方法。他提供了许多有用的资源和教学视频，帮助解释刻意练习的背景和方法。基本上，这种方法要求治疗师确定一个具体的技能或技能群体，并系统地进行改进。通过对实践的反思、回顾录音或通过督导来识别改进。鲁斯马尼尔指出，尽管大多数治疗师在认知上理解刻意练习的价值，但很少有治疗师能够坚持进行这项练习，他们往往会寻找理由或借口进行回避。因此，与督导小组达成使用刻意练习的协议可能会有所帮助，培训师可以考虑将其融入技能练习中（McLeod, 2022）。

刻意练习的推荐领域

对以下领域的技能进行反思，并在可能的情况下，从督导或同行那里获得诚实、现实的反馈，了解自己的优势和不足。确定一个优先关注的领域，制定一个行动计划，并通过具体活动来增强这些领域的能力。可能的话，构建带有明确标识以及能证明取得进步的 SMART 目标。

以下是一些需要练习的人际（Anderson and Patterson, 2013）、治疗技能：

人际技能

- 语言流利程度
- 激发希望和积极的期待
- 说服力和影响力
- 情感表达
- 温暖、接纳和理解
- 同理心
- 建立联盟的能力
- 对联盟破裂的反应能力
- 修复联盟破裂的能力

治疗技能

- 基本咨询技能（例如，积极倾听、询问开放性问题、使用沉默、反思、总结）
- 合约和合作（例如，设定目标、任务协商、确定治疗合约、增强来访者动机、设置合约）
- 评估和做治疗计划（例如，进行评估、诊断的明确性和准确性、识别关键问题、确定来访者的优势、做治疗计划、安排干预的结构和排序）
- 疗程结构（例如，初始会谈、开始会谈、合约签署、确定会谈焦点、保持焦点、

控制节奏和强度、结束会谈）

- 关系技能（例如，真诚、能力、允许、即时性、元交流、挑战、深化来访者体验、提供纠正性情感体验、自我披露）
- 去污染（例如，挑战、增加认知失调、苏格拉底式提问）
- 去困惑（例如，同理心、移情解释、促进情感细化 / 调节 / 表达）
- 再决定（例如，双椅工作、症结澄清、否定脚本信念）
- 其他治疗技能（例如，心理意象疗法、风险评估与管理）
- 自我管理与自我照顾（例如，治疗中的情感调节、对反移情的管理、案例负担的管理、确保足够的休息、治疗间自我照顾行动、持续接受专业发展培训、发展治疗技能 / 知识）

另一种方法：听取治疗录音以区别良好与不好的治疗。对于良好的治疗，看看是否能识别出是哪些特征、技能或行为促进了治疗的成功；对于表现不好的治疗，找出可以进行干预的关键时刻。在这些时刻暂停录音，构建可能更有效的替代干预。鲁斯马尼尔（Rousmaniere, 2016/2018）建议回放录音，在这些关键点按下暂停键，然后大声说出替代干预，并连续几次重复这一过程。

92

撰写 TA 临床诊疗笔记

撰写有效的笔记是治疗师的一项重要技能，随着时间的推移，所有的治疗师都会形成自己的笔记记录方法。为确保你所用的方法是最有帮助的，可以用周期性回顾笔记的方法，这既有助于加深记忆，也有利于治疗规划和跟踪来访者的治疗进程。治疗师要记住有关来访者的许多细节并非易事，尤其是记住一个完整的案例，就会更加困难。

会谈笔记是对治疗过程和治疗历程的提醒。笔记跟踪的是来访者的改变过程，包括提升、退步或“维持原样”。它包括你所记录的所有与来访者历史、诊断（如第 46 个关键点）及个体化治疗计划（参见第 56、57 个关键点）相关的内容。有效的笔记几分钟就可完成，但最好尽快记下来。最理想的记录时间是每次会谈后，因为那时信息在头脑里仍栩栩如生。如果不存在与来访者风险相关的记录，那么治疗记录无须冗长，一两段文字通常足够。当来访者正在经历危机或存在保护方面的担忧时，内容记录需更详细。同时，记录下任何已商定的作业任务也是明智的，以便在下一次治疗中跟进。

各种医疗专业人员进行临床记录时使用“SOAP”公式（Weed, 1971），“SOAP”是由几个单词的首字母构成的：

S = 主观（subjective；来访者的报告）

O = 观察（observation；对来访者的观察）

A = 分析（analysis；在此情况下，我建议集中于对治疗主题和关键干预措施的

简要总结）

P＝计划（plan；治疗计划）

这个公式容易记住，可使治疗师聚焦于可观察的一切。我采用这个公式展示下面这个案例，邀请你使用这个方法并根据你的目的进行调适使用。

案例："克莱尔"

会谈日期：9月1日

会谈编号：5

来访者的主观报告：克莱尔说这一周还算不错，没有与伴侣或其他家人发生进一步的争吵。但他仍然对两周前与儿子的争吵感到有些不安。工作压力处理得很好。CORE-10和GAD-7的评分显示有所改善，但PHQ-9评分与前一周持平。

对来访者的观察：来访者看起来情绪积极，心情较好，尽管在讨论与儿子之间持续存在的问题时显得有些情绪化。

治疗会谈分析（治疗重点和干预措施）：本次治疗集中讨论家庭问题，包括一些问题的解决和关于果敢能力的讨论。同时还讨论了减轻紧张感和避免争吵的方法。干预措施很大程度上是具有同理心和支持性的，尽管也对来访者的被动性和"不够好"的脚本信念进行了质疑。并对童年时期重复出现的模式进行了一些解读。

治疗计划：使用结果测量工具监测进展；支持来访者发展自我主张技能；继续进行情感调节工作；继续挑战来访者的脚本信念，特别是关于"不够好"的信念；未来的治疗中会探讨其童年与父母的关系模式。

93

培养正念以加强成人自我

正念（mindfulness）主要涉及对“当下”的深刻觉知。在实践正念时，个体寻求的是从观察角度，对此时此刻体验的全然投入。比如，正念涉及任何特定时刻人们对正在经历的感官输入的觉察。在很多情形中都可以进行正念练习，而且不需要特殊的设备。可以用正念去处理家庭琐事，比如洗碗时体会水在手中的感觉，感受每一只盘子，注意欣赏不同的质地，注意洗涤剂的味道，还有泡泡的视觉冲击以及光线捕捉它们的方式。另一种方法是有意识地把注意力转到自己的呼吸上，不是刻意地改变呼吸，而是注意它：注意吸气，短暂停顿，然后呼气，又短暂停顿，再吸气。处于正念中的人们，不需要发现什么，甚至做什么，只需要“存在”。

因为正念练习必须“深深地投入此时此刻”的状态中，所以在理论上，可以假设“正念”练习的定义就是一个处于成人自我状态中的人所做之事。定期的正念练习会全面加强成人自我状态，因而成为去污染的有用工具。培养正念中内隐的接受态度也可能对“自我接纳”的提升带来有利影响。在某些方面，“正念”与 TA 中以存在主义为驱动的合约方式是背道而驰的，因为“正念”中是没有合约方式的目标性的。

> 当我们放弃“此刻想让什么别的事情发生”的想法时，我们向遇见当下（what is here now）又迈出了意义深远的一步。如果我们希望抵达某地，以任何方式发展自我，那么我们只能从站立的地方开始。如果我们真的连自己站在哪里都不知道——直接源于“正念”的“知道”，即使

> 充满希望并付出努力，也只能在圈里打转。所以在冥想练习中，想要抵达某地的最佳方法是放弃到达某地的企图。
>
> （Kabat-Zinn, 1994/2000: 15–16）

我的观点是，无论是治疗师还是刚开始进行定期正念练习的来访者，正念练习都是极为有益的实践技能，并且对 TA 治疗效果起到促进作用。建议那些希望将正念融入实践的 TA 治疗师阅读兹维尔克、塞纳提可、克索科（Zvelc, Cernetić and Košak, 2011）的文章。

萨夫兰和穆兰（Safran and Muran, 2003）特别推荐在关系取向治疗师的培训中使用正念技术。

> 指导受训者观察他们对内容的觉知，不做评判，也不要让自己被任何具有特定内容的意识所羁绊或认同它……我们教导受训者，目标不是消除思想和感觉，而是当它们时时刻刻出现时，可以更加完全地觉知它们，但不做评判，也不排斥。渐渐地，随着时间的推移，这类“正念”工作可帮助受训者在与来访者的治疗中更好地觉察到微妙的情感、思想以及意识边缘暂时出现的幻想，随后这就会为关系中出现的一切提供重要信息。这类“正念”工作最有价值的副产品之一是：针对一整套情感体验逐渐形成更加宽容和接纳的态度。
>
> （Safran and Muran, 2003: 210）

类似的过程也出现在定期进行正念练习的来访者中，包括自我觉察的深化与观察自我的能力（观察自我），这是可以理解的。对自我内在过程、感官输入和内在感受过程的更多觉察，也许会减弱漠视。注意个人自我内在意识的流动，以及自我状态之间的流动是另一个潜在的成果。发展出均匀悬挂的注意力（Freud, 1912），不评判，以及伴随而来的日益增强的觉察力，会在从逻辑上提升个人的自主性（Berne, 1964）。

94

脚本发展：一个持续不断的过程

TA 中一些传统观点认为，脚本形成过程在一个人的儿时就已完成。伯恩在这个问题上的观点是：脚本大致在 7 岁左右形成。在他的最后一本书中，他把脚本定义为“一个形成于幼年、受到父母强化、被生活事件证实并经过选择达到高潮的人生规划”（Berne, 1972: 445）。各种 TA 资料表明，脚本形成的标志性阶段是 7 ～ 11 岁之间。沃拉姆斯和布朗都赞同早期脚本形成的观点，正如他们在定义中强调的：“脚本是个体在幼年时期，根据自身对内外事件的阐释而制订的个人人生计划。”（Woollams and Brown, 1978: 151）

这种把脚本看成静态、僵化现象的观点，不同于发展理论的最新发现及基于成人学习理论对脚本的理解。把脚本视为静态的，不能解释有时激进的脚本重塑，尤其是成年后经历过极其严重心理创伤的人们，比如那些经历过强暴或者性侵的人。很多 TA 学者质疑脚本缺乏弹性、固定的观点，于是加上类似定义，如“一个基于任何发展阶段的决定，而此类决定在问题解决以及与人们相处的过程中抑制自发性及限制灵活性的人生计划”（Erskine, 1980）。厄斯金的定义确实允许了脚本后续发展，但依然支持脚本是消极的、限制性的模式，而不支持脚本具有积极、适应性的基本观点。科内尔（Cornell, 1988）批评了各种脚本理论，尤其是很多脚本理论中的隐含意义，即儿童自我是父母自我脚本信息的被动接受者。科内尔强调孩子在寻找来自家庭以外的影响力时表现出的创造力，并提醒交互沟通分析师在脚本分析中解释这些影响因素的重要性。

牛顿（Newton, 2006）从成人学习理论角度回顾了脚本理论，认为脚本形成是一个持续不断的过程。牛顿极富洞察力地使用了科尔本（Kolb, 1984）的体验式学习理论来概念化脚本形成的过程。牛顿采用科尔本模式，提出脚本是沿着相似线路运行的：我们经历了些什么，反思经历的意义，在反思基础上发展脚本信念，然后用"肯定"或"否定"我们信念的行为做实验。这个过程始于我们作为婴儿时的最早体验，凭借这种体验感知世界、形成故事、感知发生的事情以及发生的原因。随着时间的推移，这个故事变得连贯一致，并通过婴儿与世界的互动而泛化。这与斯特恩（Stern, 1985）关于泛化互动表征的概念相关联。正如牛顿图表所示，这个过程会螺旋式地继续下去，每次经历都为下一次经历的循环铺路。"新的经历可以提供更新的证据，或者可以通过理论进行解释，即通过脚本进行过滤。"（Newton, 2006: 193）

最近更多有关脚本的理论认为，我们早期的经历在自我形成过程中起着重要的作用，但也为将脚本看成持续不断发展过程的思考留出了空间。也许对治疗师来说，更重要的是这些理论给我们提供了理解改变和发展过程的一种方式，同时它们也提醒治疗师有时改变过程会呈现循环的特点，提醒治疗师我们的来访者需要"循环"无数次，对现成的脚本做出微小、渐进的改变之后，他们的脚本模式才可能发生重大改变，达到我们认为的"自主"状态；它们也挑战了"自主"等概念，暗示个人只是发展了一个新型的、更合适的、更灵活的脚本，而不是变得完全不受脚本控制。

95

帮助来访者识别其优势并进行建构

作为治疗师，我们寻找问题，花很多时间发现来访者哪里出了问题及怎么出的问题。我们可能不太倾向于帮助来访者寻找他们的“优势”，并指出什么是适合他们的。在 TA 中，心理治疗领域更聚焦于疗愈和改变，而咨询和应用领域则聚焦于优势和资源（EATA，2008）。我认为 TA 治疗师可以学习这种积极方法。既然我们的目标是引发改变、促进疗愈、参与生命、发现意义，我们可以借鉴旨在提升积极参与和自我实现的理论和方法。

马丁·塞利格曼（Martin Seligman）是积极心理学运动的领军人物。他识别了一系列个人性格优势 [他将其称为“标示性优势”（signature strengths）], 包括好奇心、爱学习、批判性思维、创造力、社交、远见、勇气、毅力、真实、善良、给予和接受爱的能力、公正、领导力、自控力、谨慎、谦逊、感恩、欣赏美、乐观、会玩乐、热情等（Seligman, 2002）。

塞利格曼认为，当我们识别自己的“优势”并明智地使用它们时，积极的情感就被激发出来了。有趣的是，他的方法并不聚焦弱点，也不鼓励个体在其较弱的领域进行系统发展（Seligman, 2002）。相反，其关注的焦点是帮助来访者发现个人性格优势并在生活的各个方面发挥这些优势。作为治疗师，我们可以在这个过程中通过发现、关注和突出来访者的优势并给予协助。这需要以清晰、直接且真实的方式进行。通常，可以直接询问来访者是否能认识到自己身上的这些优势。如果他们不能，可以问他们是否愿意接受其他人可能看到他们自己尚未看到的东西。

积极心理学也鼓励我们体验对过去（满意、满足、自豪）、未来（乐观、希望、信心）和现在（愉悦、参与、积极）的积极情绪。有时很难想象，过去生命中历经诸多痛苦、虐待的来访者如何体验对过去经历的积极情绪，但他们还是可以做到平静地接受过去。再者，过着极其富有创造力、让人满意的生活会让人产生满足感，甚至因战胜逆境而产生自豪感。

有人认为一种完整的生活是这样的：个人经历了一系列有关过去、现在和未来的积极情绪，经常将其“优势”投入到生活、与他人的关系及服务于“更大的事物”（例如社区或环境保护事业）中去。

TA 治疗与之相关之处在于：可以将其融入到我们的人文框架和工作指导价值观中。作为治疗中持续性诊断过程的部分，我们将关注来访者的优势，引导来访者发现自身优势。这些优势可能存在于他们的任何一个自我状态中，可能真正来源于他们对过去的痛苦、逆境的适应和发展（独立性可以是一种巨大的优势，有时是忽视性环境的产物）。在这个意义上，优势可以是对次优环境限制的积极适应，是足智多谋的证据，有时是个人脚本某些方面所具有的正向、有用的性质。以上原则也可以指导我们的治疗计划。通过思考我们如何帮助来访者疗愈过去的痛苦，积极地投入到现在的生活中，调动和应用他们的优势，开始构建一个积极的未来。

96

探索治疗师的动机

是什么使一个人想成为心理治疗师呢？甚至心理治疗之父弗洛伊德，都把心理治疗描述为一个“不可能”的职业（Freud, 1937）。培训的过程常常令人极度不安，且要花费很多时间、精力和金钱。做一名心理治疗师意味着要陪伴人们经历深深的绝望，将我们自己开放去体验各种各样的不愉悦、令人困扰的情绪，听取惨无人道的第一手故事，甚至是折磨。可是为什么还有人想做这样的事呢？莫拉德认为：

> 我们这么做不仅仅是因为我们想谋生，也不仅仅是致力于社会服务或心智探索，我们寻求的是自己被疗愈，我们像治愈来访者一样治愈着“受折磨的”照顾者。
>
> （Maroda, 1994/2004: 37–38）

显然，做一名治疗师绝对是个人的事，是受自己的生活经历和脚本影响的事。有效且合乎伦理的心理治疗实践，要求治疗师反复重新审视他们接受培训和成为心理治疗师的原因，并诚实地检视其工作想要满足他们自己的哪些个人需求，以减少利用来访者的可能性。治疗师的经历、敏感度和脚本会以多种不同的方式影响他们的工作，比如，来自情绪不稳定家庭的治疗师，甚至来自情感表达被压抑家庭的治疗师会发现自己极难容忍、管理来访者的愤怒。

麦克劳德（McLeod, 1993, 2003）讨论了治疗师个人历史中促成他们做出此类职业选择的常见经历。他识别了三种主题，治疗师会至少符合其中一种。

（1）有过照顾者的经历。这可能包括家庭中“和事佬”的角色。涉及照顾、帮助他人角色的待人方式，就是那些后来成为治疗师的人们的早期生活经历中的一种模式。

（2）有过一段强烈的个人痛苦或危机时期，这通常包括童年或青少年时期的不幸经历。许多治疗师有过抑郁的经历，麦克威廉斯（McWilliams, 1994）也认为相当数量的治疗师属于抑郁型人格，这为他们的治疗工作奠定了基础。“受伤的疗愈者”模式是被普遍认可的治疗师原型（Barnett, 2007）。青少年或者成年早期的极端危机也很常见。除了为理解他人的深度困扰和痛苦提供个人资源外，被帮助或帮助缺失的经历，都有可能激发一个人成为治疗师的愿望。

（3）儿童或青少年时期被极度疏离或孤立，有过“局外人”的经历。这包括长期患病、文化差异、反复迁居或成为虐待受害者的经历。麦克劳德认为“这类童年经历会鼓励这些年轻人形成更为丰富的‘内心世界’，以补偿同伴、玩伴的缺失，同时还会加强其观察、思考他人动机和行为的能力”（McLeod, 1993: 3）。上述说法得到巴尼特（Barnett, 2007）的赞同，他说：

> 出现的两个主要主题涉及丧失和剥夺的经历——特别是在早期生活中，以及照料者未能满足儿童正常的自恋需求。早期丧失的痛苦往往导致在亲密关系、依赖性和分离方面的困难，而自恋伤害则带来控制、无私奉献和被需要的问题。由此产生的防御机制掩盖了潜在的脆弱感。
>
> （Barnett, 2007: 259）

显然，个人治疗是成为心理治疗师过程中的重要资源，以最小化这些问题在治疗师自己的工作中的破坏性表现。

自卑感和被羞辱的经历可能会引发对被爱和被钦佩的需求。对实习治疗师能力的评估可能被感知为对个人的评估（Wosket, 1999），而对“失败”的恐惧会影响实践，并抑制来访者对治疗师的依赖。

> 童年时期的经历可能导致无法容忍间隙、不确定性和“未知”时期，从而使治疗师倾向于主导治疗过程，引导治疗的进程，而不是给予来访者足够的空间，让他们自己的情感和思维过程得以展现。
>
> （Barnett, 2007: 261）

这与交互沟通分析和其他有指导性治疗模型的治疗方法尤其相关，这些模型要求治疗师以指示性方式工作，或鼓励治疗师采取积极的“知晓”姿态。“未知”的焦虑可能让那些具有潜在问题的治疗师极为不安，可能促使治疗师更积极且专制地工作，以回避痛苦的无意识体验。显然，这是基于个人脚本而非临床需要的破坏性行为的一个例子。

交互沟通分析心理治疗的伦理和专业实践要求我们进行彻底而长期的个人治疗，并在职业生涯中定期回到治疗中，以解决这些无意识的“脚本”动机。初学者通常未意识到这些力量对其动机的普遍影响，可能对个人治疗的要求作出愤怒反应。这些问题是否会真正解决仍然存在疑问，在某些方面，心理治疗的实践可能会强化这些问题。我们的工作可能像不断揭开伤口的痂一样，使伤口无法愈合或愈合不完全。所有级别的治疗师都应对自己的经历和脚本如何影响他们的工作及其工作选择保持开放的自我觉察。

97

使用自我披露和真实性

自我披露是指治疗的过程中，治疗师向来访者透露自身经历的行为。这是治疗师可使用的最具争议的、最可能带来问题的干预方法之一，然而研究证据表明：适度的自我披露可增强治疗效果。自我反思是有效的、符合伦理的自我披露的重要前兆。亚龙（Yalom, 2001）把治疗师自我披露分成三种不同类型：治疗机制的披露、治疗师此时此地感受的披露、治疗师个人生活的披露。他在治疗中全面且坦诚地披露治疗过程，这种方法在大多数交互沟通分析师看来属于治疗之初明确的签订合约阶段，以及帮助来访者学会如何“做治疗”的导向阶段。这个过程是持续性的，因为治疗师会披露他们遵循某种询问方式的原因，或与来访者讨论他们的部分治疗计划及其背后的理念。亚龙建议治疗师在治疗中选择性地陈述此时此地治疗师的感受（这些感受要与来访者的诊断、问题相关，能够帮助来访者探索其关系脚本的某些方面），而披露治疗师个人生活内容时需要小心谨慎。一般来说，反思你希望在与来访者的互动中保持多大的开放性，这种做法是有益的。对于开放程度有支持和反对的观点。每位治疗师都需要确定什么让自己感觉舒服。基于对我自己立场的大量思考以及我对在工作中展现真实、开放、自我接纳以及摒弃对自身的羞耻感的重要性的评价，我确定从一开始就坦诚相待是适合我的正确且一致的立场。

初次会谈

在初次咨询时，治疗师常为潜在来访者提供一些关于自己及其经验等的基本信息。如今，鉴于多数治疗师已在网络平台公开其受训背景、专业经历及个人简介，治疗师主动提供信息的必要性已大幅降低。尽管如此，在初始咨询阶段向来访者确认是否需要了解治疗师的特定信息仍具价值。事实上，相较于详尽的专业背景资料，治疗师与来访者的实际互动方式（参见第 18 个关键点）往往更能有效支持来访者的决策过程。

元交流

治疗过程包括治疗师对自己持续不断的变化过程的觉察、对来访者改变过程的好奇，以及对治疗室中双方持续变换的互动过程的不断觉察（Widdowson, 2008）。在观察这些过程时，治疗师会使用元交流沟通，作为治疗师此时此地经历的披露方式（见第 77 个关键点）。

披露水平和来访者诊断的匹配

治疗师在治疗精神极度不安的来访者时，常需要更高程度的自我披露。这里对披露程度的区分很重要，原因在于内心极为不安的来访者：

> 会产生那种全面的、包罗万象的移情，只有当现实清晰直白地呈现在眼前时，他们才了解自己扭曲了现实，“内心不安程度较轻的来访者”则会产生微妙、无意识的移情，只有当治疗师小心保持不透明（不轻易披露）的状态时，这些移情才会显现出来。
>
> （McWilliams, 1994: 75）

保持诚实

> “我不知道该怎么办”，既解放了自己，也可以开启探索新的通道。再者，来访者常常知道在某个层面上我们陷入困境，但我们并不诚实面对。我们不知道却要表现出知道正在发生什么事，会有一种虚假和不真实的感觉。
>
> （Widdowson, 2008: 69）

回应来访者的直接提问

有时，来访者会非常直接地问有关治疗师的个人生活或生活经历的问题。在某些情况下，这些问题可以问答且不会让人感觉特别棘手，也会让治疗师看起来更真实、更人性化。但有时问题太过直接，从表面上看不到它的价值。这些问题本身可能有隐含的意义，这种意义可能是来访者在提问时没有意识到的。通常情况下，治疗师会请来访者解释该问题的意义，以及答案对他们意味着什么。一位来访者提了一个非常直接的问题，询问我是否经历过他们面临的某种问题。我请他们告诉我：如果我经历过同样的问题，对他们将意味着什么？如果我没有经历过，那又意味着什么？最后我决定不回答来访者提出的问题。之后我意识到，来访者实际上是在问我是否能理解他们的经历以及这些经历使他们产生的痛苦。我曾有过类似的经历，一位有特殊文化背景的来访者感受到严重的羞耻感和罪恶感，这些似乎与她所处的环境造成的糟糕经历有关。在每次会谈中，她都会询问我相关背景问题，我拒绝回答，因为无论我的回答是什么，都可能影响治疗关系。因此，我选择在这个问题上保持不透明。拒绝回答来访者的问题也能帮助来访者说出他们对治疗师的幻想。对于来访者来说，这种经历极具挫败感。因此，当拒绝回答问题时，治疗师应以共情来认可来访者面对拒绝的沮丧感。同时，阐明自己拒绝回答的理由也是有用的。

> 如果来访者直接问有关我们感觉的问题（例如，“您对我很恼火吗？”），需要认真处理。治疗师非常有必要花一点时间反思来访者所说的是否有道理。来访者所交流的常常是对我们不能马上意识到的一些交流刺激的回应……治疗师可以选择表达他或她对问题的反应，并请来访者解释问题背后的一些理念（例如，“对你的问题我感觉有点惊讶，我想知道何种经历让你提出这个问题”）。再者，治疗师需要真正接受来访者的回应，因为这种回应可能令治疗师感到不舒服。
>
> （Widdowson, 2008：69）

通常，验证和肯定来访者的体验并向他们提供确认是具有治疗性的（Erskine and Trautmann, 1996）。这可以通过诸如“我也有类似的经历”或“在那种情况下我也会有相同的感受”的评论来实现。至于我们是否要披露，最终决定应由我们对以下问题的回答而定：“我的披露可使来访者的治疗达到什么程度？”

98

回顾“成人自我状态”

“成人自我状态”在 TA 文献中较易被忽视（Tudor, 2003），关于成人自我状态的性质似乎存在相互矛盾的观点。现比较成人自我的以下两种描述：

> 成人自我的功能就像“可能性估算电脑”，表面看来不是完全自主的自我状态，但主要根据其他自我状态的要求运作。
>
> （Woollams and Brown, 1978: 15）

> “成人自我”具有脉搏般舒缩的特性，会按此时此地的要求处理、整合情感、态度、思想和行为……它贯穿所有的年龄段，从受孕直至死亡。
>
> （Tudor, 2003: 201）

你喜欢哪些描述？哪个最确切地反映了你自己对你的成人自我状态的主观感受？

似乎“成人自我”常常通过排除过程得以识别，即通过识别儿童自我状态和父母自我状态来判定剩下的是成人自我状态。这种方法并不符合伯恩用于诊断自我状态的四种方法（Beme, 1961）。成人自我状态可以被定义为：以当下为中心、此时此地且适合当前情形的自我状态。这个定义可以用伯恩的四种方法进行操作验证。根据这个定义，把“成人自我”定义为“可能性估算电脑”，是不必要的限制，并且忽视了我们所接触的各种当下体验。此外，将成人自我状态描述为“不是完全自主的自我状态”似乎也极为不准确。如果成人自我状态适应当前情境，并且以当下为基础，按照定义成人自我状态本质上始终是自主的。

厄斯金（Erskine, 1988）和图德（Tudor, 2003）借鉴了伯恩对父母自我状态和儿童自我状态的描述，将其视为固化的自我状态，可以把成人自我状态识别为自我中相对自由且非固化的状态。“动力性成人自我状态处于不断变化的过程中，它在临床或者概念上都不可能是固化的。”（Tudor, 2003: 222）许多 TA 作者假设儿童自我状态以及一定程度上的父母自我状态在我们的整个生命周期中是动态、变化的（Blackstone, 1993）。有关这些自我状态是否为动态、静态或固化的，存在不同观点。然而根据定义，“成人自我状态”是动态的、充满活力的、适应性的（从这个词的真正意义而言）和可塑的。根据图德（Tudor, 2003）的观点，成人自我状态的目的、目标和标志性特征是整合（名词），而成人自我被认为是在不断地进行整合（动词）。尽管这是事实，但由于内隐记忆及我们无意识的性质和作用，也许不可能将我们所有的经历都完全整合到成人自我状态中。

TA 中有一种传统做法：父母自我状态和儿童自我状态以“复数”命名（如 states），而给成人自我状态命名时采用“单数”。这看起来具有限制性，而且不能解释适合于此时此地的过程和状态的复杂性、丰富性。也许，谈到成人自我状态时用复数（states）比用单数（state）更为确切。

若处于成人自我状态中，我们会进行比较、阐释、定义、区分、应用、分析、批评、区别、评价。虽说很多看起来是相当枯燥的认知过程，但它们也可以指情感领域的成人自我功能。成人自我也是直觉的、有创造力的、关系的、共情的、心智化的、参与性的。我们也可以用副词来描述成人自我“如何”在过程中运作，比如成人自我富有想象力、成熟、协调一致、恰当、反思性地运作。

成人自我状态也是成人性行为的源泉。有时，性行为被错误地归因到儿童自我状态。然而，行为、社会学、历史和现象学诊断都不支持将成人性行为定位到儿童自我状态中，这是不准确的。儿童自我状态包括感官体验，当然这在性行为和性表达中起到一定的作用，但成人自我状态是（适合年龄的）成人性行为的源泉。

根据上述种种，强调成长与促进成人自我状态的发展是相互联系的。虽然临床上使用我们的病理和疗愈模式，对于清除禁止成人自我状态完全成长的障碍是有帮助的，但这种方式的不足之处在于它们只是清除了这些障碍，却未必鼓励成长。这就好比拔除了花园里的杂草，但要帮助植物真正生机勃勃地成长，我们必须让土壤变得更加肥沃并改善、优化它们的生长条件。积极心理学（Seligman, 2002）的比较新颖的方法，为治疗师提供了理论和工具，可用于丰富和优化成人自我状态的成长条件。

99

TA：一种存在主义心理疗法

TA 作为心理治疗的模式，人们声称不同的哲学都为之效忠。我同意克拉克森（Clarkson, 1992a）的观点，即 TA 是人本主义和存在主义传统的一部分。伯恩参考了一些存在主义学者，如科尔凯郭尔（Kierkegaard）的观点，并受其影响，在 *Principles of Group Treatment* 一书中讨论了交互沟通分析与存在主义治疗之间的关系：

> 就现实生活世界这个范围而言，交互沟通分析与存在主义分析之间有共同之处，即对个性特点如诚实、正直、自主和真实以及交流、亲密关系中最深刻痛苦的社会表现形式有着高度的尊重和浓厚的兴趣。
>
> （Berne, 1966/1994: 305）

虽然 TA 是人本主义治疗，但伯恩保留了“死本能”的概念（Berne, 1969），因而解释了破坏性倾向，并把 TA 作为治疗方法置于存在主义框架中。这对人性本善的观点持不确定态度，解释了破坏力（Deurzen Smith, 1997）。

“存在主义心理治疗是一种动态的治疗方法，其关注的核心根植于个人‘存在’的问题。”（Yalom, 1980: 5）在存在主义心理治疗中，冲突被视为源于个人与“存在的既定事实”的直面碰撞（Yalom, 1980: 5），治疗师的角色是帮助来访者以其独特的方式接纳并适应这些既定事实。与既定事实的和解过程被看成一个必然会引发焦虑的过程。然而，这种存在性焦虑不同于许多来访者在治疗中呈现的限制性、恐惧的焦虑。治疗的目的不是消除存在性焦虑，而是帮助来访者适应它，以及适应那种源于真实、自主生活的焦虑。

亚龙（Yalom, 1980: 5）所提出的四个存在性既定事实是：

- 死亡
- 自由
- 孤独
- 无意义

我们面临、接受死亡显然是一个引发焦虑的过程。脚本和奇幻思维为我们提供逃避死亡焦虑的途径，甚至勾勒出我们如何死去的蓝图，从而制造出一种把控死亡的幻觉。像 TA 这样的存在主义心理治疗方法强调的是来访者为自己的生命负责的重要性。存在主义疗法认识到：负起责任及主张个人自由，会引发强烈的焦虑感（Sartre, 1947）。认识到我们真正是自己命运的主宰，这种认识的沉重感会引发极度恐惧（Kundera, 2000a, 2000b）。我们的脚本及其限制性可能会帮助我们避免这种焦虑感。TA 强调个人责任和自由，这是一种能引发这种焦虑反应的方法。治疗师探索以下问题是明智的：来访者经过以责任、自由为焦点的治疗会谈后，应该体验不可估量的、不受约束的焦虑感。存在主义疗法认为，试图消除这种焦虑感是不可取的，而可取的方法是帮助来访者学会带着不确定的焦虑感生存下去。"孤独"这个既定事实意味着我们终究必须自己独自面对这个世界。再次说明，脚本给出的解释能帮助我们管理这种孤独的焦虑感，而且经由阻止与他人产生有意义的联系，维持着这种孤独。我们的脚本是"意义构建机制"，并给出理由说明我们和他人为什么是这个样子。一种存在主义疗法试图发现个人意义建构的过程，以及一个人是如何看待世界、自己和他人的。对许多抑郁来访者来说，意识到生命本质上没有固有意义是痛苦的来源之一。意义不能被给予或生成，每个个体要自己去发现。也许心理治疗师的任务之一就是帮助来访者找到他们自己的意义和目的，正如我们在治疗、服务工作中为他人做的那样（即使这是我们的脚本中所需要的）。意义建构是大多心理治疗的主要特点，因为我们要接纳毫无意义的、无法解释的事件和经历。也许积极心理学方法，因其侧重使用个人优势，所以会有助于促进意义的构建。

关注四个存在的既定事实及其对心理的影响，并就此与来访者进行讨论，这会增加治疗过程的深度和深刻意义。追求真实性的存在性目标与 TA 提升自主性的目标是完全一致的，二者都要求对以下问题采取严肃态度：一个人选择如何生活，以及觉察到一个人如何看待（Sartre, 1943）、检视自己的价值观（Deurzen-Smith, 2002）。不应回避存在性冲突和紧张感，相反，它应受到密切关注且成为治疗双方讨论的内容。存在主义疗法不回避痛苦、受难及丑恶，也不教我们如何回避它，而是请我们接受：这些事情本是生活的一种现实存在。

100

分析“沟通”

在书中有好几处地方，我曾请读者参与对沟通的分析，这种做法在 TA 治疗师中似乎不再流行。我已回顾这种十分有效且基础的 TA 方法，作为本章的精炼技术和本书的结尾。

接下来，在专业和个人层面分析你自己对来访者发出的交流性刺激：你在每个交流刺激中，表面上是在寻求什么？你的意图是什么？对你个人而言有什么意义？你内心经历了哪些未表达的内在沟通？这些内在沟通对你的工作有什么影响？交流沟通产生的影响与你的意图相符吗？来访者对你的交流刺激的反应是什么？来访者在回应你的刺激时内心发生了什么？他们可能隐瞒了什么口头表达的内容？他们的回应能让你了解到你的刺激产生了什么样的影响？来访者的反应又如何反过来影响你？突破对自我状态以及它们之间的交互向量的简单描绘，将每个人在进行人际沟通的过程中同时正在经历的内在交互也涵盖进来，并对这些内容秉持一种好奇的态度。通过这样一种简单的方法，治疗师可以在了解自己和来访者方面收获颇多。同时，要考虑这段关系的潜在可能性，在分析谈话记录时推测一下：如果沟通在某些方面有所不同的话，可能会发生什么情况？工作可能会朝着哪些方向发展呢？

我所提议的就是实践中的正念，行动中的反思（Schön, 1983）。伯恩（Berne, 1966/1994）的立场表明，每位交互沟通分析师应知道：在治疗的每时每刻，自己在做什么？为什么那么做？如果我们与一位来访者在一起以开放的心态探索未知，只是与不确定的焦虑感相伴，或让我们自己进入当前的经历中，那么这个过程应该是有目的性的。

最重要的是，我邀请你秉持探索性的态度。我们永远无法真正做到确定无疑，正如我之前所探讨的，“确定性”会关闭心智化过程。最后请记住，交互沟通理论就像自我状态一样，不过是引人入胜的虚构内容、一种隐喻、一个我们为了让自己的想法和经历变得有条理而讲述的故事，是一种在无序之处创造意义、构建条理和赋予内涵的手段，是一种用于创造新叙事的模式，是看待过往的一个新视角、体验当下的一种新方法以及开启未来诸多新可能性的一套方法。

参考文献

Abbass, A. (2015) *Reaching Through Resistance: Advanced Psychotherapy Techniques*. Kensington, MD: Seven Leaves Press.

Alexander, F., French, T. F. and Bacon, C. L. (1946) *Psychoanalytic Therapy: Principles and Application*. New York: Ronald Press.

Allen, J. and Allen, B. A. (1995) Narrative theory, redecision therapy and postmodernism. *Transactional Analysis Journal*, 25(4): 327–334.

Allen, J., Leeson, P., De Fruyt, F. and Martin, S. (2018) Application of a 10 week coaching program designed to facilitate volitional personality change: Overall effects on personality and the impacts of targeting. *International Journal of Evidence Based Coaching and Mentoring*, 16(1): 80–94.

Anderson, F., Howard, L., Dean, K., Moran, P. and Khalifeh, H. (2016) Childhood maltreatment and adulthood domestic and sexual violence victimisation among people with severe mental illness. *Social Psychiatry and Psychiatric Epidemiology*, 51(7): 961–970.

Anderson, T., Crowley, M. J., Himawan, L., Holmberg, J., and Uhlin, B. (2016) Therapist facilitative interpersonal skills and training status: A randomized clinical trial on alliance and outcome. *Psychotherapy Research*, 26: 511–529. doi: 10.1080/10503307.2015.1049671

Anderson, T., Ogles, B. M., Patterson, C. L., Lambert, M. J. and Vermeersch, D. A. (2009) Therapist effects: Facilitative interpersonal skills as a predictor of therapist success. *Journal of Clinical Psychology*, 65: 755–768. doi: 10.1002/jclp.20583

Anderson, T. and Patterson, C. (2013) *Facilitative interpersonal skill task and rating method*. Unpublished manuscript, Ohio University.

Angyal, A. (1939) The structure of wholes. *Philosophy of Science*, 6(1): 25–37.

APA (American Psychiatric Association) (2013) *Diagnostic and Statistical Manual of Mental Disorders (DSM-5)*. 5th edn. Washington, DC: American Psychological Association.

Ayres, A. (2006) The only way out: A consideration of suicide. *Transactions*, 4: 4–13.

Baker, J. and Widdowson, M. (2016) An inquiry into the experience of the dyslexic transactional analysis psychotherapist. *Transactional Analysis Journal*, 50(1): 24–40. doi: 10.1080/03621537.2019.1690236

Barnes, G. (ed.) (1977) *Transactional Analysis after Eric Berne: Teachings and Practice of Three TA Schools*. New York: Harper's College Press.

Barnett, M. (2007) What brings you here? An exploration of the unconscious motivations of those who choose to train and work as psychotherapists and counsellors. *Psychodynamic Practice*, 13(3): 257–274.

Barr, J. (1987) Therapeutic relationship model: Perspectives on the core of the healing process. *Transactional Analysis Journal*, 17(4): 134–140.

Barrow, G. and Marshall, H. (2023) Revisiting ecological transactional analysis: Emerging perspectives. *Transactional Analysis Journal*, 53(1): 7–20.

Bary, B. B. and Hufford, F. M. (1990) The six advantages to games and their use in treatment. *Transactional Analysis Journal*, 20(4): 214–220.

Baskerville, V. (2022) A transcultural and intersectional ego state model of the self: The influence of transcultural and intersectional identity on self and other. *Transactional Analysis Journal*, 52(3): 228–243. doi: 10.1080/03621537.2022.2076398

Bateman, A. W. and Fonagy, P. (2006) *Mentalization-Based Treatment for Borderline Personality Disorder: A Practical Guide*. Oxford: Oxford University Press.

Beck, A. T. and Beck, J. (1995) *Cognitive Therapy: Basics and Beyond*. New York: Guilford Press.

Beisser, A. (1970) The paradoxical theory of change. In J. Fagan and I. L. Shepherd (eds), *Gestalt Therapy Now: Theory, Techniques, Applications*. New York: Harper Colophon. Available at: http://www.gestalt.org/arnie.htm

Benjamin, L. S. (2003) *Interpersonal Diagnosis and Treatment of Personality Disorders*. New York: Guilford Press.

Benjamin, L. S. (2006) *Interpersonal Reconstructive Therapy: Promoting Change in Non-Responders*. New York: Guilford Press.

Berne, E. (1961/1986) *Transactional Analysis in Psychotherapy*. New York: Souvenir Press.

Berne, E. (1964) *Games People Play*. New York: Grove Press.

Berne, E. (1966/1994) *Principles of Group Treatment*. Menlo Park, CA: Shea Books.

Berne, E. (1968) *A Layman's Guide to Psychiatry and Psychoanalysis*. London: Penguin.

Berne, E. (1969) Minimal basic science curriculum for clinical membership in the ITAA. *Transactional Analysis Bulletin*, 8(32): 108–110.

Berne, E. (1970) *Sex in Human Loving*. New York: Penguin.

Berne, E. (1971) Away from a theory of the impact of interpersonal interaction on non-verbal participation. *Transactional Analysis Journal*, 1(1): 6–13.

Berne, E. (1972) *What Do You Say After You Say Hello?* London: Corgi.

Beutler, L., Edwards, C. and Someah, K. (2018) Adapting psychotherapy to patient reactance level: A meta-analytic review. *Journal of Clinical Psychology*, 74(11): 1952–1963. doi: 10.1002/jclp.22682

Bickman, L. (2005) A common factors approach to improving mental health services. *Mental Health Services Research*, 7(1): 1–4. doi:10.1007/s11020-005-1961-7

Bion, W. R. (1962) *Learning from Experience*. Lanham, MD: Jason Aronson.

Bion, W. R. (1970) *Attention and Interpretation: A Scientific Approach to Insight in Psycho-Analysis and Groups*. New York: Basic Books.

Blackstone, P. (1993) The dynamic child: Integration of second order structure, object relations and self psychology. *Transactional Analysis Journal*, 23(4): 216–234.

Blackwell, S., Browning, M., Mathews, A., Pictet, A., Welch, J., Davies J., Watson, P., Geddes, J. and Holmes, E. (2015) Positive imagery-based cognitive bias modification as a web-based treatment tool for depressed adults: A randomized controlled trial. *Clinical Psychological Science*, 3(1): 91–111. doi: 10.1177/216770261456074

Boliston-Mardula, J. (2001) Appetite path model: Working with escape hatch resolution with clients who use drugs and alcohol. *TA UK*, 61(Autumn): 9–14.

Bordin, E. S. (1979) The generalisability of the psychoanalytical concept of the working alliance. *Psychotherapy: Theory, Research and Practice*, 16(3): 252–260.

Bordin, E. S. (1994) Theory and research on the therapeutic working alliance. In O. Horvath and S. Greenberg (eds), *The Working Alliance: Theory, Research and Practice*. New York: John Wiley & Sons, Inc.

Bosch, M. and Arntz, A. (2021) Imagery rescripting for patients with posttraumatic stress disorder: a qualitative study of patients' and therapists' perspectives about the elements of change. *Cognitive and Behavioural Practice*. doi: 10.1016/j.cbpra.2021.08.001

Bowers, C. and Widdowson, M. (2023) Transactional analysis psychotherapy for clients who are neurodivergent: Experiences and practice recommendations. *International Journal of Transactional Analysis Research and Practice*, 14(1). doi: 10.29044/v14i1pxx

Boyd, H. and Cowles-Boyd, L. (1980) Blocking tragic scripts. *Transactional Analysis Journal*, 10(3): 227–229.

Brehm, J. W. and Brehm, S. S. (1981) *Psychological Reactance: A Theory of Freedom and Control*. New York: Academic Press.

Breslau, N. and Kessler, R. C. (2001) The stressor criterion in DSM-IV posttraumatic stress disorder: An empirical investigation. *Biological Psychiatry*, 50(9): 699–704. 10.1016/S0006-3223(01)01167-2

Burns, D. (2000) *The Feeling Good Handbook*. New York: Plume.

Byrd, K., Patterson, C. and Turchik, J. (2010) Working alliance as a mediator of client attachment dimensions and psychotherapy outcome. *Psychotherapy: Theory, Research, Practice, Training*, 47(4): 631–636. doi: 10.1037/a0022080

Castonguay, L., Constantino, M., and Beutler, L. (2019) *Principles of Change; How Psychotherapists Implement Research in Practice*. Oxford: Oxford University Press.

Chow, D. (2022) Parameters and samples for capturing weekly therapy learnings. Available at: www.darylchow.com/fromtiers/weeklytherapylearnings/

Clark, B. (1991) Empathic transactions in the deconfusion of the Child ego state. *Transactional Analysis Journal*, 21(2): 92–98.

Clarkin, J. F., Yeomans, F. E., and Kernberg, O. F. (2006) *Psychotherapy for Borderline Personality. Focusing on Object Relations*. Washington, DC: American Psychiatric Publishing.

Clarkson, P. (1988) Ego state dilemmas of abused children. *Transactional Analysis Journal*, 18(2): 85–93.

Clarkson, P. (1992a) *Transactional Analysis Psychotherapy: An Integrated Approach*. London: Routledge.

Clarkson, P. (1992b) In praise of speed, experimentation, agreeableness, endurance, and excellence: Counterscript drivers and aspiration. *Transactional Analysis Journal*, 22(1). doi: 10.1177/036215379202200103

Clarkson, P. (2003) *The Therapeutic Relationship*. London: Whurr Publishers.

Cook, R. (2012) Triumph or disaster?: A relational view of therapeutic mistakes. *Transactional Analysis Journal*, 42(1): 34–42. doi: 10.1177/036215371204200105

Cooper, M. (2019) *Integrating Counselling and Psychotherapy: Directionality, Synergy and Social Change*. Thousand Oaks, CA: Sage.

Cooper, M. and Norcross J. C. (2016) A brief, multidimensional measure of clients' therapy preferences:

The Cooper-Norcross Inventory of Preferences (C-NIP). *International Journal of Clinical and Health Psychology*, 16(1): 87–98.

Cornell, W. (1986) Setting the therapeutic stage: The initial sessions. *Transactional Analysis Journal*, 16(1): 4–10.

Cornell, W. (1988) Life script theory: Critical review from a developmental perspective. *Transactional Analysis Journal*, 18(4): 270–282.

Cornell, W. (1994) Shame: Binding affect, ego state contamination and relational repair. *Transactional Analysis Journal*, 24(2): 139–146.

Cornell, W. and Bonds-White, F. (2001) Therapeutic relatedness in transactional analysis: The truth of love or the love of truth. *Transactional Analysis Journal*, 31(1): 71–93.

Cornell, W. and Hargaden, H. (2005) *From Transactions to Relations: The Emergence of a Relational Tradition in Transactional Analysis*. Chadlington: Haddon Press.

Cornell, W. and Landaiche, M. (2006) Impasse and intimacy: Applying Berne's concept of script protocol. *Transactional Analysis Journal*, 36(3): 196–213.

Courtois, C. A. and Ford, J. D. (2009) *Treating Complex Traumatic Stress Disorders: An Evidence-Based Guide*. New York: Guilford Press.

Courtois, C. A., Ford, J. D. and Cloitre, M. (2009) Best practices in psychotherapy for adults. In C. A. Courtois and J. D. Ford (eds), *Treating Complex Traumatic Stress Disorders: An Evidence-Based Guide*. New York: Guilford Press, pp. 82–103.

Cowan, A. and Keltner, D. (2017) Self-report captures 27 distinct categories of emotion bridged by continuous gradients. *Proceedings of the National Academy of Sciences*, 114(38): E7900–E7909. doi: 10.1073/PNAS.1702247114

Cox, M. (2000) A dynamic approach to treatment planning. Workshop presentation, Institute of Transactional Analysis Annual Conference, Canterbury, UK.

Cozolino, L. (2017) *The Neuroscience of Psychotherapy: Healing the Social Brain*. New York: W.W. Norton.

Crenshaw, K. (1989) Demarginalizing the intersection of race and sex: A black feminist critique of antidiscrimination doctrine, feminist theory and antiracist politics. *University of Chicago Legal Forum*, Issue 1, Article 8. Available at: https://chicagounbound.uchicago.edu/cgi/viewcontent.cgi?ar-ticle=1052andcontext=uclf

Crenshaw, K. (2019) "Reach everyone on the planet...": Kimberle Crenshaw and intersectionality. Lecture given at Gunda Werner Institute in the Heinrich Böll Foundation and the Centre for Intersectional Justice. Available at: https://www.boell.de/sites/default/files/crenshaw_-_reach_everyone_on_the_planet_en.pdf

Crits-Cristoph, P. and Gibbons, M. B. C. (2002) Relational interpretations. In J. C. Norcross (ed.), *Psychotherapy Relationships That Work: Therapist Contributions and Responsiveness to Patients*. Oxford: Oxford University Press, pp. 285–300.

Crossman, P. (1966) Permission and protection. *Transactional Analysis Bulletin*, 5(19): 152–154.

Daly, K. and Mallinckrodt, B. (2009) Experienced therapists' approach to psychotherapy for adults with attachment avoidance or attachment anxiety. *Journal of Counselling Psychology*, 56(4): 549–563. doi:10.1037/a0016695

Dashiell, S. (1978) The parent resolution process. *Transactional Analysis Journal*, 18(4): 289–294.

Davanloo, H. (1980) *Short-Term Dynamic Psychotherapy*. Lanham, MD: Jason Aronson.

Davies, J. M. and Frawley, M. G. (1994) *Treating the Adult Survivor of Childhood Sexual Abuse: A Psychoanalytic Perspective*. New York: HarperCollins.

Deurzen-Smith, E. (1997) *Everyday Mysteries: Existential Dimensions of Psychotherapy*. London: Sage.

Deurzen-Smith, E. (2002) *Existential Counselling and Psychotherapy in Practice*. London: Sage.

De Young, P. (2021) *Understanding and Treating Chronic Shame: Healing Right Brain Relational Trauma*. New York: Routledge.

Drego, P. (1983) The cultural parent. *Transactional Analysis Journal*, 13(4): 224–227.

Drew, B. L. (2001) Self-harm behavior and no-suicide contracting in psychiatric inpatient settings. *Archives of Psychiatric Nursing*, 15(3): 99–106.

Drye, R. (2006) The no-suicide decision: then and now. *The Script*, 36(6): 3–4 (reprinted in *ITA News*, 27: 1–6).

Drye, R., Goulding, R. and Goulding, M. (1973) No suicide decisions: Patient monitoring of suicidal risk. *American Journal of Psychiatry*, 130(2): 118–121.

Duncan, B. and Miller, S. (2000) The client's theory of change: Consulting the client in the integrative process. *Journal of Psychotherapy Integration*, 10(2): 169–187.

Dunning, D., Johnson, K., Ehrlinger, J. and Kruger, J. (2003) Why people fail to recognize their own incompetence. *Current Directions in Psychological Science*, 12(3): 83–87. doi:10.1111/1467-8721.01235

Dusay, J. (1972) Egograms and the constancy hypothesis. *Transactional Analysis Journal*, 2(3): 37.

EATA (2008) *EATA Training and Examinations Handbook*. Available at: www.eatanews.org

Ecker, B. (2018) Clinical translation of memory reconsolidation research: Therapeutic methodology for transformational change by erasing implicit emotional learnings driving symptom production. *International Journal of Neuropsychotherapy*, 6(1): 1–92. doi: 10.12744/ijnpt.2018.0001-0092

Ecker, B., Ticic, R. and Hulley, L. (2012) *Unlocking the Emotional Brain: Eliminating Symptoms at Their Roots Using Memory Reconsolidation*. New York: Routledge.

Eichfeld, C., Farrell, D., Matthess, M., Bumke, P., Sodemann, U., Nil, E., Phoeun, B., Direzkia, Y., Firmansyah, F., Sumampouw, N., and Matthess, H. (2019) Trauma stabilisation as a sole treatment for post-traumatic stress disorder in Southeast Asia. *Psychiatric Quarterly*, 90: 63–88. doi: 10.1007/s11126-018-9598-z

Ekman, P. (2004) *Emotions Revealed: Understanding Faces and Feelings*. New York: Times Books/Henry Holt & Co.

English, F. (1971) The substitution factor: Rackets and real feelings. *Transactional Analysis Journal,* 1(4): 225–230.

Elliott, R., Bohart, A., Watson, J. and Murphy, D. (2018) Therapist empathy and client outcome: An updated meta-analysis. *Psychotherapy (Chic),* 55(4): 399–410. doi: 10.1037/pst0000175

Ernst, F. (1971) The OK corral: The grid for get-on-with. *Transactional Analysis Journal,* 1(4): 231–240.

Erskine, R. G. (1980) Script cure: Behavioral, intrapsychic and physiological. *Transactional Analysis Journal,* 10(2): 102–106.

Erskine, R. G. (1988) Ego structure, intrapsychic function and defense mechanisms: A commentary on Berne's original theoretical concepts. *Transactional Analysis Journal,* 18(4): 15–19.

Erskine, R. G. (1993) Inquiry, attunement and involvement in the psychotherapy of dissociation. *Transactional Analysis Journal,* 23(4): 184–190.

Erskine, R. G. (1994) Shame and self-righteousness: Transactional analysis perspectives and clinical interventions. *Transactional Analysis Journal,* 24(2): 87–102.

Erskine, R. G. (1998) The therapeutic relationship: Integrating motivation and personality theories., *Transactional Analysis Journal,* 28(2): 132–141.

Erskine, R. G., Moursund, J. P. and Trautmann, R. L. (1999) *Beyond Empathy: A Therapy of Contact-in-Relationship*. New York: Brunner-Routledge.

Erskine, R. G. and Trautmann, R. L. (1996) Methods of an integrative psychotherapy. *Transactional Analysis Journal,* 26(4): 316–328.

Erskine, R. G. and Zalcman, M. (1979) The racket system: A model for racket analysis. *Transactional Analysis Journal,* 9(1): 51–59.

Eubanks, C. F. and Goldfried, M. R. (2019) A principle-based approach to psychotherapy integration. In J. Norcross and M. Goldfried (eds), *Handbook of Psychotherapy Integration* 3rd edn. Oxford: Oxford University Press.

Eubanks, C. F., Muran. C. and Safran, J. (2018) Alliance rupture repair: A meta-analysis. *Psychotherapy*: 55(4): 508–519. doi: 10.1037/pst0000185.

Evans, A. and Koenig Nelson, J. (2021) The value of adapting counseling to client's spirituality and religion: Evidence-based relationship factor. *Religions*, 12(11): 951. doi: 10.3390/rel12110951

Fairbairn W. R. (1952). *Psychoanalytic Studies of the Personality*. New York: Routledge.

Feldman Barrett, L. (2006) Valence is a basic building block of emotional life. *Journal of Research in Personality*, 40(1): 33–55. doi: 10.1016/j.jrp.2005.08.006

Felitti, M. D., Anda, R. F., Nordenberg, M. D. et al. (1998) Relationship of childhood abuse and household dysfunction to many of the leading causes of death in adults: The Adverse Childhood Experiences (ACE) Study. *American Journal of Preventative Medicine*, 14(4): 245–258.

Flückiger, C., Del Re, A., Wampold, B. E., and Horvath, A. O. (2018) The alliance in adult psychotherapy: A meta-analytic synthesis. *Psychotherapy (Chic)*, 55(4): 316–340. doi: 10.1037/pst0000172.

Fowlie, H. and Sills, C. (eds) (2011) *Relational Transactional Analysis: Principles in Practice*. New York: Karnac.

Freud, S. (1912) Recommendations to physicians practising psychoanalysis. In *Complete Psychological Works*, Standard Edition, vol. 12. London: Hogarth Press, pp. 109–120.

Freud, S. (1937) Analysis terminable and interminable. In *Complete Psychological Works*, Standard Edition, vol. 23. London: Hogarth Press, pp. 216–253.

Gentelet, B. and Widdowson, M. (2014) Paradoxical alliances in transactional analysis for anxiety: A systematic adjudicated case study. *Transactional Analysis Journal*, 46(3): 182–194.

Gill, M. M. (1979) The analysis of the transference. *Journal of the American Psychoanalytic Association*, 27: 263–288.

Gobes, L. (1985) Abandonment and engulfment issues in relationship therapy. *Transactional Analysis Journal*, 15(3): 216–219.

Goldberg, S. B., Rousmaniere, T., Miller, S. D., Whipple, J., Nielsen, S. L., Hoyt, W. T. and Wampold, B. E. (2016) Do psychotherapists improve with time and experience? A longitudinal analysis of outcomes in a clinical setting. *Journal of Counseling Psychology*, 63(1): 1–11. doi:10.1037/cou0000131

Goulding, M. M. and Goulding, R. L. (1979) *Changing Lives Through Redecision Therapy*. New York: Grove Press.

Goulding, R. L. and Goulding, M. M. (1978) *The Power Is in the Patient*. San Francisco: TA Press.

Grover, S., Avasthi, A. and Jagiwala, M. (2020) Clinical practice guidelines for practice of supportive psychotherapy. *Indian Journal of Psychiatry*, 62(Suppl. 2), published online. doi: 10.4103/psychiatry.IndianJPsychiatry_768_19

Guistolise, P. G. (1996) Failures in the therapeutic relationship: Inevitable and necessary? *Transactional Analysis Journal*, 26(4): 284–288.

Hahn, A. (2004) The borderline personality disorder. In J. F. Masterson and A. R. Liebermann (eds), *A Therapist's Guide to the Personality Disorders: A Handbook and Workbook*. Phoenix, AZ: Zeig Tucker.

Hansen, N. B., Lambert, M. J. and Forman, E. M. (2002) The psychotherapy dose-response effect and its implications for treatment delivery services. *Clinical Psychology: Science and Practice*, 9(3): 329–343.

Hargaden, H. (2007) Love and desire in the therapeutic relationship: Transformation or betrayal? *Transactions*, 6: 4–14.

Hargaden, H. and Sills, C. (2002) *Transactional Analysis: A Relational Perspective*. New York: Brunner-Routledge.

Hargaden, H. and Sills, C. (2003) Who am I for you? The Child ego state and transferential domains. In C. Sills and H. Hargaden (eds), *Ego States*. London: Worth Publishing.

Harvey, A., Watkins, E., Mansell, W. and Shafran, R. (2004) *Cognitive Behavioural Processes across Psychological Disorders: A Transdiagnostic Approach to Research and Treatment*. Maidenhead: Open University Press.

Herman, J. (1992) *Trauma and Recovery: The Aftermath of Violence–From Domestic Abuse to Political Terror*. New York: Basic Books.

Holloway, W. H. (1973) Shut the escape hatch. In *The Monograph Series, Numbers I–X*. Ohio: Midwest Institute for Human Understanding Inc.

Holmes, J. (2001) *The Search for the Secure Base: Attachment Theory and Psychotherapy*. New York: Routledge.

Horvath, A. and Greenberg, L. (1994) *The Working Alliance: Theory, Research and Practice*. New York: Wiley.

International Transactional Analysis Association Education Committee. (1969) Minimal basic science curriculum for clinical membership in the ITAA. *Transactional Analysis Bulletin*, 8: 108–110.

Jacobs, A. (1994) Theory as ideology: Reparenting and thought reform. *Transactional Analysis Journal*, 24(1): 39–55.

Jacobs, M. (1988) *Psychodynamic Counselling in Action*. London: Sage.

James, M. (1974) Self-reparenting: Theory and process. *Transactional Analysis Journal*, 4(3): 32–39.

James, M. (1981) *Breaking Free: Self Re-Parenting for a New Life*. Reading, M: Addison-Wesley.

James, M. (2002) *It's Never Too Late to Be Happy! Reparenting Yourself for Happiness*. Sanger, CA: Quill Driver Books.

James, M. and Jongeward, D. (1971) *Born to Win: Transactional Analysis with Gestalt Experiments*. Reading, MA: Addison-Wesley.

Kabat-Zinn, J. (1994/2000/2004) *Wherever You Go, There You Are*. London: Piatkus.

Kabat-Zinn, J. (2001) *Full Catastrophe Living: Using the Wisdom of Your Body and Mind to Face Stress, Pain and Illness*. New York: Delta.

Kahler, T. (1975) Drivers: The key to the process of scripts. *Transactional Analysis Journal*, 5(3): 280–284.

Karpman, S. (1968) Fairy tales and script drama analysis. *Transactional Analysis Bulletin*, 7(26): 39–43.

Karpman, S. (1971) Options. *Transactional Analysis Journal,* 1(1): 79–87.

Kellogg, S. (2015) *Transformational Chair Work: Using Psychotherapeutic Dialogues in Clinical Practice.* Lanham, MD: Rowman & Littlefield.

Kernberg, O. F. (1976) *Object Relations Theory and Clinical Psychoanalysis.* Lanham, MD: Jason Aronson.

Kernberg, O. F. (1980) *Internal World and External Reality: Object Relations Theory Applied.* Lanham, MD: Jason Aronson.

Kernberg, O. F. (1984) *Severe Personality Disorders: Psychotherapeutic Strategies.* New Haven, CT: Yale University Press.

Kernberg, O. F. (2004) *Contemporary Controversies in Psychoanalytic Theory, Techniques, and Their Applications.* New Haven, CT: Yale University Press.

Kernberg, O. F. (2012) *The Inseparable Nature of Love and Aggression: Clinical and Theoretical Perspectives.* Washington, DC: American Psychiatric Association.

Kessler, R., Aguillar-Gaxiola, S., Alonso, J., Benjet, C., Bromet, E., Cardoso, G. ... et al. (2017) Trauma and PTSD in the WHO World Mental Health Surveys. *European Journal of Psychotraumatology,* 8(Suppl. 5). doi: 10.1080/20008198.2017.1353383

Kirca, A., Malouff, J. and Meynadier. J. (2023) The effect of expressed gratitude interventions on psychological wellbeing: A meta-analysis of randomised controlled studies. *International Journal of Applied Positive Psychology,* 10.1007/s41042-023-00086-6

Kohut, H. (1984) *How Does Analysis Cure?* Chicago: University of Chicago Press.

Kolb, D. A. (1984) *Experiential Learning: Experience as the Source of Learning and Development.* Englewood Cliffs, NJ: Prentice-Hall.

Korn, D. and Leeds, A. (2002) Preliminary evidence of efficacy for EMDR resource development and installation in the stabilization phase of treatment of complex post traumatic stress disorder. *Journal of Clinical Psychology,* 58(12): 1465–1487.

Kundera, M. (2000a) *The Unbearable Lightness of Being*. London: Faber and Faber.

Kundera, M. (2000b) *Immortality*. London: Faber and Faber.

Kupfer, D. and Haimowitz, M. (1971) Therapeutic interventions Part 1. Rubberbands now. *Transactional Analysis Journal,* 1(1): 10–16.

Lammers, W. (1992) Using the therapist's kinesthetic responses as a therapeutic tool. *Transactional Analysis Journal,* 22(4): 216–221.

Lapworth, P. and Sills, C. (2011) *An Introduction to Transactional Analysis: Helping People Change*. London: Sage.

Lapworth, P., Sills, C. and Fish, S. (1993) *Transactional Analysis Counselling*. Oxford: Winslow Press.

Lazarus, G. and Fisher, A. (2021) Negative emotion differentiation predicts psychotherapy outcome: Preliminary findings. *Frontiers in Psychology,* 12. doi: 10.3389/fpsyg.2021.689407

Leader, D. (2008) *The New Black: Mourning, Melancholia and Depression*. London: Hamish Hamilton.

Lee, A. (1997) Process contracts. In C. Sills (ed.), *Contracts in Counselling*. London: Sage.

Lee, A. (1998) The drowning man (diagram). In T. Tilney (ed.), *Dictionary of Transactional Analysis*. London: Wiley Blackwell.

Lee, A. (2003) The mirror exercise: Creating new ego states now – a constructivist approach. In C. Sills and H. Hargaden (eds), *Ego States*. London: Worth Publishing.

Leppännen, J., Milders, M., Bell, S., Terriere, E. and Hietanen, J. (2004) Depression biases the recognition of emotionally neutral faces. *Psychiatry Research,* 128(2): 123–133. doi: 10.1016/j.psychres.2004.05.020.

Levin-Landheer, P. (1982) The cycle of development. *Transactional Analysis Journal,* 12(2): 129–139.

Lindquist, K. and Feldman Barrett, L. (2008) Emotional complexity. In M. Lewis, J. Haviland-Jones and L. Feldman Barrett (eds), *Handbook of Emotions,* 3rd edn. New York: Guilford Press.

Little, R. (2013) The new emerges out of the old: An integrated relational perspective on psychological development, psychopathology and therapeutic action. *Transactional Analysis Journal*, 43(2): 106–121.

Lovelock, J. (1979) *Gaia: A New Look at Life on Earth*. Oxford: Oxford University Press.

Luborsky, L. (1984) *Principles of Psychoanalytic Psychotherapy: A Manual for Supportive-Expressive Treatment*. New York: Basic Books.

Luborsky, L. and Crits-Cristoph, P. (1990) *Understanding Transference: The Core Conflictual Relational Theme Method*. Washington, DC: American Psychological Association.

Lutz, W., de Jong, K., Rubel, J. and Degadillo, J. (2021) Measuring, predicting and tracking change in psychotherapy. In M. Barkham, W. Lutz and L. G. Castonguay (eds), *Bergin and Garfield's Handbook of Psychotherapy and Behaviour Change*, 7th edn. New York: Wiley.

Malan, D. (1979) *Individual Psychotherapy and the Science of Psychodynamics*. Oxford: Butterworths.

Maroda, K. (1994/2004) *The Power of Countertransference: Innovation in Analytic Technique*. Hillsdale, NJ: Analytic Press.

Masterson, J. (1981) *The Narcissistic and Borderline Disorders: An Integrated Developmental Approach*. Hillsdale, NJ: Analytic Press.

Masterson, J. and Lieberman, A. R. (2004) *A Therapist's Guide to the Personality Disorders*. Phoenix, AZ: Zeig Tucker.

Matze, M. G. (1988) Reciprocity in script formation: A revision of the concept of symbiosis. *Transactional Analysis Journal*, 18(4): 304–308.

McConnell Lewis, L. (2007) No harm contracts: A review of what we know. *Suicide and Life-Threatening Behaviour*, 37(1): 50–57.

McCormick, P. and Pulleyblank, E. (1985) Stages of redecision therapy. In L. Kadis (ed.), *Redecision Therapy: Expanded*

Perspectives. Watsonville, CA: Western Institute for Group and Family Therapy.

McLaughlin, C. (2007) *Suicide-Related Behaviour: Understanding, Caring and Therapeutic Responses*. Oxford: Wiley-Blackwell.

McLeod, J. (1993) The counsellor's journey. Unpublished paper. Keele University.

McLeod, J. (2003) *An Introduction to Counselling*, 3rd edn. Maidenhead: Open University Press.

McLeod, J. (2022) How students use deliberate practice during the first stage of counsellor training. *Counselling and Psychotherapy Research*, 22(1): 207–218. doi: 10.1002/capr.12397

McNeel, J. (1976) The parent interview. *Transactional Analysis Journal*, 6(1): 61–68.

McNeel, J. (2010) Understanding the power of injunctive messages and how they are resolved in redecision therapy. *Transactional Analysis Journal*, 40(2): 159–169. doi:10.1177/036215371004000211

McNeel, J. (2022) Friends of the injunctive messages charts. Available at: https://www.aspiringtokindness.com/redecision-therapy

McWilliams, N. (1994) *Psychoanalytic Diagnosis*. New York: Guilford Press.

Mellacqua, Z. (2016) When spirit comes to mind. *Transactional Analysis Journal*, 46(2): 149–163.

Mellor, K. (1980) Impasses: A developmental and structural understanding. *Transactional Analysis Journal*, 10(3): 213–222.

Mellor, K. and Schiff, E. (1975) Discounting. *Transactional Analysis Journal*, 5(3): 295–302.

Meyer, I. H. (1995) Minority stress and mental health in gay men. *Journal of Health and Social Behavior*, 36: 38–56.

Miller, S., Bargmann, S., Chow, D. and Seidel, J. (2016) Feedback-Informed Treatment (FIT): Improving the outcome of psychotherapy one person at a time. In W. O'Donohue and A. Maragakis (eds), *Quality Improvement in Behavioral Health*. New York: Springer.

Miller, S., Duncan, B., Brown, J., Sorrell, R. and Chalk, M. (2007) Using formal client feedback to improve retention and outcome. *Journal of Brief Therapy*, 5: 19–28.

Miller, S. D., Hubble, M. A. and Chow, D. (2020) *Better Results: Using Deliberate Practice to Improve Therapeutic Effectiveness*. Washington, C: American Psychological Association. doi: 10.1037/0000191-000

Miller, W. R. and Rollnick, S. (2013) *Motivational Interviewing: Helping People to Change*, 3rd edn. New York: Guilford Press.

Minikin, K. (2018) Radical relational psychiatry: Toward a democracy of mind and people. *Transactional Analysis Journal*, online, pp. 111–125. doi: 10.1080/03621537.2018.1429287

Mirowsky, J. and Ross, C. E. (1989) *Social Causes of Psychological Distress*. Berlin: Aldine de Gruyter.

Mobbs, D., Marchant, J. L., Hassabis, D., Seymour, B., Tan, G., Gray, M., Petrovic, P., Dolan, R. J. and Frith, C. D. (2009) From threat to fear: The neural organization of defensive fear systems in humans. *Journal of Neuroscience*, 29(39): 12236–12243. doi: 10.1523/JNEUROSCI.2378-09.2009

Moiso, C. (1984) The feeling loop. In E. Stern (ed.), *TA: The State of the Art*. Dordrecht: Foris Publications, pp. 69–76.

Moiso, C. (1985) Ego states and transference. *Transactional Analysis Journal*, 15(3): 194–201.

Mothersole, G. (1996) Existential realities and no-suicide contracts. *Transactional Analysis Journal*, 26(2): 151–159.

Müller, U. and Tudor, K. (2001) Transactional analysis as brief therapy. In K. Tudor (ed.), *Transactional Analysis Approaches to Brief Therapy*. London: Sage, pp. 19–44.

Nathanson, D. (1994) Shame transactions. *Transactional Analysis Journal*, 24(2): 121–129.

Newton, T. (2006) Script, psychological life plans, and the learning cycle. *Transactional Analysis Journal*, 14(1): 186–195.

Norcross, J. and Lambert, M. (2019a) *Psychotherapy Relationships That Work*. Vol. 1: *Evidence-Based*

Therapist Contributions, 3rd edn. Oxford: Oxford University Press.

Norcross, J. and Wampold, B. (2019b) *Psychotherapy Relationships That Work*. Vol. 2: *Evidence-Based Therapist Responsiveness*, 3rd edn. Oxford: Oxford University Press.

Novellino, M. (1984) Self-analysis of countertransference. *Transactional Analysis Journal*, 24(2): 121–129.

Novellino, M. (2003) On closer analysis: A psychodynamic revision of the rules of communication within the framework of transactional psychoanalysis. In C. Sills and H. Hargaden, H. (eds), *Ego States*. London: Worth Publishing.

Nutall, J. (2006) The existential phenomenology of transactional analysis. *Transactional Analysis Journal*, 33(3): 214–227.

Oates, S. (2021) What if my "I'm OK, You're OK" is different from yours? Could the inherent optimism in transactional analysis be a form of compulsory ableism? *Transactional Analysis Journal*, 51(1): 63–76.

O'Brien, M. and Houston, G. (2007) *Integrative Therapy: A Practitioner's Guide*. London: Sage.

O'Connor, R. and Kirtley, O. (2018) The integrated motivational–volitional model of suicidal behaviour. *Philosophical Transactions of the Royal Society*, 373(1754). doi: 10.1098/rstb.2017.0268

Ogden, T. (1982) *Projective Identification and Psychotherapeutic Technique*. Lanham, MD: Jason Aronson.

Oller Vallejo, J. (1986) Withdrawal: A basic positive adaptation in addition to compliance and rebellion. *Transactional Analysis Journal*, 16(2): 114–119.

Papalini, S., Beckers, T. and Vervliet, B. (2020) Dopamine: From prediction error to psychotherapy. *Translational Psychiatry*, 10(164). doi: 10.1038/s41398-020-0814-x

Parlett, M. (1991) Reflections on field theory. *The British Gestalt Journal*, I: 69–81.

Paulsen, S. (2021) Where there are no words: Working with pre-verbal trauma. Workshop presentation.

Pedeira, M., Pérez-Cuesta, L. and Maldonado, H. (2002) Mismatch between what is expected and what actually occurs triggers memory reconsolidation or extinction. *Learning and Memory*, 11(2004): 579–585.

Pennebaker J. W. (1997) Writing about emotional experiences as a therapeutic process. *Psychological Science*, 8: 162–166.

Perls, F. (1969) *Gestalt Therapy Verbatim*. Moab, UT: Real People Press.

Petriglieri, G. (2007) Stuck in a moment: A developmental perspective on impasses. *Transactional Analysis Journal*, 37(3): 185–194.

Pine, F. (1985) *Developmental Theory and Clinical Process*. New Haven, CT: Yale University Press.

Racker, H. (1968) *Transference and Countertransference*. Madison, CT: International Universities Press.

Rockliff, H., Gilbert, P., McEwan, K., Lightman, S. and Glover, D. (2008) A pilot exploration of heart-rate variability and salivary cortisol responses to compassion-focused imagery. *Clinical Neuropsychiatry*, 5(3): 132–139.

Rogers, C. (1957) The necessary and sufficient conditions of therapeutic personality change. *Journal of Consulting Psychology*, 21: 95–103.

Rogers, C. (1980) *A Way of Being*. Boston: Houghton-Mifflin.

Rook, J. (In press) Working with religion and the cultural parent.

Rothschild, B. (2000) *The Body Remembers: The Psychophysiology of Trauma and Trauma Treatment*. New York: Norton.

Rousmaniere, T. G. (2016). *Deliberate Practice for Psychotherapists: A Guide to Improving Clinical Effectiveness*. New York: Routledge.

Rousmaniere, T. G. (2018). *Mastering the Inner Skills of Psychotherapy: A Deliberate Practice Handbook*. New York: Gold Lantern Press.

Roszak, T. (1992) *Voice of the Earth: An Exploration of Eco-Psychology*. New York: Phanes Press.

Roszak, T. and Gomes, M. (eds) (1995) *Ecopsychology: Restoring the Earth, Healing the Mind*. New York: Counterpoint.

Safran, J. D. and Muran, C. J. (2003) *Negotiating the Therapeutic Relationship: A Relational Treatment Guide*. New York: Guilford Press.

Sambin, M. and Scotta, F. (2018) *Intensive Transactional Analysis Psychotherapy: An Integrated Model*. New York: Routledge.

SAMHSA. (2015) *Trauma-Informed Care in Behavioral Health Services; Quick Guide for Clinicians*. Washington, DC: U.S. Department of Health and Human Services, Substance Abuse and Mental Health Services Administration.

Sartre, J-P. (1943) *Being and Nothingness: An Essay on Phenomenological Ontology* (trans. H. Barnes. 1956). New York: Philosophical Library.

Schiff, A. and Schiff, J. (1971) Passivity. *Transactional Analysis Journal* 1(1): 71–78.

Schiff, J., Schiff, A., Mellor, K., Schiff, E., Fishman, J., Wolz, L., Fishman, C. and Momb, D. (1975) *The Cathexis Reader: Transactional Analysis Treatment of Psychosis*. New York: Harper and Row.

Schlegel, L. (1998) What is Transactional Analysis? *Transactional Analysis Journal*, 28(4): 269–287.

Schmidt, N. B. and Woolaway-Bickel, K. (2000) The effects of reatment compliance on outcome in cognitive-behavioral therapy for panic disorder: Quality vs. quantity. *Journal of Consulting and Clinical Psychology*, 68: 13–18.

Schön, D. A. (1983) *The Reflective Practitioner: How Professionals Think in Action*. London: Temple Smith.

Seligman, M. (2002) *Authentic Happiness*. London: Nicholas Brealey.

Shadbolt, C. (2004) Homophobia and gay affirmative transactional analysis. *Transactional Analysis Journal*, 34(2): 113–125.

Shadbolt, C. (2012) The place of failure and rupture in psychotherapy. *Transactional Analysis Journal*, 42(1): 5–16.

Shapiro, F. (2018) *Eye Movement Desensitization and Reprocessing (EMDR) Therapy: Basic Principles, Protocols, and Procedures*, 3rd edn. New York: Guilford Press.

Shivanath, S. and Hiremath, M. (2003) The psychodynamics of race and culture. In C. Sills and H. Hargaden (eds), *Ego States*. London: Worth Publishing.

Siegel, D. (2007) *The Mindful Brain: Reflection and Attunement in Cultivating Wellbeing*. New York: Guilford Press.

Siegel, D. (2020) *The Developing Mind: How Relationships and Brain Interact to Shape Who We Are*, 3rd edn. New York: Guilford Press.

Sills, C. and Hargaden, H. (2003) *Ego States*. London: Worth Publishing.

Singer, J. (1998) Odd people in: The birth of community amongst people on the autism spectrum: a personal exploration of a new social movement based on neurological diversity. Thesis, the University of Technology, Sydney.

Singer, J. (1999) Why can't you be normal for once in your life?: From a "Problem with No Name" to a new category of disability. In M. Corker and S. French (eds), *Disability Discourse*. Maidenhead: Open University Press.

Skottnik, L. and Linden, D. (2019) Mental imagery and brain regulation: New links between psychotherapy and neuroscience. *Frontiers in Psychiatry*, 10: 779. doi: 10.3389/fpsyt.2019.00779

Stark, M. (2000) *Modes of Therapeutic Action*. Lanham, MD: Jason Aronson.

Steiger, M., Flückiger, C., Rüegger, D. and Allemand, M. (2021) Changing personality traits with the help of a digital personality change intervention. PN*AS*, 118(8): e2017548118. 10.1073/pnas.201754811

Steindl, C., Jonas, E., Sittenhaler, S., Traut-Mattausch, E. and Greenberg, J. (2015) Understanding psychological reactance: New developments and findings. *Zeitschrift für Psychologie*, 223(4): 205–214. doi: 10.1027/2151-2604/a000222

Steiner, C. (1966) Script and counterscript. *Transactional Analysis Bulletin*, 5(18): 133–135.

Steiner, C. (1968) Transactional analysis as a treatment philosophy. *Transactional Analysis Bulletin*, 5(18): 133–135.

Steiner, C. (1971) The stroke economy. *Transactional Analysis Journal*, 1(3): 9–15.
Steiner, C. (1974) *Scripts People Live: Transactional Analysis of Life Scripts*. New York: Grove Press.
Steiner, C. and Perry, P. (1999) *Achieving Emotional Literacy*. New York: Avon Books.
Stern, D. (1985) *The Interpersonal World of the Infant*. New York: Basic Books.
Stern, D. (2004) *The Present Moment: In Psychotherapy and Everyday Life*. New York: W.W. Norton.
Stewart, I. (1992) *Eric Berne*. Thousand Oaks, CA: Sage.
Stewart, I. (1996) *Developing Transactional Analysis Counselling*. Thousand Oaks, CA: Sage.
Stewart, I. (2007) *Transactional Analysis Counselling in Action*, 2nd edn. Thousand Oaks, CA: Sage.
Stewart, I. and Joines, V. (1987) *TA Today: A New Introduction to Transactional Analysis*. Nottingham: Lifespace.
Stewart, I. and Joines, V. (2012) *TA Today: A New Introduction to Transactional Analysis*, 2nd edn. Nottingham: Lifespace.
Stiles, W. B., Barkham, M., and Wheeler, S. (2015). Duration of psychological therapy: Relation to recovery and improvement rates in UK routine practice. *The British Journal of Psychiatry*, 207(2): 115–122. 10.1192/bjp.bp.114.145565
Summers, G. (2011) Dynamic ego states: The significance of nonconscious and unconscious patterns, as well as conscious patterns. In H. Fowlie and C. Sills (eds), *Relational Transactional Analysis: Principles in Practice*. New York: Routledge, pp. 59–67.
Summers, G. and Tudor, K. (2000) Co-creative transactional analysis. *Transactional Analysis Journal*, 30(1): 23–40.
Summers, G. and Tudor, K. (2005) Introducing co-creative TA. Available at: www.co-creativity.com
Swede, S. (1977) *How to Cure: How Eric Berne Practiced Transactional Analysis*. Berkeley, CA: Southey Swede.

Terlato, V. (2001) The analysis of defence mechanisms in the transactional analysis setting. *Transactional Analysis Journal,* 31(2): 103–113.

Thomson, G. (1983) Fear, anger and sadness. *Transactional Analysis Journal,* 13(1): 20–24.

Tryon, G. S., Birch, S. E. and Verkuilen, J. (2019) Goal consensus and collaboration. In J. C. Norcross and M. J. Lambert (eds), *Psychotherapy Relationships That Work: Evidence-Based Therapist Contributions.* Oxford: Oxford University Press, pp.167–204. doi: 10.1093/med-psych/9780190843953.003.0005

Tryon, G. S. and Winograd, G. (2001). Goal consensus and collaboration. *Psychotherapy,* 38(4): 385–389.

Tudor, K. (1995) What do you say about saying goodbye? Ending psychotherapy. *Transactional Analysis Journal,* 25(3): 228–233.

Tudor, K. (2003) The neopsyche: The integrating adult ego state. In C. Sills and H. Hargaden (eds), *Ego States.* London: Worth Publishing.

Tudor, K. (2011a) Understanding empathy. *Transactional Analysis Journal,* 41(1): 39–57.

Tudor, K. (2011b) Empathy: A co-creative perspective. *Transactional Analysis Journal,* 41(4): 322–335. doi: 10.1177/036215371104100409

Tudor, K. (2019) Religion, faith, spirituality, and the beyond in transactional analysis. *Transactional Analysis Journal,* 49(2): 71–87.

Tudor, K. and Widdowson, M. (2008) From client process to therapeutic relating: A critique of the process model and personality adaptations. *Transactional Analysis Journal,* 38(3): 218–232.

Tyrer, P. (2018). *Taming the Beast Within: Shredding the Stereotypes of Personality Disorder.* New York: Sheldon Press.

Van der Kolk, B. (2015) *The Body Keeps the Score: Brain, Mind and Body in the Healing of Trauma.* New York: Penguin.

Van Poelje, S. (2022) Workshop presentation, PTAT Conference, Poznan, Poland.

Vos, J. and Van Rijn, B. (2021) The transactional analysis review survey: An investigation into self-reported practices and philosophies of psychotherapists. *Transactional Analysis Journal*, 51(2): 111–126.

Walker, M., Brakefield, T., Hobson, R. and Stickgold, H. (2003) Dissociable stages of human memory consolidation and reconsolidation. *Nature*, 42(2003): 616–620.

Waller, G. and Turner, H. (2016) Therapist drift redux: Why well-meaning clinicians fail to deliver evidence-based therapy, and how to get back on track. *Behaviour Research and Therapy*, 77: 129–137.

Wampold, B., Norcross, J. and Lambert, M. (2019) *Psychotherapy Relationships That Work*. Vol, 1: *Therapist Contributions*. Oxford: Oxford University Press.

Ware, P. (1983). Personality adaptations (doors to therapy). *Transactional Analysis Journal*, 13(1): 11–19.

Weed, L. L. (1971) *Medical Records, Medical Education and Patient Care*, 5th edn. Cleveland, OH: The Press of Western Reserve University.

Weekers, L., Hutsebaut, J. and Kamphuis, J. (2018) The Level of Personality Functioning Scale- Brief Form 2.0: Update of a brief instrument for assessing level of personality functioning. *Personality and Mental Health*, 13(1): 3–14. doi: 10.1002/pmh.1434

WHO (World Health Organisation) (2019) *International Classification of Diseases (ICD-11)*. Eleventh Revision. Geneva: WHO. Available at: https://icd.who.int/browse11

Widdowson, M. (2008) Metacommunicative transactions. *Transactional Analysis Journal*, 38(1): 58–71.

Widdowson, M. (2013) The process and outcome of transactional analysis psychotherapy for the treatment of depression: An adjudicated case series. PhD thesis, University of Leicester.

Widdowson, M. (2014) Transactional analysis psychotherapy for a case of mixed anxiety and depression: A pragmatic adjudicated case study 'Alastair'. *International Journal of Transactional Analysis Research*, 5(2): 66–76. doi: 10.29044/v5i2p66

Widdowson, M. (2016) *Transactional Analysis for Depression: A Step-by-Step Treatment Manual*. London: Routledge.
Widdowson, M. (2021) Mind the gap. Public lecture for TEDx Larissa. Available at: https://www.youtube.com/watch?v=okRAdjS8oeY
Widdowson, M. (2022) TA for the 21st century. Keynote speech at the Ellesmere Counselling and Psychotherapy Conference, Hull, UK, and the Polish TA Association conference, Poznan, Poland.
Widiger, T. and McCabe, G. (2020) The Alternative Model of Personality Disorders (AMPD) from the perspective of the five-factor model. *Psychopathology*, 53(3–4): 149–156. doi: 10.1159/000507378
Willcox, G. (1982) The Feeling Wheel: A Tool for Expanding Awareness of Emotions and Increasing Spontaneity and Intimacy. *Transactional Analysis Journal*, 12(4): 274–276.
Winkler, C., Koval, P., Philips, L. and Felmingham, K. (2022) Does prediction error during exposure relate to clinical outcomes in cognitive behavior therapy for social anxiety disorder? A study protocol. *Frontiers in Psychiatry*, 13. doi: 10.3389/fpsyt.2022.1000686
Winnicott, D. W. (1946/1987). Hate in the counter-transference. In D. W. Winnicott, *Through Paediatrics to Psychoanalysis*. London: Hogarth Press.
Winnicott, D. W. (1960a/1965a) Psychiatric disorder in terms of infantile maturational processes. In D. W. Winnicott, *The Maturational Processes and the Facilitating Environment*. Madison, CT: International Universities Press, pp. 230–241.
Winnicott, D. W. (1960a/1965b) The theory of the parent-infant relationship. In D. W. Winnicott, *The Maturational Processes and the Facilitating Environment*. Madison, CT: International Universities Press, pp. 37–55.
Winnicott, D. (1971) *Playing and Reality*. London: Tavistock Publications.

Woods, K. (1996) Projective identification and game analysis. *Transactional Analysis Journal*, 26(3): 228–231.

Woods, K. (2000) The defensive function of the game scenario. *Transactional Analysis Journal*, 30(1): 94–97.

Woollams, S. and Brown, M. (1978) *Transactional Analysis*. Dexter: Huron Valley Institute.

Wosket, V. (1999) *The Therapeutic Use of Self: Counselling Practice, Research and Supervision*. New York: Routledge.

Yalom, I. (1980) *Existential Psychotherapy*. New York: Basic Books.

Yalom, I. (2001) *The Gift of Therapy: An Open Letter to a New Generation of Therapists and Their Patients*. New York: HarperCollins.

Yeomans, F. E., Clarkin, J. F. and Kernberg, O. F. (2015) *Transference-Focused Psychotherapy for Borderline Personality Disorder: A Clinical Guide*. Washington, DC: American Psychiatric Publishing, Inc.

Yoon, K. L. and Zinbarg, R. E. (2008) Interpreting neutral faces as threatening is a default mode for socially anxious individuals. *Journal of Abnormal Psychology*, 117(3): 680–685. doi: 10.1037/0021-843X.117.3.680.

Zivkovic, A. (2022) Introduction to Interpretative Dynamic TA Psychotherapy (IDTAP). Lecture at Metanoia Institute, London, 7 June.

Źvelc, G., Černetič, M. and Košak, M. (2011) Mindfulness-based transactional analysis. *Transactional Analysis Journal*, 41(3): 241–254.

专业名词英中文对照表

A

A0	第三层次结构分析中的成人自我(C1 自我状态结构中的 A)
activity	活动
adapted Child	适应型儿童自我
Adult ego state	成人自我状态
attribution	属性
authentic feelings	真实的情感
autonomy	自主性
awareness	觉察

B

behavioral diagnosis	行为诊断

C

C0	第三层次结构分析中的儿童自我(C1 自我状态结构中的 C)
cathexis	贯注
Child ego state	儿童自我状态
complementary counter-transference	互补性反移情
complementary transference	互补性移情
conditional stroke	有条件的安抚
conditional belonging	有条件的归属
confirmation	确认
confrontation	面质
confusion	困惑
contamination	污染
content	内容
contract	合约
controlling Parent	控制型父母自我
counter-injunctions	反禁令 (应该信息)
counterscript	反脚本 (应该脚本)
critical Parent	批判型父母自我
crossed transaction	交错沟通
crystallization	晶体化
cycles of power and developmental affirmations	生命循环和发展确认

D

decision	决定
deconfusion	去困惑
decontamination	去污染
deflection	转移

delusion	妄想
discounting	漠视
dissociative identity	解离性身份
doing nothing	什么也不做
drama triangle	戏剧三角形
driver	驱动力

E

egograms	自我状态能量图
ego-state	自我状态
ego-state model	自我状态模式
empathy	共情
escape-hatch	逃生通道
exclusion	排除
existential psychotherapy	存在主义心理治疗

F

first-degree	第一级（心理游戏或输家脚本）
first-order model	第一层次结构模型
first rule of communication	第一条沟通定律
formula G	g 公式
frame of reference	参考架桥
free Child	自由型儿童自我
function	（自我状态的）功能
functional analysis	功能分析
functional model	功能模式

G

game	心理游戏
game analysis	心理游戏分析
game plan	心理游戏的计划
gimmick	猎物
grandiosity	夸大性

H

historical diagnosis	历史诊断

I

impasse	症结
impasse clarification	症结澄清
incapacitation	无能
incongruity	不一致性
injunctions	禁令
integrated	整合的
intimacy	亲密

L

life course	一生的过程
life positions	心理地位
life-script	人生脚本

M

mode	模式

N

natural Child 自然型儿童自我

negative stroke 负面的安抚

nurturing Parent 抚育型父母自我

O

OK corral 心理地位象限图

options 选择方案

over-adapting 过度适应

P

P0 第三层次结构分析中的父母自我（C1 自我状态结构中的 P）

PAC model 自我状态模式（同 ego-state model）

parallel transaction 平行的交流

Parent ego-state 父母自我状态

Parent in the Child 儿童自我中的父母自我

passive behavior 被动行为

passivity 被动

pastime 闲谈（消遣）

payoff 结局

permissions 允许信息

persecutor 迫害者

phenomenological diagnosis 现象学诊断

pig parent 猪猡父母

positive stroke 正面安抚

prejudice 偏见

primary driver 基本驱力

process 过程

programme 程序

psychological-level message 心理层面的信息

R

racket 扭曲

rebellious child 叛逆型儿童自我

redecision 再决定

redefining 再定义

redefining transaction 再定义交流

regression 退行

rescuer 拯救者

response 反应

ritual 仪式

rubber band 橡皮筋

S

script 脚本

script analysis 脚本分析

script decisions 脚本决定

script matrix 脚本矩阵

script message 脚本信息

script signal 脚本信号

scripty 脚本的

second-degree 第二级（心理游戏或输家脚本）

second-order structural	第二层次结构
social diagnosis	社交诊断
social-level message	社交层面的信息
spontaneity	自发
stimulus	刺激
stimulus-hunger	对刺激的需求
stroke	安抚
stroke economy	安抚经济学
stroke filter	安抚过滤网
structural analysis	结构分析
structural model	结构模式
structural pathology	结构病理
structure	（自我状态模式的）结构
switch	转换
symbiosis	共生关系

T

third-degree	第三级（心理游戏或输家脚本）
time structuring	时间结构
transaction	交流
transactional analysis	沟通分析
transference	移情

U

ulterior transaction	隐藏的交流
unconditional stroke	无条件的安抚
unintegrated ego states	未整合的自我状态

V

vector	向量
victim	受害者
violence	暴力

W

withdrawal	退缩